はじめて学ぶ

健康・栄養系教科書シリーズ❻

応用栄養学

適切な食生活を実践するための基礎

第3版

山下絵美・奥田あかり・上山恵子・尾関清子 著

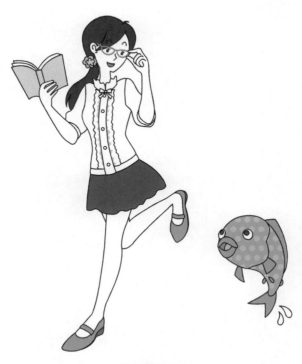

化学同人

は じ め に

　日本人の平均寿命は，男性 81.09 歳，女性 87.26 歳で（平成 29 年），世界でもトップクラスの長寿国である．健康寿命の延伸を目指し，健やかな高齢期を迎えるためには，若年時からの適切な生活習慣が大切であり，なかでも食生活は健康の維持，増進に深く関与している．

　近年，日本人のライフスタイルの多様化は，子どもたちの食の問題や生活習慣病の増大など，社会環境に大きな影響をもたらしている．栄養士の業務は，単に作成した献立をもとに食事を提供するだけではなく，喫食者の心身の状況を把握し，個々人の健康の維持・増進に寄与するために，食生活全般にかかわっていかなければならない．

　栄養士養成課程で修得する内容は多々あるが，なかでも『応用栄養学』は，人間が誕生し成長・加齢していく過程，すなわち，「妊娠期」「小児期」「成人期」「高齢期」それぞれのライフステージにおける，心身の状況や栄養管理の特性を理解し，生涯をとおした適切な食生活を実践するための基礎を学習することを目的としている．

　本書の編集にあたっては，栄養士養成校の学生が学習しやすいよう，イラストや図表を多く用い，できるだけ平易な文章表現を用いるようにした．「栄養士養成課程コアカリキュラム」に準拠しつつ必要な内容を絞り込み，それぞれのライフステージにおける栄養特性や食生活の特徴，食に関連する疾患の記載に主眼をおいた．同時に，スポーツ栄養や特殊環境における栄養管理についても，基本的な内容を記載した．栄養量については，「日本人の食事摂取基準（2020 年版）」を，指針などの資料類も最新のものとした．また，卒業後，児童福祉施設や事業所給食，老人福祉施設などの現場で役立つよう，具体的な食事作りのポイントなども盛り込んだ．一方で，将来，管理栄養士を目指す学生たちのために，栄養ケアプランや特定健診・特定保健指導などの管理栄養士業務をコラムで取り上げた．本書では，構成上，章ごとにそれぞれのライフステージを取り上げて記載したが，実際の「生きた人間」のライフステージは，個々に独立したものではない．人間のライフステージは，その人生の積み重ねの上で成り立っていることを理解しながら学習を進めていってほしい．

　本書を学ぶ学生のみなさんが，『応用栄養学』の知識を基礎として，さまざまな状況の変化に対応できる，応用力を身につけた栄養士に将来なられることを心から願っている．

　最後に，執筆をご担当いただいた先生方，資料提供にご協力いただいた方々，ならびに編集・出版にあたって多大なご尽力をいただいた，化学同人編集部の山本富士子氏，上原寧音氏に感謝申し上げます．

2020 年 2 月

著者を代表して

上山　恵子

目　次

目次

12章　環境と栄養

本文イラスト　鈴木素美

1章

栄養ケア・マネジメントの理解

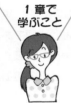
1　栄養ケア・マネジメントと栄養管理プロセス

　栄養ケア・マネジメント（Nutrition Care and Management, NCM）とは，栄養スクリーニング，栄養アセスメント，栄養ケア計画の立案，計画の実施（栄養ケアの実施），モニタリング・評価，マネジメントの評価を行い，栄養ケアの総合的な質をより高めるためのシステムである．一度立案した栄養ケア計画は，実施状況に応じて見直し，対象者の実態に即したものにすることが求められる.

　栄養状態の改善によって，対象者の **QOL**（**生活の質**）を高められるよう，栄養士・管理栄養士と，医師，看護師，介護職員，介護支援専門員（ケアマネジャー）などがチームを組み，多角的に栄養改善の方法を検討し，実施していく.

 ワンポイント

栄養管理プロセス
栄養ケアプロセスともいう.
(nutrition care process, NCP).

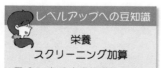
栄養管理プロセスとは，「栄養と食事のアカデミー」が栄養状態の判定のために提案した，栄養管理の手法である．①栄養アセスメント，②栄養診断，③栄養介入，④栄養モニタリングと評価の4段階で構成される．

2 栄養ケア・マネジメントのプロセス

栄養ケア・マネジメントは，図1.1に示すような流れで行う．栄養ケア・マネジメントの各プロセスを以下に述べる．

（1）栄養スクリーニング

栄養リスクをもっているか，もっていないかで対象者を選別する栄養ケア・マネジメントのプロセスの1つである．

栄養スクリーニングでは，栄養リスクを効率よく判定すること，誰でも簡単に短時間で行うことができて，結果が同じになることが重要である．

また，栄養リスクのある対象者を厳密に振り分けるために，評価をする栄養士・管理栄養士が，評価に必要な知識の獲得や技能・技術の向上に努めることが欠かせない．

（2）栄養アセスメント

栄養アセスメントは，栄養スクリーニングで浮かび上がった，栄養リスクのある対象者が抱える栄養問題の程度を，さまざまな栄養指標を用いることによって，客観的かつ総合的に把握・評価するプロセスである．もし栄養リスクがなければ，詳細な栄養アセスメントは必要としない．

栄養アセスメントには，栄養状態を直接評価・判定する方法（臨床診査，

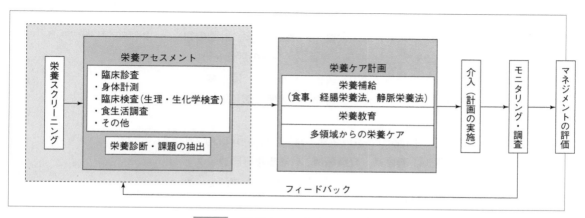

図1.1 栄養ケア・マネジメントの流れ

表 1.1　栄養アセスメントに用いられる項目

検査項目		おもな項目	パラメータ
臨床診査 (身体所見)		視診，触診，問診	【問診】既往歴，自覚症状など
身体計測		身長，体重	標準体重（IBW），体重減少率（% LBW），体格指数（満 3 か月から 5 歳：カウプ指数，小・中学生：ローレル指数，高校生以降：BMI）
		体成分	ウエスト／ヒップ比，腹囲，上腕周囲長（AC），下腿周囲長（CC），上腕三頭筋皮下脂肪厚（TSF），上腕筋囲長（AMC）など
臨床検査	生理学検査	心電図検査，超音波検査など	体温，血圧，心拍，心電図，握力，呼吸筋力（スパイロメータ），各種臓器（心臓，肝臓など）
	生化学検査	尿	クレアチニン，尿素窒素，3-メチルヒスチジン，尿たんぱく量，尿比重
		血液　たんぱく質に関する指標	総たんぱく質，アルブミン，トランスフェリン，プレアルブミン，レチノール結合たんぱく質（RTP）
		血液　糖代謝に関する指標	血糖（BS），グリコヘモグロビン（HbA1c），グリコアルブミン（GA）
		血液　脂質代謝に関する指標	総コレステロール，LDL コレステロール，HDL コレステロール，non-HDL コレステロール，トリグリセリド
		血液　免疫検査	総リンパ球数（TLC），免疫グロブリンなど
食生活調査		食品摂取頻度調査	食品群別摂取頻度調査（1 日単位，1 週間単位）
		食事摂取量調査	食事記録法（秤量法，目安量法）．不可能な場合は，24 時間思い出し法を用いる
その他		ADL の質問票，摂食嚥下機能調査など	ADL の質問票：日常生活動作（歩行，排泄，食事など）を判定する，摂食嚥下機能調査：飲み込み，咀嚼の状況や反応を判定する

・IBW：ideal body weight，LBW：loss of body weight，BMI：body mass index
・AC：arm circumference，CC：calf circumference，TSF：triceps skinfolds，AMC：arm muscle circumference
・RTP：rapid turnover protein
・BS：blood sugar，GA：glycol albumin
・TLC：total lymphocyte count

身体計測，臨床検査）と，間接的に評価する方法（食生活調査）がある．
　表 1.1 のような栄養指標に用いられるパラメータの中から必要なものを選び，各ライフステージや年齢，性別に応じた評価基準に沿って評価を行う．

① 臨床診査（身体所見）

　栄養問題による自覚症状，視診や触診による対象者の観察，問診で得られる既往歴などの疾病に関する情報により，対象者の栄養状態を把握する．

② 身体計測

　身長，体重，体成分の各パラメータを計測し，栄養状態を把握する．

(a) 身長

　体格を決定する要素である．必要なエネルギー量や適正体重の算出に用いる．立位をとれる対象者は身長計で測定するが，乳幼児は仰臥位で測

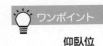

ワンポイント

仰臥位
あおむけの状態．

定する．立位をとれない対象者は膝高を計測して身長を推定する測定方法などが行われる．

（b）体重

体重の増減は栄養状態をあらわす有用な要素であり，体重の増減以外にも，**標準体重（IBW）**，**体重減少率（％LBW）**，**体格指数**（満 3 か月から 5 歳まで：**カウプ指数**，小・中学生：**ローレル指数**，高校生以上：**BMI**）といった評価方法がある．

標準体重（kg） ＝ 身長（m）^{2} × 22

体重減少率（%） ＝ $\dfrac{通常体重 － 現体重}{通常体重}$ × 100

（c）周径囲

ウエスト／ヒップ比，**上腕周囲長（AC）**，腹囲，**上腕三頭筋部皮下脂肪厚（TSF）** などの評価項目があてはまる．

（d）皮下脂肪厚・骨格筋量

体内の貯蔵エネルギー量の推定に用いる．全身の体脂肪量の推定には，**上腕三頭筋部皮下脂肪厚（TSF）** や**肩甲骨下部皮下脂肪厚**（subscapular skinfold thickness，**SSF**）の測定値を用いる．骨格筋量の推定には，**上腕筋囲長（AMC）**，**上腕筋面積**（midupper arm muscle area，**AMA**）を算出し，体内の貯蔵たんぱく質量の推定に用いる．上腕周囲長や下腿周囲長（**CC**）は，骨格筋の萎縮の程度や体重などの指標に使用される．

③ 臨床検査（生理・生化学検査）

表 1.1 に示した栄養状態を反映するパラメータを目的に応じて選択し，身体の栄養状態を評価する．

生理学検査は，臓器の状態を物理的に捉える検査である．**生化学検査**は人体から採取する検体（尿，血液）を測定し，**免疫検査**は血液中の免疫物質を測定する検査である．

（a）尿

クレアチニンのほか，尿素窒素，3-メチルヒスチジン，尿たんぱく量，尿比重を測定する．**尿素窒素**が高値を示す場合，腎機能の低下や高たんぱく質食の摂取が考えられる．筋たんぱく質中にある**3-メチルヒスチジン**は，たんぱく質分解後に体たんぱく質合成に再利用されずに尿へ排泄されることから，筋たんぱく質が，どれだけ分解したかを知る指標として利用されている．尿の水分と固形成分の比率を調べる**尿比重**は，水分摂取量，腎機能，尿酸・糖・たんぱく質などの影響で変化するため，腎不全や糖尿病の判断に役立つ．

（b）血液

血液検査により，総たんぱく質量の摂取状態，肝機能，膵臓（すいぞう）の機能，心

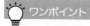
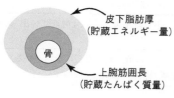

機能，腎機能，糖代謝，脂質代謝，免疫能などを評価できる．

【たんぱく質に関する指標】

　血清アルブミンは，血液中に最も多く存在するたんぱく質であり，食事由来のたんぱく質の状態を示している．比較的長期のたんぱく質欠乏を知るパラメータとして用いられている．血清総たんぱくの約60％を占め，内臓たんぱく量を反映する．半減期は17〜23日と長く，早期に潜在的なたんぱく質欠乏を知るには不十分である．

　血清中のトランスフェリン，プレアルブミン，レチノール結合たんぱく質の総称をラピッドターンオーバープロテイン（RTP）という（表1.2）．これらは，半減期が比較的短く，短期間のたんぱく質栄養状態を反映する．

表1.2　**RTPに関する指標**

項目名（略称）	たんぱく質の特徴	半減期
トランスフェリン（Tf）	血清鉄の輸送たんぱく質．ヘモグロビン合成に関与している	7〜10日
プレアルブミン〔TTR（PA）〕	肝臓で合成され，チロキシンやレチノールの輸送に関与する血清たんぱく質	3日
レチノール結合たんぱく質（RBP）	肝臓で合成され，血液中のレチノールの分泌に関与する．血中に分泌されたレチノール結合たんぱく質は，プレアルブミンと複合体を形成して循環している	12時間

【糖代謝に関する指標】

　血糖，グリコヘモグロビン（glycated hemoglobin A1c，HbA1c），グリコアルブミン（GA）が糖代謝に関与する（表1.3）．血糖（BS，空腹時）は糖代謝異常あるいは関連疾患の評価に用いる．グリコヘモグロビン（HbA1c）は採血直前の食事の影響を受けず，過去1〜2か月の平均血糖値を反映する．

表1.3　**糖代謝に関する指標**

項目名（略称）	特徴
血糖（BS）	糖尿病の判定基準として用いられる
グリコヘモグロビン（HbA1c）	糖尿病の診断・治療において血糖値に並ぶ重要な指標の1つ．赤血球にあるヘモグロビンのうちグルコースと結びついているものが，どのぐらいの割合で存在するかを示し，百分率で表示する
グリコアルブミン（GA）	血中のたんぱく質の1つであるアルブミンがグルコースと結合して糖化された物質．血糖値が高いとグリコアルブミンの血中濃度の値が高くなるため，糖尿病の指標となる

【脂質代謝に関する指標】

　空腹時に採血し，総コレステロール，LDL コレステロール，HDL コレステロール，トリグリセリド，non-HDL コレステロールを脂質異常症の指標に用いる．

【免疫に関する指標】

　栄養状態と相関して増減する**総リンパ球数（TLC）**，免疫グロブリンなどを指標に用いる．

④ 食生活調査

　対象者の食事摂取状況は対象者だけでなく，可能であれば家族にも尋ねるとよい．また，対象者の食生活を知るうえで，食生活に関連する事項（地域，家族構成，経済状態，運動習慣の有無と程度など）も調査する必要がある．食事調査方法は，**食品群別摂取頻度調査**や**食事記録法（秤量法，目安量法）**，**24 時間思い出し法**などから調査目的に応じた方法を選択する．

⑤ その他

　対象者の栄養状態あるいは身体状況に応じて，ADL の質問票，摂食・嚥下機能調査などを行う．とくに，摂食・嚥下機能は食事形態に関与するため重要である．

　これらの栄養アセスメントの項目を総合的に判定することにより，次の栄養ケア計画を立案するための情報とする．

（3）栄養ケア計画

① 目標の設定

　栄養アセスメントにより抽出された課題に優先順位をつけ，対象者の栄養状態を改善するための計画を立てるプロセスである．対象者と話し合いながら課題を明確にし，実現可能性の高い目標を設定することが重要である．実施期間，家族などの協力者，費用，対象者のレディネス，生活習慣，職業などを考慮したうえで目標設定を行うとよい．実践するのは対象者自身であることを忘れずに，自らの目標に向かって着実に進めるようにサポートする．

② 栄養補給

　対象者が口から食事を摂取することが基本である．経口摂取することによって咀嚼や嚥下機能が保たれる．咀嚼，つまり歯で食べ物をよく噛むことには，さまざまな効果がある．たとえば，唾液を分泌し，食べ物を飲み込みやすくすることや脳神経への刺激，消化吸収の促進などが知られている．

　栄養補給は，できるだけ消化管を使用するのが原則である．しかし，摂食が困難な場合や，嚥下機能に障害がある場合は**経腸栄養法**を選択し，回復や状況に応じて経口栄養摂取へ移行する．

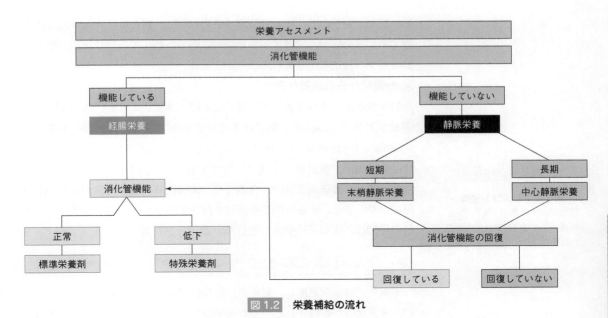

図 1.2　栄養補給の流れ

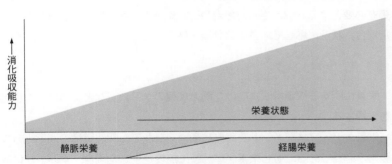

図 1.3　消化吸収能力と栄養補給法の選択

また，経口の食事摂取量が少ない場合に，栄養補助食品あるいは経腸栄養法の併用を選択する．さらに，胃，小腸や大腸などの消化・吸収を担う器官に障害がある場合は，**静脈栄養法**を選択し，消化管の機能が回復したら経腸栄養法へ移行する（図 1.2）．

消化吸収能力に応じた栄養補給法の選択方法を図 1.3 に示す．

③ 栄養教育

栄養教育の目的は，対象者自身に栄養改善の大切さを認識してもらうことである．食生活を改善する意思をもち，今までの望ましくない行動を変えて，望ましい行動が習慣化することで QOL（生活の質）を向上させることにある．

対象者自身が栄養ケア・マネジメントに対する理解を深めるために，対象者本人および家族に，いま抱えている問題の程度を理解してもらい，栄養改善の大切さを認識してもらう必要がある．対象者がよりよい理解を得

7

るための工夫として，現在の食事を教材にして，具体的に栄養教育計画を立てる．そのほか，栄養教育を効果的に行うために，行動変容技法やカウンセリング技法をとり入れる．

④ 他領域からの栄養ケア

対象者をよりよい栄養状態に導くために，さまざまな専門職と共同して栄養ケアを行う．医療機関や高齢者福祉施設では，**栄養サポートチーム**（nutrition support team，NST）を結成し，チーム医療にとり組んでいる．NST には医師，看護師，薬剤師，管理栄養士，言語聴覚士，理学療法士，作業療法士，臨床検査技師，医事課員，歯科医師，歯科衛生士などの関連職種が参画する．栄養に関する課題を解決するために，関連職種はそれぞれの専門性に応じて役割を分担している．

（4）介入（計画の実施）

栄養ケア計画を実施し，対象者が目標に向かって行動変容ができているか，栄養状態が改善されているかを中心にチェックする．もし，目標の変更を必要とする状況が生じた場合や，対象者の栄養状態が改善されなかった場合，状況に応じて栄養ケア計画を修正する．

（5）モニタリング

栄養に関する課題解決に向けた関連職種のケア状況などについて，経過を記録する．

栄養ケア・マネジメントを実施していくなかで，関連職種の間で十分な協力が必要である．もし栄養ケア計画に無理が生じた場合，すみやかに改善に向けて対処する．たとえば，対象者の食欲が低下して経口摂取だけではうまく栄養補給ができなくなるなどの場合，経腸栄養法も併用するなど栄養補給法を改善する必要がある．

また，栄養ケア計画当初には想定していなかった合併症が起こった場合は，原疾患に加えて合併症のことを考えた栄養教育を再度行う必要がある．

対象者をつねにモニタリングすることによって，適正な栄養ケア計画への変更や，関連職種間の役割分担の見直しなどを図るように努める．

（6）栄養ケア・マネジメントの評価

栄養ケア・マネジメントに対する評価は，参加者の行動変容など自己目標の達成といった主観的な指標や，身体計測，臨床検査値を用いた客観的な指標のほか，関連職種間の連携による効果など，多角的に実施する．評価は，結果に対してだけではなく，各プロセスが適切であったかも対象とする．

具体的には，栄養ケア・マネジメントの構成要素の実施率，対象者の参

加率，実施時間などを検討する．また，**アウトカム評価**は，栄養状態，身体状況，生活機能，要介護度，主観的な健康感などの改善目標がどの程度達成されたかによって評価される．これらの評価結果に基づいて継続的な品質改善活動を行う．

（7）アセスメント・計画・実施の評価とフィードバック

　対象者にとって適切なアセスメントの手順や内容であったか，栄養ケア計画の修正や見直しを行いながら適切に進行したかを検討する．スムーズに進行しなかった原因を把握し，新たな栄養ケア計画にフィードバックする．

① 栄養ケア・マネジメントの見直し

　栄養アセスメントの結果が適切に栄養ケア計画に反映されているか，栄養アセスメントによって浮かび上がった課題に対する優先順位に妥当性はあったか，栄養ケア体制や関連職種との連携は十分にとれていたか，などを評価する．また，対象者のみならず家族の理解や協力が得られたか，費用対効果は適切だったかなど，プログラムの進行順に検討する．

② 栄養ケア・マネジメントの標準化

　栄養ケア・マネジメントを検討した結果，適切であると評価したケースについては標準化モデルとしてとり扱い，関連職種と情報の共有化を図ると効率的である．ほかの対象者によって変わる部分と変わらない部分を整理しておくと，時間と費用の無駄を省ける．

③ 栄養ケア・マネジメントの記録

　対象者にとって必要な栄養ケアを行うためには，関連職種間で正確な情報共有が欠かせない．栄養ケア・マネジメントの推進のためには，つねにデータの整理が必要である．そのため，**問題志向型システム（POS）**が活用されている．

　POSには，対象者の基礎データ（病歴，診察所見など），問題リスト（医学的問題，生活環境の問題，嗜好・習慣の問題，心理的問題など），初期計画（診断計画，治療計画，教育計画），経過記録（**SOAP**），要約記録が記載される．

③ ライフステージに応じた栄養アセスメント

　栄養ケア・マネジメントのうち，栄養アセスメントのプロセスでとくに注意したい事項は，ライフステージに応じて異なる．

アウトカム評価
結果や成果に対する評価．

問題志向型システム（problem oriented system，POS）
ケアにかかわる関連職種が，共通の言語で統一された方式で記録を書くことで情報を共有し，問題解決のための計画を立てて実行するためのシステム．

ワンポイント

SOAP
問題ごとに，S（主観的データ），O（客観的データ），A（アセスメント），P（計画）に分けて書く記録方法．POSの経過記録は問題に焦点を当て，問題ごとに問題にまつわるS，Sから考えられるO，SとOから考えられるA，SOAを受けてのPを記録する．

ワンポイント

妊娠・授乳期

第3章, 第4章も参照.

ワンポイント

新生児・乳児期

第5章も参照.

ワンポイント

新生児マススクリーニング

新生児の代謝やホルモンに関する先天的な欠乏や異常を発見するために行われる検査. タンデムマス法により, 現在では, 20種類以上の疾患の有無を調べることができる. 第5章も参照.

ワンポイント

幼児期

第6章も参照.

ワンポイント

学童期・思春期

第7章, 第8章も参照.

ワンポイント

神経性やせ症

神経性食欲不振症ともいう. 第7章, 第8章も参照.

（1）妊娠・授乳期

妊婦・授乳婦の既往歴（高血圧, 腎疾患, 過去の妊娠時の妊娠高血圧症候群, 糖尿病, 肥満症, 貧血など）や体重の変化, 浮腫の有無などについて把握する必要がある.

月齢が進むにつれて, つわりや妊娠悪阻の有無, 妊娠高血圧症候群や貧血の予防などに注意する.

（2）新生児・乳児期

このライフステージの栄養障害は, 成長・発達に大きく影響するため, とくに重要である. 身体所見・病歴・身体計測を中心に栄養アセスメントを行う. 栄養障害が懸念される場合には, 生化学検査を行う. しかし, 対象者が幼いため, 採血量が限られる. 最小限のパラメータで, 評価・判定を行うことが望ましい.

月齢に応じた身体発育, 運動機能の発達, 精神発達状況や大泉門の閉鎖状況などを観察する. 乳糖不耐症, アレルギー, 新生児黄疸, 新生児メレナなどがあれば適切な乳汁を, 口唇裂, 口蓋裂では適切な授乳法を選択する. また, 臨床検査では, 先天性代謝異常に関する**新生児マススクリーニング**が行われる.

（3）幼児期

年齢に応じた心身の発育・発達状態を成長曲線などで確認する. また, 幼児期は離乳食から幼児食に移行する時期である. 口腔内の状態や口腔機能の発達状況もアセスメントする.

この時期の栄養状態は, 後の成長・発育に大きな影響を与える. そのため, 食事のパターンや食事リズム, 偏食の有無, 嗜好の偏り, 間食内容や度合い, 咀嚼力などについても把握する. 幼児期以降は, 頭囲のかわりに座高を測定する.

（4）学童期・思春期

学童期とは, 小学校1年生から6年生までの年齢をさす. 思春期は, 学童期の後半および第二次性徴の開始から完了までをさす. とくに, 学童期後半に第二次性徴における著しい成長と性成熟に伴う心身の変化がみられる.

栄養面の課題には, 学童期では, やせ志向の低年齢化が進み, 児童でもやせの傾向がみられるようになった一方で, 肥満傾向児もみられることがあげられる. この時期のやせや肥満といった栄養問題は, 成人期以降の栄養問題や生活習慣病に結び付きやすい. そのため, 肥満度の算定が必須で

章

ある．なお，身体計測の評価は，**学校保健統計調査**を参照する．

　思春期は，極端な食事制限と著しいやせを示す**神経性やせ症**にも注意する．

(5) 成人期

　成人期は身体の成長や発育が完了し，気力・体力ともに充実した時期である反面，健康管理がおろそかになりやすい．また，就職，結婚，出産・育児などのさまざまなライフイベントが生じる時期でもある．

　適正な食生活と運動，休養で，生活習慣病の予防を心掛けることが大切である．40歳から開始する**特定健診・特定保健指導**の結果により，積極的支援および動機付け支援に該当する対象者に対する保健指導を所定のプログラムに従い実施する．

(6) 高齢期

　高齢期は加齢によってさまざまな身体の変化が起こり，心身にも影響を及ぼす．食事，排せつ，移動などを含む**日常生活動作**（Activities of Daily Living，**ADL**）の低下は食事量に関係してくる．よって，ADLの低下を予防し，生活機能を保持・増進させることが望まれる．そのため，自立の程度を把握することが必要となる．

　また，高齢者は身体的な変化以外にも，心理的要因，家族関係，住居環境など，さまざまな要因が影響して低栄養におちいることがある．

学校保健統計調査

学校保健統計調査は，統計法に基づく基幹統計である学校保健統計を作成するための調査として実施している．文部科学大臣が指定する学校に在籍する満5歳から17歳（4月1日現在）までの幼児，児童および生徒を対象に，学校における幼児，児童および生徒の発育と健康状態を明らかにすることを目的としている．第7章も参照．

成人期

第9章も参照．

特定健診・特定保健指導

第9章も参照．

高齢期

第10章も参照．

◆ 練 習 問 題 ◆

1　栄養ケア・マネジメントに関する記述である．正しいのはどれですか．1つ選びなさい．
　(1) 栄養アセスメントをしてから栄養スクリーニングを行う．
　(2) 栄養ケア・マネジメント加算は栄養士が行うと算定できる．
　(3) モニタリングは継続して実施する．
　(4) 栄養ケアは栄養士のみが行う業務である．

2　栄養ケア・マネジメントの手順としては，栄養スクリーニング後，（a），（b），（c），（d）の順で行い，（d）に続き，必要に応じて再度（a）を行う．
　（　）に入る正しい組合せはどれですか．1つ選びなさい．
　(1) a：栄養介入　b：モニタリング・評価　c：栄養ケア計画　d：栄養アセスメント
　(2) a：栄養アセスメント　b：モニタリング・評価　c：栄養ケア計画　d：栄養介入

(3) a：モニタリング・評価　　b：栄養介入　　c：栄養アセスメント　　d：栄
　　　　養ケア計画
　　(4) a：栄養アセスメント　　b：栄養ケア計画　　c：栄養介入　　d：モニタリ
　　　　ング・評価

p. 4 を参照.　←

3 栄養アセスメントに関する記述である．正しいのはどれですか．1つ選び
　　なさい．
　　(1) 幼児の体格判定には，ローレル指数を用いる．
　　(2) 上腕三頭筋部皮下脂肪厚（TSF）は，骨格筋の推定に用いる．
　　(3) 上腕筋囲長（AMC）は，貯蔵エネルギー量の推定に用いる．
　　(4) 全身の体脂肪量の推定には，肩甲骨下部皮下脂肪厚（SSF）を用いる．

p. 4 〜 5 を参照.　←

4 栄養アセスメントに関する記述である．正しいのはどれですか．2つ選び
　　なさい．
　　(1) 尿中クレアチニン量は，体脂肪量を反映する．
　　(2) 尿中の 3-メチルヒスチジンは，筋たんぱく質がどれだけ分解したか
　　　　を知る指標として利用されている．
　　(3) 血清アブルミンは，血液中に最も多く存在する脂質である．
　　(4) 血清中のレチノール結合たんぱく質は，ラピッドターンオーバープ
　　　　ロテイン（RTP）の一種である．

p. 5 〜 6 を参照.　←

5 栄養アセスメントに関する記述である．正しいのはどれですか．1つ選び
　　なさい．
　　(1) グリコヘモグロビン（HbA1c）は，採血直前の食事の影響を受ける．
　　(2) 食生活調査を行う場合，運動習慣の有無や程度は調べる必要はない．
　　(3) 摂食・嚥下機能調査は，食事形態に関与するため重要である．
　　(4) 体重の増減は，栄養状態を判定するのに重要ではない．

p. 6 〜 7 を参照.　←

6 栄養ケア計画に関する記述である．正しいのはどれですか．1つ選びなさ
　　い．
　　(1) 対象者のレディネスは，目標を設定する際に考慮しない．
　　(2) 栄養アセスメントで抽出された課題をすべて考慮して計画を立てる．
　　(3) 栄養補給は，できるだけ消化管を使用するのが原則である．
　　(4) 一度決めた栄養補給計画は，最後まで変更せずに継続する．

p. 6 〜 8 を参照.　←

7 栄養ケア計画に関する記述である．正しいのはどれですか．2つ選びなさ
　　い．
　　(1) 栄養教育の目的は，平均寿命を延伸することである．
　　(2) 対象者に栄養状態を改善する意思を持ってもらい，行動変容を起こ
　　　　してもらうようにする．
　　(3) 栄養ケア計画は栄養士が実施し，他の職種と連携する必要はない．
　　(4) 栄養ケア・マネジメント体制を行うことが，栄養マネジメント加算
　　　　の算定要件である．

2章

食事摂取基準策定の基礎的理解

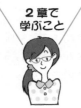
1 食事摂取基準とは

　食事摂取基準は，食事の過不足を原因とする健康障害を防ぎ，健康な食生活を送るために，私たちが毎日どれだけのエネルギーおよび栄養素を摂取したらよいのかを示している．

　日本人の食事摂取基準の前身である「日本人の栄養所要量」は，1970（昭和45）年から1975（昭和50）年まで使用された．その後改訂を重ね，「第6次改定日本人の栄養所要量」が，平成12年度から16年度まで使用されたのを最後に，平成17年度より**日本人の食事摂取基準（2005年版）**が使用され始めた．現在では，2005年版以降，3回目の改訂を経て，日本人の食事摂取基準（2020年版）が使用されている．

　日本人の食事摂取基準（2020年版）は，システマティック・レビューの手法を用いて，可能な限り**科学的根拠**に基づいた策定を行うことを基本としている．

※本章の図表は，「日本人の食事摂取基準」策定検討会，日本人の食事摂取基準（2020年版），令和元年12月を参考とした．

ワンポイント

システマティック・レビュー
課題に関する研究のエビデンス（科学的根拠）について，文献や論文の系統的な検索，評価などを行うこと．

13

2 食事摂取基準

（1）策定の目的

　健康増進法（平成 14 年法律第 103 号）第 16 条の 2 に基づき，国民の健康保持・増進，生活習慣病の予防を目的とし，エネルギーおよび各栄養素の摂取量の基準を定める．

（2）使用期間

　使用期間は，2020（令和 2）年度から 2024（令和 6）年度の **5 年間**である．

（3）策定の方針

　高齢社会の進展や生活習慣病の有病者数の増加などを踏まえた健康の保持・増進のために，生活習慣病に加え，**低栄養**や**フレイル**の予防も視野に策定された．関連する疾患のガイドラインとも調整した内容となっている（図 2.1）．

ワンポイント

フレイル
世界的に統一された概念はないが，食事摂取基準では，日本老年医学会の見解を参考に，健常状態と要介護状態の中間的な段階に位置づけて考えている．第10 章（p.138 〜 139）も参照．

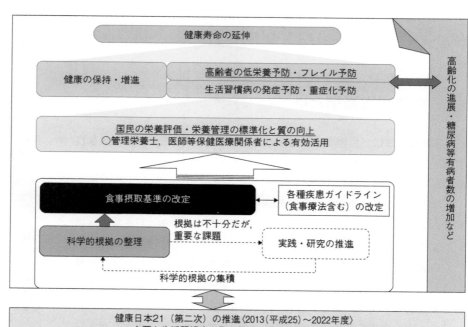

図 2.1　**日本人の食事摂取基準（2020 年版）策定の方向性**

（4）対象者

対象は，日常生活の中で，家事や歩行などの身体活動を行っており，BMI（body mass index, 体格指数）が標準より著しく外れていない者もしくは，この要素をもつ個人を中心とした集団としている．

つまり，生活習慣病などの発症リスクやフレイルのリスクをもっていても，自立した日常生活を営んでいれば対象となる．

3 エネルギーおよび栄養素の指標

（1）エネルギーの指標

「エネルギーの摂取量および消費量のバランスの維持を示す指標」として BMI が用いられている．

エネルギー出納バランスは，エネルギー摂取量からエネルギー消費量を差し引くことで保たれる（図 2.2）．

エネルギー出納バランス ＝ エネルギー摂取量 － エネルギー消費量

エネルギー摂取量がエネルギー消費量を上回り続けた場合，体重が増加する．この状態を**正のエネルギー出納バランス**という．逆に，エネルギー消費量がエネルギー摂取量を上回り続けた場合，体重は減少する．この状態を**負のエネルギー出納バランス**という．

つまり，エネルギー摂取量とエネルギー消費量の収支は，体重の増減と，

食事摂取基準策定の基礎的理解

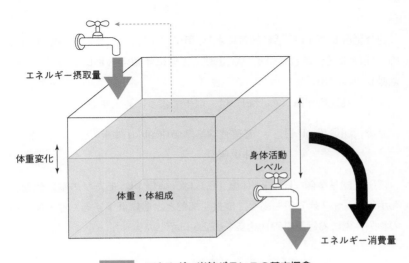

図2.2 エネルギー出納バランスの基本概念

成人の場合は BMI に反映される．したがって，短期的なエネルギー出納バランスは，体重の変化で評価することが可能である．

また，健康の保持・増進，生活習慣病予防の観点からは，望ましい BMI を維持するためのエネルギー摂取量（もしくはエネルギー消費量）であることが重要である．成人における総死亡率が最も低かった BMI の範囲，日本人の BMI の実態などを総合的に検証し，目標とする BMI の範囲を提示した（表 2.1）．

表 2.1　目標とする BMI の範囲（18 歳以上）

年齢（歳）	目標とする BMI（kg/m^2）
18 ～ 49	18.5 ～ 24.9
50 ～ 64	20.0 ～ 24.9
65 ～ 74※	21.5 ～ 24.9
75 以上※	21.5 ～ 24.9

※高齢者では，フレイルの予防および生活習慣病の発症予防の両者に配慮する必要があることもふまえ，当面目標とする BMI の範囲を 21.5 ～ 24.9 kg/m^2 とした．

（2）エネルギー必要量

エネルギー必要量を推定するには，無視できない個人間の差が要因として多数存在する．そのため，性・年齢階級・身体活動レベル別に単一の値として示すのは困難だが，推定エネルギー必要量を参考表として提示している（表 2.2）．

なお，成人（18 歳以上）では，推定エネルギー必要量（kcal/ 日）を以下の計算式によって算出している．

推定エネルギー必要量（kcal/ 日）＝ 基礎代謝量（kcal/ 日）× 身体活動レベル

身体活動レベルは，活動内容により，低い（Ⅰ），ふつう（Ⅱ），高い（Ⅲ）の 3 段階に区分されている（表 2.3）．さらに年齢階級別によって，身体活動レベルの値が異なっている（表 2.4）．

また，基礎代謝量（kcal/ 日）は，以下のように算出する．

基礎代謝量（kcal/ 日）＝ 基礎代謝基準値（kcal/kg 体重 / 日）× 参照体重（kg）

基礎代謝基準値（kcal/kg 体重 / 日）は，体重 1 kg あたりの基礎代謝量を示し，1 ～ 2 歳で最も高く，成長，加齢とともに低下する．性・年齢別の参照体重における基礎代謝量を表 2.5 に示した．

レベルアップへの豆知識

身体活動レベル

身体活動レベルにおいて，レベルⅡは自立している者，レベルⅠは自宅にいてほとんど外出しない者に相当する．レベルⅠは高齢者施設で自立に近い状態で過ごしている者にも適応できる．身体活動レベルⅠの場合，少ないエネルギー消費量に見合った少ないエネルギー摂取量を維持することになるため，健康の保持・増進の観点からは，身体活動量を増加させる必要がある．

2 章

表 2.2 推定エネルギー必要量（kcal/ 日）

性別	男性			女性		
身体活動レベル	Ⅰ	Ⅱ	Ⅲ	Ⅰ	Ⅱ	Ⅲ
0 〜 5（月）	−	550	−	−	500	−
6 〜 8（月）	−	650	−	−	600	−
9 〜 11（月）	−	700	−	−	650	−
1 〜 2（歳）	−	950	−	−	900	−
3 〜 5（歳）	−	1,300	−	−	1,250	−
6 〜 7（歳）	1,350	1,550	1,750	1,250	1,450	1,650
8 〜 9（歳）	1,600	1,850	2,100	1,500	1,700	1,900
10 〜 11（歳）	1,950	2,250	2,500	1,850	2,100	2,350
12 〜 14（歳）	2,300	2,600	2,900	2,150	2,400	2,700
15 〜 17（歳）	2,500	2,800	3,150	2,050	2,300	2,550
18 〜 29（歳）	2,300	2,650	3,050	1,700	2,000	2,300
30 〜 49（歳）	2,300	2,700	3,050	1,750	2,050	2,350
50 〜 64（歳）	2,200	2,600	2,950	1,650	1,950	2,250
65 〜 74（歳）	2,050	2,400	2,750	1,550	1,850	2,100
75 以上（歳）	1,800	2,100	−	1,400	1,650	−
妊婦（付加量）初期				＋ 50	＋ 50	＋ 50
中期				＋ 250	＋ 250	＋ 250
後期				＋ 450	＋ 450	＋ 450
授乳婦（付加量）				＋ 350	＋ 350	＋ 350

表 2.3 身体活動レベル別にみた活動内容と活動時間の代表例

身体活動レベル[1]	低い（Ⅰ）	ふつう（Ⅱ）	高い（Ⅲ）
	1.50 (1.40 〜 1.60)	1.75 (1.60 〜 1.90)	2.00 (1.90 〜 2.20)
日常生活の内容[2]	生活の大部分が座位で，静的な活動が中心の場合	座位中心の仕事だが，職場内での移動や立位での作業・接客など，通勤・買い物での歩行，家事，軽いスポーツ，のいずれかを含む場合	移動や立位の多い仕事への従事者，あるいは，スポーツなど余暇における活発な運動習慣をもっている場合
中程度の強度（3.0 〜 5.9 メッツ）の身体活動の 1 日当たりの合計時間（時間 / 日）[3]	1.65	2.06	2.53
仕事での 1 日当たりの合計歩行時間（時間 / 日）[3]	0.25	0.54	1.00

[1] 代表値.（ ）内はおよその範囲.
[2] Black, et al., Ishikawa-Takata, et al. を参考に，身体活動レベル（PAL）に及ぼす仕事時間中の労作の影響が大きいことを考慮して作成.
[3] Ishikawa-Takata, et al. による.

食事摂取基準策定の基礎的理解

表 2.4　年齢階級別にみた身体活動レベルの群分け（男女共通）

年齢（歳）	Ⅰ（低い）	Ⅱ（ふつう）	Ⅲ（高い）
1〜2	−	1.35	−
3〜5	−	1.45	−
6〜7	1.35	1.55	1.75
8〜9	1.40	1.60	1.80
10〜11	1.45	1.65	1.85
12〜14	1.50	1.70	1.90
15〜17	1.55	1.75	1.95
18〜29	1.50	1.75	2.00
30〜49	1.50	1.75	2.00
50〜64	1.50	1.75	2.00
65〜74	1.45	1.70	1.95
75 以上	1.40	1.65	−

表 2.5　参照体重における基礎代謝量

性別	男性			女性		
年齢（歳）	基礎代謝基準値（kcal/kg 体重／日）	参照体重（kg）	基礎代謝量（kcal／日）	基礎代謝基準値（kcal/kg 体重／日）	参照体重（kg）	基礎代謝量（kcal／日）
1〜2	61.0	11.5	700	59.7	11.0	660
3〜5	54.8	16.5	900	52.2	16.1	840
6〜7	44.3	22.2	980	41.9	21.9	920
8〜9	40.8	28.0	1,140	38.3	27.4	1,050
10〜11	37.4	35.6	1,330	34.8	36.3	1,260
12〜14	31.0	49.0	1,520	29.6	47.5	1,410
15〜17	27.0	59.7	1,610	25.3	51.9	1,310
18〜29	23.7	64.5	1,530	22.1	50.3	1,110
30〜49	22.5	68.1	1,530	21.9	53.0	1,160
50〜64	21.8	68.0	1,480	20.7	53.8	1,110
65〜74	21.6	65.0	1,400	20.7	52.1	1,080
75 以上	21.5	59.6	1,280	20.7	48.8	1,010

（3）栄養素の指標

　栄養素の指標は，3 つの目的からなる 5 つの指標でできている．具体的には，摂取不足の回避を目的とする 3 種類の指標（**推定平均必要量，推奨量，目安量**），過剰摂取による健康被害の回避を目的とする指標（**耐容上**

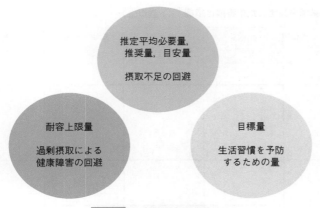

推定平均必要量,
推奨量, 目安量

摂取不足の回避

耐容上限量

過剰摂取による
健康障害の回避

目標量

生活習慣を予防
するための量

図 2.3　栄養素の指標と目的

十分な科学的根拠がある栄養素については，上記の指標とは別に，生活習慣
病の重症化予防およびフレイル予防を目的とした量を設定.

限量），および生活習慣病の発症予防を目的とする指標（**目標量**）がある（図
2.3）. 5 つの指標の内容を次に示す.

① 摂取不足の回避を目的とする指標（推定平均必要量, 推奨量, 目安量）

（a）推定平均必要量

　十分な科学的データをもとに策定された. ある集団に属する 50% の人
が必要量を満たす（同時に 50% の人が必要量を満たさない）とされる量
である.

（b）推奨量

　ある対象集団に属するほとんどの人（97 ～ 98%）が必要量を満たすと
される量. 推奨量は，推定平均必要量から算定される.

（c）目安量

　十分な科学的根拠が得られず，推定平均必要量と推奨量が算定できない
場合に策定されている. 一定の栄養状態を維持するのに十分な量，目安量
以上を摂取している場合は不測のリスクはほとんどないとみなされる.

② 耐容上限量

　過剰摂取による健康障害をもたらすリスクがないとみなされる，習慣的
な摂取量の上限である. 耐容上限量を超えて習慣的に摂取すると，健康障
害のリスクが高まると考えられる.

③ 目標量

　生活習慣病の発症予防を目的として算定された. 現在の日本人が当面の
目標とすべき摂取量である.

④ 各指標を理解するための概念図

　図 2.4 は，習慣的な摂取量と摂取不足または過剰摂取による健康障害が
生じる確率との関係を概念的に示している. 目標量は，ここに示す概念と
は異なる性質をもつため，この図には含まれない. 1 歳以上について基準

| 表2.6 | 基準を策定した栄養素と指標[1]（1歳以上） | | | | |

栄養素		推定平均必要量 （EAR）	推奨量 （RDA）	目安量 （AI）	耐容上限量 （UL）	目標量 （DG）
たんぱく質[2]		○[b]	○[b]	–	–	○[3]
脂質	脂質	–	–	–	–	○[3]
	飽和脂肪酸[4]	–	–	–	–	○[3]
	n-6系脂肪酸	–	–	○	–	–
	n-3系脂肪酸	–	–	○	–	–
	コレステロール[5]	–	–	–	–	–
炭水化物	炭水化物	–	–	–	–	○[3]
	食物繊維	–	–	–	–	○
	糖類	–	–	–	–	–
主要栄養素バランス[2]		–	–	–	–	○[3]
ビタミン	脂溶性 ビタミンA	○[a]	○[a]	–	○	–
	ビタミンD[2]	–	–	○	○	–
	ビタミンE	–	–	○	○	–
	ビタミンK	–	–	○	–	–
	水溶性 ビタミンB₁	○[c]	○[c]	–	–	–
	ビタミンB₂	○[c]	○[c]	–	–	–
	ナイアシン	○[a]	○[a]	–	○	–
	ビタミンB₆	○[b]	○[b]	–	○	–
	ビタミンB₁₂	○[a]	○[a]	–	○	–
	葉酸	○[a]	○[a]	–	○[7]	–
	パントテン酸	–	–	○	–	–
	ビオチン	–	–	○	–	–
	ビタミンC	○[x]	○[x]	–	–	–
ミネラル	多量 ナトリウム[6]	○[a]	–	–	–	○
	カリウム	–	–	○	–	○
	カルシウム	○[b]	○[b]	–	○	–
	マグネシウム	○[b]	○[b]	–	○[7]	–
	リン	–	–	○	○	–
	微量 鉄	○[x]	○[x]	–	○	–
	亜鉛	○[b]	○[b]	–	○	–
	銅	○[b]	○[b]	–	○	–
	マンガン	–	–	○	○	–
	ヨウ素	○[a]	○[a]	–	○	–
	セレン	○[a]	○[a]	–	○	–
	クロム	–	–	○	○	–
	モリブデン	○[b]	○[b]	–	○	–

[1] 一部の年齢区分についてだけ設定した場合も含む.

[2] フレイル予防を図るうえでの留意事項を該当栄養素の摂取量の基準に係る表の脚注として記載.

[3] 総エネルギー摂取量に占めるべき割合（％エネルギー）.

[4] 脂質異常症の重症化予防を目的としたコレステロール量と，トランス脂肪酸の摂取に関する参考情報を該当栄養素の摂取量の基準に係る表の脚注として記載.

[5] 脂質異常症の重症化予防を目的とした量を飽和脂肪酸の表の脚注に記載.

[6] 高血圧および慢性腎臓病（CKD）の重症化予防を目的とした量を該当栄養素の摂取量の基準に係る表の脚注として記載.

[7] 通常の食品以外の食品からの摂取について定めた.

[a] 集団内の半数の人に不足または欠乏の症状が現れ得る摂取量をもって推定平均必要量とした栄養素.

[b] 集団内の半数の人で体内量が維持される摂取量をもって推定平均必要量とした栄養素.

[c] 集団内の半数の人で体内量が飽和している摂取量をもって推定平均必要量とした栄養素.

[x] 上記以外の方法で推定平均必要量が定められた栄養素.

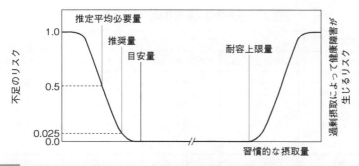

図 2.4　食事摂取基準の各指標（推定平均必要量，推奨量，目安量，耐容上限量）を理解するための概念図

を策定した栄養素と指標を表 2.6 に示した．

　なお，生活習慣病の重症化予防およびフレイル予防を目的として摂取量の基準を設定できる栄養素については，発症予防を目的とした量（目標量）とは区別して示す．

（4）年齢区分

　表 2.7 に日本人の食事摂取基準（2020 年版）にて用いられた年齢区分を示す．

　乳児については，2015 年版と同様に，「出生後 6 か月未満（0 〜 5 か月）」と「6 か月以上 1 歳未満（6 〜 11 か月）」の 2 つに区分する．ただし，エネルギーとたんぱく質に関しては，成長に合わせてより詳細な年齢区分設定が必要と考えられるため，「出生後 6 か月未満（0 〜 5 か月）」および「6 か月以上 9 か月未満（6 〜 8 か月）」，「9 か月以上 1 歳未満（9 〜 11 か月）」の 3 区分とする．

　なお，1 〜 17 歳までを小児，18 歳以上を成人に区分した．

　2020 年版より 65 歳以上を高齢者とする．高齢者の年齢区分については，65 〜 74 歳と，75 歳以上の 2 つの区分となった．ただし，栄養素によっては，高齢者における各年齢区分のエビデンスが必ずしも十分ではない点に留意すべきである．

（5）参照体位

　参照体位とは，健全な発育，健康の保持・増進，生活習慣病の予防を考えるために，性・年齢階級別に示した身長，体重の参照値である．

　エネルギーや栄養素量は，性別や年齢に加えて，体の大きさによっても異なる．そのため，参照体位は，性・年齢各階級を代表する人の体位（日本人の平均的な体位）として提示される（表 2.8）．

表 2.7　年齢区分

年齢区分
0 〜 5 （月）※
6 〜 11 （月）※
1 〜 2 （歳）
3 〜 5 （歳）
6 〜 7 （歳）
8 〜 9 （歳）
10 〜 11 （歳）
12 〜 14 （歳）
15 〜 17 （歳）
18 〜 29 （歳）
30 〜 49 （歳）
50 〜 64 （歳）
65 〜 74 （歳）
75 以上 （歳）

※エネルギーおよびたんぱく質については，「0 〜 5 か月」，「6 〜 8 か月」，「9 〜 11 か月」の 3 つの区分で表した．

まちがえやすいポイント ⚠
参照体位の注意点

表 2.8 の脚注にあるように，参照体位とは年齢区分ごとの中央値である．そのため，参照体位をいろいろな体位を持つ人がいる集団に用いることは難しい．

性別	男性		女性[2]	
年齢等	参照身長（cm）	参照体重（kg）	参照身長（cm）	参照体重（kg）
0〜5（月）	61.5	6.3	60.1	5.9
6〜11（月）	71.6	8.8	70.2	8.1
6〜8（月）	69.8	8.4	68.3	7.8
9〜11（月）	73.2	9.1	71.9	8.4
1〜2（歳）	85.8	11.5	84.6	11.0
3〜5（歳）	103.6	16.5	103.2	16.1
6〜7（歳）	119.5	22.2	118.3	21.9
8〜9（歳）	130.4	28.0	130.4	27.4
10〜11（歳）	142.0	35.6	144.0	36.3
12〜14（歳）	160.5	49.0	155.1	47.5
15〜17（歳）	170.1	59.7	157.7	51.9
18〜29（歳）	171.0	64.5	158.0	50.3
30〜49（歳）	171.0	68.1	158.0	53.0
50〜64（歳）	169.0	68.0	155.8	53.8
65〜74（歳）	165.2	65.0	152.0	52.1
75以上（歳）	160.8	59.6	148.0	48.8

表2.8　参照体位（参照身長，参照体重）[1]

[1] 0〜17歳は，日本小児内分泌学会・日本成長学会合同標準値委員会による小児の体格評価に用いる身長，体重の標準値を基に，年齢区分に応じて，当該月齢および年齢区分の中央時点における中央値を引用した．ただし，公表数値が年齢区分と合致しない場合は，同様の方法で算出した値を用いた．18歳以上は，平成28年国民健康・栄養調査における当該の性および年齢区分における身長・体重の中央値を用いた．
[2] 妊婦，授乳婦を除く．

4 活用における基本的留意事項

（1）摂取源

　　摂取源として通常は，経口摂取した通常の食品に含まれるエネルギーと栄養素量が対象となるが，耐容上限量の指標が定められた栄養素のみ，健康食品など通常の食品以外の食品からの摂取も含める．

　　また，通常の食品からの摂取では必要量を満たすことのできない栄養素に葉酸がある．**葉酸**は，胎児が**神経管閉鎖障害**を発症するリスクを低減するために，妊娠の可能性がある女性への付加量として，サプリメントからの摂取などを認めている．その他の指標については，通常の食品からの摂取を基本とする．

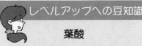
レベルアップへの豆知識

葉酸

葉酸は，胎児の正常な発育や赤血球の成熟などに関与するほか，欠乏すると巨赤芽球性貧血，動脈硬化の原因となるホモシステイン値の上昇などを引き起こす．サプリメントなど通常の食品以外からの摂取の場合，耐容上限量が設定される．妊娠期の葉酸摂取については，第3章を参照．

（2）活用の基本的な考え方

食事摂取基準を用いて，健康な個人または集団が，生活習慣病の発症，重症化予防および健康の保持・増進を目的とした食事改善を行う場合には，**PDCA サイクル**に基づいて進めるのが基本である（図 2.5）.

まず，対象者（個人または集団）に食事摂取状況などを**アセスメント**し，PDCA の P にあたる**計画（Plan）**を立案する．次に立案した計画を，**実施（Do）**する．計画と実施内容について**検証〔評価（Check）〕**し，その内容の**改善（Act）**を行う.

アセスメントの際には，エネルギーや栄養素摂取量が適切かどうか評価し，検証のときにはアセスメント時と同じ方法で食事評価を行うのがポイントである.

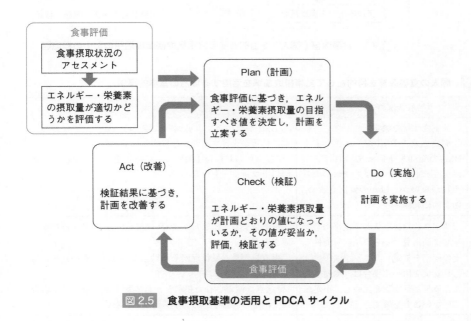

図 2.5　**食事摂取基準の活用と PDCA サイクル**

（3）食事改善の目的に応じた活用と留意点

① 対象が個人の食事改善

図 2.6 は，食事摂取基準を用いて，対象者（個人）の食事改善に向けた指導や取組みを行うための基本的な考え方を示している.

まず，対象者（個人）へのアセスメントによって食事調査を行う．食事摂取基準は，食事調査によって得られた個人の食事摂取量をもとに，不足や過剰の可能性を予想するために利用する．さらに，摂取不足や過剰摂取，生活習慣病の予防のために，エネルギーや栄養素量の目標値を提案し，個人の食事改善に向けた計画と実施にも活用される．活用する場合の基本的

事項を表 2.9 に示す.

　また，食事摂取基準を活用して立案した BMI，栄養素摂取量の目標達成に向けた実施例を以下に示す．栄養教育の企画や実施，検証を行うことで対象者（個人）の食事改善の実現を目指す.

・具体的な情報の提供（料理・食物の適切な量やバランスのよい食べ方，身体活動量を増やすための方法など）.
・栄養改善のためのツールの開発，作成（パンフレット，リーフレットなど）.

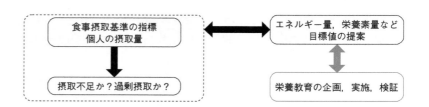

図2.6 食事改善（個人）を目的とする食事摂取基準の活用のための概念図

表2.9 個人の食事改善を目的として食事摂取基準を活用する場合の基本的事項

目的	用いる指標	食事摂取状況のアセスメント	食事改善の計画と実施
エネルギー摂取の過不足の評価	体重変化量 BMI	○体重変化量を測定 ○測定された BMI が，目標とする BMI の範囲を下回っていれば「不足」，上回っていれば「過剰」のおそれがないか，ほかの要因も含め，総合的に判断	○ BMI が目標とする範囲内に留まること，またはその方向に体重が改善することを目的として立案 （留意点）おおむね 4 週間ごとに体重を計測記録し，16 週間以上フォローを行う
栄養素の摂取不足の評価	推定平均必要量 推奨量 目安量	○測定された摂取量と推定平均必要量および推奨量から不足の可能性とその確率を推定 ○目安量を用いる場合は，測定された摂取量と目安量を比較し，不足していないことを確認	○推奨量よりも摂取量が少ない場合は，推奨量を目指す計画を立案 ○摂取量が目安量付近かそれ以上であれば，その量を維持する計画を立案 （留意点）測定された摂取量が目安量を下回っている場合は，不足の有無やその程度を判断できない
栄養素の過剰摂取の評価	耐容上限量	○測定された摂取量と耐容上限量から過剰摂取の可能性の有無を推定	○耐容上限量を超えて摂取している場合は耐容上限量未満になるための計画を立案 （留意点）耐容上限量を超えた摂取は避けるべきであり，それを超えて摂取していることが明らかになった場合は，問題を解決するために速やかに計画を修正，実施
生活習慣病の発症予防を目的とした評価	目標量	○測定された摂取量と目標量を比較．ただし，発症予防を目的としている生活習慣病が関連するほかの栄養関連因子および非栄養性の関連因子の存在とその程度も測定し，これらを総合的に考慮したうえで評価	○摂取量が目標量の範囲に入ることを目的とした計画を立案 （留意点）発症予防を目的としている生活習慣病が関連するほかの栄養関連因子および非栄養性の関連因子の存在と程度を明らかにし，これらを総合的に考慮したうえで，対象とする栄養素の摂取量の改善の程度を判断．また，生活習慣病の特徴から考えて，長い年月にわたって実施可能な改善計画の立案と実施が望ましい

② 対象が集団の食事改善

図 2.7 は，食事摂取基準を用いて，集団の食事改善に向けた指導や取組みを行うための基本的な考え方を示している．活用する場合の基本的事項を表 2.10 に示す．

集団に対して行った食事調査などのアセスメントによって得られた摂取量の分布から，集団の中で摂取不足や過剰摂取の状態にある人の割合を推定する．その割合をもとに，食事摂取基準を用いて，集団の栄養素の過不足の是正と，生活習慣病予防のためのエネルギーや栄養素摂取量の目標値

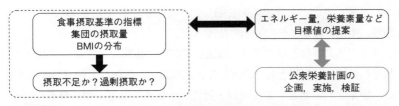

図 2.7 食事改善（集団）を目的とする食事摂取基準の活用のための概念図

表 2.10 集団の食事改善を目的として食事摂取基準を活用する場合の基本的事項

目的	用いる指標	食事摂取状況のアセスメント	食事改善の計画と実施
エネルギー摂取の過不足の評価	体重変化量 BMI	○体重変化量を測定 ○測定された BMI の分布から，BMI が目標とする BMI の範囲を下回っている，あるいは上回っている者の割合を算出	○ BMI が目標とする範囲内に留まっている者の割合を増やすことを目的として計画を立案 （留意点）一定期間をおいて 2 回以上の評価を行い，その結果に基づいて計画を変更し，実施
栄養素の摂取不足の評価	推定平均必要量 目安量	○測定された摂取量の分布と推定平均必要量から，推定平均必要量を下回る者の割合を算出 ○目安量を用いる場合は，摂取量の中央値と目安量を比較し，不足していないことを確認	○推定平均必要量では，推定平均必要量を下回って摂取している者の集団内における割合をできるだけ少なくするための計画を立案 ○目安量では，摂取量の中央値が目安量付近かそれ以上であれば，その量を維持するための計画を立案 （留意点）摂取量の中央値が目安量を下回っている場合，不足状態にあるかどうかは判断できない
栄養素の過剰摂取の評価	耐容上限量	○測定された摂取量の分布と耐容上限量から，過剰摂取の可能性を有する者の割合を算出	○集団全員の摂取量が耐容上限量未満になるための計画を立案 （留意点）耐容上限量を超えた摂取は避けるべきであり，超えて摂取している者がいることが明らかになった場合は，問題を解決するために速やかに計画を修正，実施
生活習慣病の発症予防を目的とした評価	目標量	○測定された摂取量の分布と目標量から，目標量の範囲を逸脱する者の割合を算出する．ただし，発症予防を目的としている生活習慣病が関連するほかの栄養関連因子および非栄養性の関連因子の存在と程度も測定し，これらを総合的に考慮したうえで評価	○摂取量が目標量の範囲に入る者または近づく者の割合を増やすことを目的とした計画を立案 （留意点）発症予防を目的としている生活習慣病が関連するほかの栄養関連因子および非栄養性の関連因子の存在とその程度を明らかにし，これらを総合的に考慮したうえで，対象とする栄養素の摂取量の改善の程度を判断．また，生活習慣病の特徴から考え，長い年月にわたって実施可能な改善計画の立案と実施が望ましい

を提案する．また，目標達成のため，集団に対する食事改善の計画と実施にも活用される．

5 ライフステージ別の留意点

（1）妊婦・授乳婦

食事摂取基準では，妊娠期間の代表値を 280 日として，1 日あたり量として表している．妊娠期間を細分化する必要がある栄養素については，**初期，中期，後期**に分けて示した．

推定平均必要量と推奨量は，設定が可能な栄養素に非妊娠・授乳時のそれぞれの値に付加量として設定した．目安量は，問題なく胎児が発育できると想定される量として，妊婦・授乳婦の栄養摂取量の**中央値**を用いる．この中央値が明らかではない栄養素は，非妊娠・授乳時の値を用いる．

耐容上限量については，科学的根拠が乏しいため設定しなかった．目標量については，妊婦・授乳婦ともに，非妊娠・非授乳婦の女性と同じ基準である．

（2）乳児

出生後 6 か月未満の乳児では推定平均必要量や推奨量を決定するための科学的根拠を得ることができず，乳児における食事摂取基準は，目安量が算定されている．

（3）小児

食事摂取基準の策定に有用な研究で小児を対象としたものは少ないため，十分な資料が存在せず，小児で実測できない値は，成人の値から推定して求められた．

（4）高齢者

加齢による変化として，**身体・代謝機能**の低下がみられる．おもに，咀嚼能力，栄養素の消化・吸収率，運動量と食事の摂取量などが低下する．これら能力の低下は個人差が大きく，また，個人によっては何らかの疾患をかかえている場合も多い．そのため，個人のもつ特徴に十分な配慮が必要である．

ワンポイント
妊娠期間
妊娠初期の期間は，妊娠から 13 週 6 日まで，妊娠中期の期間は 14 週 0 日から 27 週 6 日，妊娠後期の期間は 28 週 0 日とされている．

2 章

◆練習問題◆

1 日本人の食事摂取基準（2020年版）に関する記述である．正しいのはどれですか．2つ選びなさい． ➜ p. 15 〜 22 を参照.

(1) サプリメントは摂取源として対象外である．
(2) 推定平均必要量を算定できない栄養素において，目安量が設定されている．
(3) 高齢者の年齢区分は65歳以上である．
(4) 健康な個人および集団以外は対象者としない．

2 日本人の食事摂取基準（2020年版）に関する記述である．正しいのはどれですか．3つ選びなさい． ➜ p. 14 〜 23 を参照.

(1) 健康な人が対象なので，高齢者の低栄養予防やフレイル予防は考えない．
(2) 食事摂取状況のアセスメントは，食事評価によって行う．
(3) エネルギーの摂取量および消費量のバランスの維持を示す指標として，推定エネルギー必要量を用いる．
(4) 栄養素の指標は，3つの目的からなる5つの指標で構成する．

3 日本人の食事摂取基準（2020年版）に関する記述である．正しいのはどれですか．2つ選びなさい． ➜ p. 13 〜 14 を参照.

(1) 健康増進法に基づき，厚生労働大臣が定めるものとされている．
(2) 使用期間は2020（令和2）年度から2029（令和11）年度の10年間である．
(3) 平均寿命の延伸を目的としている．
(4) 関連する各種疾患のガイドラインとも調整した内容になっている．

4 日本人の食事摂取基準（2020年版）に関する記述である．正しいのはどれですか．2つ選びなさい． ➜ p. 16 〜 18 を参照.

(1) 50〜64歳が目標とするBMIの範囲は，18.5〜24.9（kg/m^2）である．
(2) 妊娠中期の妊婦における推定エネルギー必要量の付加量は＋350 kcal/日である．
(3) スポーツなど活発な運動習慣をもっている対象者の身体活動レベルはⅢである．
(4) 身体活動レベルは，年齢階級別で単一ではない．

5 日本人の食事摂取基準（2020年版）に関する記述である．正しいのはどれですか．2つ選びなさい． ➜ p. 20 〜 25 を参照.

(1) 乳児のエネルギーおよびたんぱく質については，0〜5か月，6〜8か月，9〜11か月の3区分で表されている．
(2) 対象者（個人）の食事改善の実現に用いることが可能である．
(3) 集団の食事改善を目的として活用する場合，推定された摂取量の分布と推奨量から，推奨量を下回る者の割合を算出する．
(4) 一度立案した食事改善計画は，変更する必要はない．

3章 妊娠期

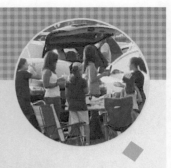

1 妊娠の成立—受精と着床—

　女性ホルモンには，卵胞から分泌される**エストロゲン**（卵胞ホルモン）と**プロゲステロン**（黄体ホルモン）がある．エストロゲンは「女性をつくるホルモン」ともいわれ，女性の第二次性徴の発現，子宮粘膜の増殖，乳腺の発達，子宮筋の発育などを促進させる．プロゲステロンは妊娠を成立，維持させるホルモンである．また乳房の発育など全身の変化をもたらし，基礎代謝の亢進により体温を上昇させる．

　成熟した女性には月経の周期がみられるが，この周期的な変化を調節しているのが下垂体から分泌される**卵胞刺激ホルモン**（FSH）と**黄体形成ホルモン**（LH）である．FSHとLHは卵胞を発育させ，エストロゲンを分泌させる．また男性の場合は精巣に作用し，テストステロンが精子の形成を促進させる．

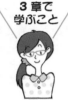

> **ワンポイント**
>
> **卵胞刺激ホルモン（FSH）**
> 卵胞の発育と成熟を促進し，エストロゲン分泌を促進する．
>
> **黄体形成ホルモン（LH）**
> 排卵を促進し，黄体形成とプロラクチン産生を促進する．

ワンポイント

妊娠中の紫外線対策
妊娠中は黄体ホルモンの分泌が
上昇し，メラニン色素が増え，
色素沈着が起こりやすい．しみ，
そばかすが出やすいので，外出
するときはしっかり紫外線対策
をすることが大切である．

まちがえやすいポイント！

**妊婦の初期・中期・後期それ
ぞれのエネルギーの付加量**
エネルギー付加量
妊婦初期（妊娠 13 週まで）＋ 50 kcal
　中期（14 ～ 27 週）　＋ 250 kcal
　後期（28 週以降）　＋ 450 kcal
　授乳期　　　　　　＋ 350 kcal
非妊娠時の年齢階級別の食事摂
取基準を踏まえたうえで，妊娠
期特有の変化，胎児発育に伴う
蓄積量を考慮し，付加量が策定
された．非妊娠時の健康の維持
に必要な量に加え，妊娠によっ
て増加した必要量が付加量とし
て食事摂取基準では示されてい
る．食事摂取基準は健康な「ふ
つう体型」の女性が基準である．
よって「やせ」あるいは「肥満」
であった女性については，個別
的な対応が必要である．
妊娠前の栄養状態や，妊娠中の
適切な体重増加量を考慮に入れ
た栄養管理が必要である．

　成熟した女性の体内では，毎月 1 個の卵子が卵巣で成熟し，排卵され，卵管のなかを子宮へ進む．排卵から 12 ～ 24 時間後に精子と出合うと，**受精**が成立する（図 3.1）．射精のときには 2 億個ほど存在した精子は，子宮内腔から卵管まで泳いでいくうちに減少し，卵管まで到達するのは全体の約 5,000 分の 1 である．卵子に到着した 1 個の精子が卵子のなかに入ると，1 つの受精卵となる．

　受精卵は受精直後から細胞分裂をくり返しながら，2 ～ 3 日かけて子宮へ移動する．6 ～ 7 日目には細胞分裂により大きさは 0.2 mm ほどになり，子宮内腔に**着床**する．最終月経の第 1 日目から 280 日目（40 週）を，出産予定日と算出する．

　基礎体温は，毎朝起床時に口腔の舌下で婦人体温計により計測した体温である．毎日の基礎体温を測定し記録すると，そのグラフの曲線のかたちから卵巣機能が判定できる．そのため，基礎体温は月経異常や不妊症などの検査に用いられている．

　排卵後に分泌されるプロゲステロンは，体温中枢に働いて上昇させる．

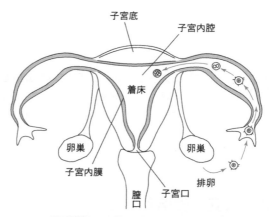

図 3.1　排卵から着床までのようす

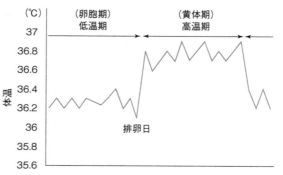

図 3.2　基礎体温と月経周期

排卵のみられる女子では，図 3.2 に示すように**高温期**と**低温期**がみられる．エストロゲンの分泌されている期間は**卵胞期**で，低温期がみられる．高温期はプロゲステロンの分泌が関係しており，高温期の曲線のかたちは黄体機能を表しているといえる（**黄体期**）．

2 母体の変化

(1) 代謝の変化

妊娠期には基礎代謝が亢進する．また，**インスリン抵抗性**（インスリンが効きにくい状態）が増大し，血糖値が上昇しやすくなる．健康な妊婦ではインスリン分泌の亢進とインスリン抵抗性増大のバランスが取れて，血糖値が上がらないように調節される．

一方，体脂肪の分解が増大して，**血中遊離脂肪酸**，**トリグリセリド**，**コレステロール**などは増加する．血中脂質も増加するので，**脂質異常症**の状態となる．

(2) 体重，妊娠線

妊娠すると，食後のインスリン分泌が亢進し，脂肪がつきやすくなる．妊娠中はエストロゲンとプロゲステロンの分泌が減少するため，内臓脂肪，中性脂肪，コレステロールが増加する（このような妊娠中の脂質代謝異常の状態は，出産後，もとに戻る）．

子宮や乳腺の肥大により皮膚が伸び，皮膚上に断裂した妊娠線が生じる．妊娠線の予防には体重を急激に増やさず，保湿クリームを塗り，マッサージを行うことが大切である．

妊娠期の体重増加は表 3.1 を目安とする．妊娠期の肥満は高血圧，妊娠高血圧症候群，糖尿病，難産などの原因ともなるので避けるようにする．

体格区分がふつうの場合，BMI が「低体重」に近い場合には推奨体重増加量の上限側に近い範囲を，「肥満」に近い場合には推奨体重増加量の下限側に低い範囲を推奨することが望ましい．

BMI が 25.0 をやや超える場合は，およそ 5 kg の増加を目安とし，著しく超える場合には，他のリスクなどを考慮しながら，臨床的な状況を踏まえ，個別に対応していく．

ワンポイント

出産予定日の算出

最終月経の開始日から 40 週足すと予定日である．

算出例（月経期間が 28 日の場合）

○ 最終月経のあった月から 3 を引くか，引けないときは 9 を加えて予定月を算出する．

○ 最終月経の初日に 7 を加え，予定日を算出する．

① 最終月経 2014 年 12 月 7 日では，

12 − 3 ＝ 9

7 ＋ 7 ＝ 14

出産予定日は 2015 年 9 月 14 日

② 最終月経 2015 年 2 月 7 日では，

2 ＋ 9 ＝ 11 月

7 ＋ 7 ＝ 14 日

出産予定日は 2015 年 11 月 14 日

表 3.1	妊娠期の推奨体重増加量	
体格区分		推奨体重増加量
低体重	BMI 18.5 未満	9 ～ 12 kg
ふつう	BMI 18.5 以上 25.0 未満	7 ～ 12 kg
肥満	BMI 25 以上	個別対応

体格区分は非妊娠時の体格による.

（3）つわり

吐き気や嘔吐，食欲不振，嗜好の変化，唾液分泌の増加などの症状で，妊娠2か月ごろから始まり，4か月ごろまで続く.

原因にはさまざまな説があるが，妊娠によって分泌される**ヒト絨毛性ゴナドトロピン**（hCG）が脳の嘔吐中枢を刺激し，吐き気や嘔吐が引き起こされるといわれている. つわりにより嘔吐が続くと，脱水症状を起こすこともあるので水分補給を十分に行う.

つわり時にすすめられる食事を以下に示す.

・オレンジ，グレープフルーツ，梅干など酸味のもの.
・お茶漬けなど，あっさりとした味つけのもの.
・納豆など食物繊維の豊富な食品を摂り，便秘を防ぐ.

（4）血液の量と成分

妊娠により赤血球量，血漿量もともに増加するため，みかけ上，赤血球数や血色素量が低下し，妊娠中期以降には循環血液量が著しく増える.

また妊娠中は，胎児の造血に母体の血液の鉄分が使用され，鉄欠乏性貧血になりやすい. 毎日の食事で鉄，葉酸，ビタミン B_6・B_{12}，ビタミン C，銅の多い食品を十分に摂取することが大切である（p. 37 も参照）.

（5）分娩

分娩とは，胎児と胎児付属物（胎盤，羊水，卵膜，臍帯）が娩出されることをいう. 正常分娩とは, 予定日前後妊娠 37 ～ 42 週未満の分娩をいう.

流産とは妊娠 22 週未満で，妊娠が継続できなくなることである. 早産は，予定日前後妊娠 23 ～ 37 週未満の分娩のことである. また過期産とは，42 週以降の分娩をいう.

3 胎児の付属物─卵膜，羊水，臍帯，胎盤─

　卵膜とは，胎児が浮かんでいる羊水を保持している．脱落膜（子宮側），絨毛膜（中間の膜），羊膜（胎児側）の3膜から成り，胎児分娩の際に排出される．

　羊水はおもに母体の血漿からできている液体である．胎児を包み込み，衝撃を和らげて守る役割がある．また，羊水の温度は約37℃に保たれ，**アルカリ性**である．

　臍帯は胎盤と胎児を結ぶ管である．内部に2本の動脈と1本の静脈があり，酸素や栄養を胎児に運び，また老廃物を戻す通り道となる．

　妊娠15週ごろになると，子宮内に**胎盤**が完成する．胎盤は母体の血液と絨毛から成る組織で，胎児に必要な栄養や酸素は臍帯を通じて胎盤から供給され，老廃物や二酸化炭素などは臍帯を通じて胎児から胎盤へ戻される．薬やアルコール，カフェインは胎盤を通るため，胎児に影響が及ぶ．胎盤は胎児が分娩されてのち，約30分後に子宮からはがれて排出される．

　胎児の成長と母体の変化について，表3.2に示す．

4 妊娠期に必要な栄養アセスメント

　母体の年齢，既往歴，つわり，微熱などの症状，出産歴，食習慣などを把握し，妊娠の経過にあわせた栄養管理を行う．

　妊娠期はさまざまな代謝の変化がみられるので，定期的に健康診査を行う必要がある．次のような回数を目安にするとよい．

・妊娠23週までは4週に1回
・妊娠24週から妊娠35週までは2週に1回
・妊娠36週以降出産までは1週に1回

　ただし，医師や助産師の指示でこれを上回ることもある．

　定期健康診査では，血圧測定，尿検査，血液検査（ヘモグロビン濃度，ヘマトクリットなど），身体計測を行い，妊娠の経過を確認する．

ワンポイント

妊娠中の胎盤の働き

胎盤は母体の血液と絨毛から成る組織である．

また，妊娠継続のためのホルモンをつくり出す役割を果たす〔ヒト絨毛性ゴナドトロピン，ヒト胎盤性ラクトゲン（hRL），プロゲステロン，エストロゲンを分泌する〕．

胎児は必要な栄養や酸素を胎盤を通して受け，老廃物や二酸化炭素などは臍帯を通じて胎児から胎盤に排出される．

妊娠15週ごろになると胎盤は完成され，500〜700g程度になる．

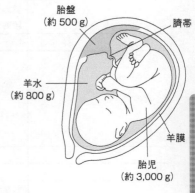

胎盤（約500g）
臍帯
羊水（約800g）
羊膜
胎児（約3,000g）

妊娠期

33

表 3.2　胎児の成長と母体の変化

	2か月	3か月	4か月
子宮の大きさ			
胎児の身長	約 1 cm	約 5 cm	約 10 cm
胎児の体重	約 4 g	約 10 g	約 50 g
母体の変化	微熱が続く つわりが始まる	イライラする 眠くなりやすい トイレが近くなる 乳房が張る 毛深くなる 便秘になりやすい 胎児の胴体，手足が発達し， 目や鼻もはっきりし始める	抜け毛が気になる しみ，そばかすができやすい 胎児の心音が聞こえ始める

	5か月	6か月	7か月
子宮の大きさ			
身長	約 20 cm	約 30 cm	約 35 cm
体重	約 200 g	約 500 g	約 800 g
母体の変化	つわりが治まり，食欲が増進 してくる おなかが目立ち始める 貧血がみられる 胎動が感じられる	動悸，息切れが激しくなる 腰痛になりやすい	むくみやすくなる 妊娠線が出やすい 仰向けで寝るのが苦しい 便秘，痔になりやすい

	8か月	9か月	10か月
子宮の大きさ			
身長	約 40 cm	約 45 cm	約 48 ～ 50 cm
体重	約 1,500 g	約 2,200 g	約 2,800 ～ 3,200 g
母体の変化	おなかが張ることがある 足がつりやすい トイレが近くなる 妊娠高血圧症候群にかかりや すい	尿漏れしやすい 夜の寝つきが悪くなる 胸やけや胃もたれを感じ，一 度にたくさん食べられなくな る	胎児が骨盤内に下がってくる ので，胸やけや胃への圧迫感 が少なくなる 足のつけ根がつりやすい おなかに張りを感じやすい トイレが近くなる 体重が増えにくい

5 妊娠期の栄養と病態，疾患

（1）低体重

　胎児の発育状態に悪影響を及ぼし，切迫流産を引き起こす恐れがある．低出生体重児（出生児の体重が 2,500 g 未満）の出生の割合は増加しており，妊婦の低体重（やせ過ぎ，体重増加不良など）との関連が指摘されている．

　切迫流産とは，出血や腹痛，おなかの張りが継続的にみられ，流産が迫っている状態である．一方，妊娠 22 週未満で，妊娠が継続できなくなることを**流産**という．初期の流産の原因の多くは，胎児側の染色体異常など遺伝子病である．

（2）過体重

　過体重とは，ふつうと肥満の間のことで，身長に対して体重が重い状態である．妊娠期の過体重は，妊娠高血圧症候群になる危険性が高い．

　また，分娩時の出血量が増加する傾向があるため，妊娠中の体重増加は 9 kg 程度に抑える．皮下脂肪で約 1.8 kg，血液，水分で 3.3 kg，胎児，胎盤，羊水で 4 kg が目安である．

（3）低栄養

　低栄養とは栄養不良の状態をいう．栄養素の摂取不足，代謝障害，吸収不良などにより引き起こされる．低栄養になると，貧血，胎盤早期剥離（はくり），流産，早産，分娩時の多出血などのリスクが高まる．胎児では，発育不良，骨軟化症，胎児死亡などを起こす危険性がある．

（4）妊娠悪阻（おそ）

　妊娠初期にみられる，悪心，嘔吐，食欲不振，嗜好の変化を**つわり**というが，重症化した場合を**妊娠悪阻**という．体重減少，意識障害，代謝障害などを起こすことがあり，改善するためには入院が必要である．入院中は，輸液療法により栄養と水分を摂取する．悪阻が改善すれば，食欲に応じて流動食などを利用し，少しずつ食事の量を増やしていく．

（5）妊娠高血圧症候群

　妊娠時に高血圧を認めた場合，妊娠高血圧症候群とする．妊娠高血圧症候群は，妊娠高血圧腎症，妊娠高血圧，加重型妊娠高血圧腎症，高血圧合併妊娠に分類される．

　発症する原因は明確ではない．胎児への影響として，子宮の血流が悪く

 ワンポイント

体格区分別の推奨体重増加量

（妊娠中期から後期．1 週間あたり）

体格区分	推奨体重増加量
低体重（やせ） BMI 18.5 未満	0.3 〜 0.5 kg／週
ふつう BMI 18.5 以上 25.0 未満	0.3 〜 0.5 kg／週
肥満 BMI 25.0 以上	個別対応

体格区分は非妊娠時の体格による．

妊娠初期については体重増加に関する利用可能なデータが乏しいことなどから，1 週間あたりの推奨体重増加量の目安を示していないため，つわりなどの臨床的な状況を踏まえ，個別に対応していく．

 ワンポイント

妊娠高血圧症候群新定義・臨床分類

妊娠高血圧症候群の病型分類については，以下 URL を参照．
http://www.jsshp.jp/journal/pdf/20180625_teigi_kaiteian.pdf

妊娠期

なり胎児の発育不全の原因となる．治療方法は，おもに安静と入院，食事療法を行う．重症の場合には降圧剤を服薬する．生活指導およびと栄養指導について，表 3.3 に記す．重症になると，胎児への栄養や酸素不足を起こし，胎児の発育障害，胎盤機能不全，胎児死亡をまねく恐れがある．

① 重症度の判別

妊娠高血圧症，妊娠高血圧症腎症において，血圧が以下いずれかに該当する場合を重症と規定する．なお，軽症という用語はハイリスクでないと誤解されるため，原則用いない．妊娠高血圧腎症・加重型妊娠高血圧腎症において，母体の臓器障害または子宮胎盤機能不全を認める場合は，たんぱく尿の多少による重症分類は行わない．

- ・収縮期血圧 160 mmHg 以上
- ・拡張期血圧 110 mg 以上

② 発症時期による分類

【早発型（early onset type, EO）】

妊娠 34 週未満に発症するもの．

【遅発型（late onset type, LO）】

妊娠 34 週以降に発症するもの．

表 3.3　妊娠中毒症の生活指導および栄養指導法

①生活指導
・安静
・ストレスを避ける［予防には軽度の運動，規則正しい生活がすすめられる］
②栄養指導（食事指導）
　a）エネルギー摂取（総カロリー）
　　非妊時 BMI 24 以下の妊婦：30 kcal ×理想体重（kg）＋ 200 kcal　　┌予防には妊娠中の適切な体重増加がすすめられる┐
　　非妊時 BMI 24 以上の妊婦：30 kcal ×理想体重（kg）　　　　　　　│BMI ＜ 18 では 10 ～ 12 kg 増
　　　　　　　　　　　　　　　　　　　　　　　　　　　　　　　　　│BMI 18 ～ 24 では 7 ～ 10 kg 増
　　　　　　　　　　　　　　　　　　　　　　　　　　　　　　　　　└BMI ＞ 24 では 5 ～ 7 kg 増┘
　b）塩分摂取
　　7 ～ 8 g/ 日程度に制限する（極端な塩分制限はすすめられない）［予防には 10 g/ 日以下がすすめられる］
　c）水分摂取
　　1 日尿量 500 mL 以下や肺水腫では前日尿量に 500 mL を加える程度に制限するが，それ以外は制限しない．
　　口渇を感じない程度の摂取が望ましい
　d）たんぱく質摂取量
　　理想体重× 1.0 g/ 日［予防には理想体重× 1.2 ～ 1.4 g/ 日が望ましい］
　e）動物性脂肪と糖質は制限し，高ビタミン食とすることが望ましい
　　┌予防には食事摂取カルシウム（900 mg/ 日）に加え，1 ～ 2 g/ 日のカルシウム摂取が有効との報告がある┐
　　│また海藻中のカリウムや魚油，肝油（不飽和脂肪酸），マグネシウムを多く含む食品に高血圧予防効果が
　　└あるとの報告もある┘

（注）妊娠中毒症は，2005（平成 17）年に妊娠高血圧症候群へ名称を変更しているが，生活指導および栄養指導については，
　　本表が現在までも使用されている．
日本産科婦人科学会，「妊娠中毒症の生活指導および栄養指導」，（1998）p. 92 より引用．

3
章

（6）妊娠貧血

　血中ヘモグロビン濃度が 11 g/dL 未満を貧血，9 g/dL 未満を重症貧血という．妊娠中は胎児の造血に母体の血液の鉄分が利用され，**鉄欠乏性貧血**になりやすい．予防には，鉄の摂取を増やすことと，鉄の吸収を良くするビタミンC，たんぱく質や，造血作用のあるビタミン B_6，B_{12}，葉酸を積極的に摂取する．

ビタミン B_6　補酵素としてたんぱく質の再合成に働く．
含まれる食品：牛レバー，豚レバー，卵黄，ほうれん草，春菊，セロリ，にら，干ししいたけ．

ビタミン B_{12}　欠乏すると骨髄造血細胞の DNA 障害により，**巨赤芽球性貧血**が起こる．また悪性貧血は，内因子の分泌障害によるビタミン B_{12} の吸収障害が原因で引き起こされる．
含まれる食品：牛レバー，豚レバー，牛肉，卵黄，チーズ，納豆．

鉄　酸素供給を行い，貧血を予防する．ヘム鉄（動物性食品に含まれる）と非ヘム鉄（植物性食品に含まれる）があり，ヘム鉄のほうが体内で吸収されやすい．
含まれる食品：牛レバー，鶏レバー，豚レバー，あさり，大豆，納豆，ひじき，ほうれん草，小松菜，切干だいこん．

葉酸　造血作用がある．とくに妊娠初期は胎児の神経分裂が活発な時期であるため，不足しないように注意する．神経管閉鎖障害のリスクを低減させる．
含まれる食品：牛レバー，豚レバー，うに，たたみいわし，いくら，卵黄，枝豆．

（7）妊娠糖尿病

　妊娠したことにより高血糖になることを**妊娠糖尿病**という．一方，糖尿病患者が妊娠した場合を**糖尿病合併妊娠**という．

　妊娠糖尿病は，妊娠中に 75 g OGTT を行い，空腹時血糖値 92 mg/dL，1 時間値 180 mg/dL，2 時間値 153 mg/dL のうち，1 点以上を満たす場合に妊娠糖尿病と診断される．妊娠すると，血糖値をコントロールするインスリンの働きに拮抗する作用をもつホルモンが胎盤から分泌される．そのためインスリンの分泌量も増えるが，分泌が追いつかない場合は，血糖コントロールが不可能となる．

　糖尿病の母体から生まれた新生児には，**巨大児**（出生時の体重が 4,000 g 以上）や奇形の発生が多いので治療する必要がある．

鉄欠乏性貧血
第 5 章，第 6 章，第 8 章，第 11 章も参照．

内因子
胃内因子ともよばれる．

75 g OGTT
75 g 経口ブドウ糖負荷試験のこと．早期の空腹時に 75 g ブドウ糖液を飲み，飲用後に血糖，尿糖，尿中インスリンを測定し，糖の代謝異常を検査する．

妊娠期

（8）妊娠肥満

　肥満があると，早期の流産，妊娠高血圧症候群，妊娠糖尿病，巨大児，**新生児高血糖**など，さまざまな合併症を引き起こすリスクが高まる．

6　妊娠期の生活習慣

（1）喫煙

　妊婦の喫煙は自然流産，早産，周産期死亡，低出生体重児などの発生の原因となることがある．たばこに含まれるニコチンは子宮胎盤の血管を収縮させるため，胎児への血液や酸素が不足し，低酸素状態になる．

　妊婦が喫煙しなくても家族が喫煙すると，受動喫煙により影響を受けるため注意する．

（2）飲酒

　妊婦のアルコール飲酒は，胎児の奇形，発育遅延などが起こりやすい．また多量飲酒では低出生体重児，知能障害，成長遅滞，形態異常を引き起こすことがある（**胎児性アルコール症候群**）．禁酒に努めるようにする．

（3）カフェイン

　カフェインの摂り過ぎは鉄の吸収を阻害したり，胎児の成長に障害を与えるため，コーヒーや紅茶は薄めにして，1日1〜2杯を目安に，できるだけ控えることが望ましい．

（4）服薬

　服薬の影響が最も心配されるのは，妊娠4〜7週である．この時期は胎児の中枢神経，心臓，消化器，四肢などが形成される時期で，催奇形性のある薬を飲むと，影響が出る可能性がある．妊娠8〜12週ごろは，口蓋，性器などが形成される時期なので，この時期も注意する．

　16週以降になると催奇形性の心配はなくなるが，薬が胎児の発達に影響を及ぼすことには変わりがないので，服薬には十分注意が必要である．

（5）身体活動

　妊娠期の日常生活においては，次のことに注意する．
・長時間の立ち仕事は避ける．
・仕事をもっている妊婦は，仕事の量を減らして，ストレスをかけない．

周産期死亡

妊娠25週以降の死産と早期新生児死亡をあわせたもの．

胎児性アルコール症候群（fatal alcohol syndrome, FAS）

1968年にフランスの医師によって報告された．以下の3項目を満たす場合，FASと診断される．
1. 出生前および出生後の発育障害（10パーセンタイル以下の体重，身長，頭囲）
2. 中枢神経系の障害
3. 頭部，顔面の形成異常（小頭症，小眼球，短眼瞼裂，人中形成不全，薄い上口唇，平坦な上顎部）

3章

- 体調管理を十分にする.
- 運動は散歩，マタニティビクス（妊婦向けエアロビクス），マタニティ
  スイミング，ストレッチなど軽い運動とする.
- 重い荷物などをもたない.
- 腹部が張るときや，疲れたときは無理せず，体を横にして休む.

7 妊娠期の食事摂取基準

（1）エネルギー摂取基準と付加量

エネルギー摂取基準（推定エネルギー必要量，kcal/ 日）を次に示す.

身体活動レベル		Ⅰ	Ⅱ	Ⅲ
18 ～ 29 歳		1,700	2,000	2,300
30 ～ 49 歳		1,750	2,050	2,350
妊婦	初期	+ 50	+ 50	+ 50
	中期	+ 250	+ 250	+ 250
	後期	+ 450	+ 450	+ 450

妊娠中は便秘を起こしやすいので，食物繊維の多い野菜，果物を十分に
摂取できるように努める.

（2）たんぱく質

たんぱく質付加量（g/ 日）を以下に示す.

	推定平均必要量	推奨量
初期	+ 0	+ 0
中期	+ 5	+ 5
後期	+ 20	+ 25

（3）ビタミン A の過剰摂取

ビタミン A は胎児の成長に欠かせない栄養素である．妊婦の場合には
ビタミン A の過剰摂取による胎児奇形の報告をもとに，健康障害非発現
量を 4500 μg/ 日とした．不確実性因子を 1.5 として付加量も含めた耐容
上限量を 3000 μg/ 日とした.

ビタミン A 付加量（μgRAE/ 日）を次に示す.

妊娠期

	推定平均必要量	推奨量
妊娠初期	＋0	＋0
妊娠中期	＋0	＋0
妊娠後期	＋60	＋80

（4）ビタミンK

ビタミンKには K_1 と K_2 がある．おもに K_1 は緑黄色野菜，K_2 は納豆に含まれ，K_2 は腸内細菌によって体内でも合成される．

母乳中のビタミンK濃度は低く，また腸内細菌が少ない新生児にはビタミンK供給も少ないため，出生後乳児にはビタミン K_2 シロップを投与している．ビタミン K_2 シロップ投与前の**新生児メレナ**（消化管出血）を防ぐためにも，とくに妊娠後期はビタミンKを十分に摂取する．

ビタミンKと妊娠期

第5章も参照．

（5）ビタミンE

ホルモンの生成や分泌にかかわり，生殖機能を正常に保つ働きをもつ．

妊娠中は血中脂質濃度が上昇し，それに伴い血中 α-トコフェロール濃度も上昇する．

また，妊娠中のビタミンE欠乏に関する報告はこれまでない．よって，妊婦の付加量は設けられていない．

（6）葉酸

葉酸はビタミンB群の水溶性ビタミンで，造血に作用する．葉酸の欠乏症は，**巨赤芽球性貧血**（ビタミン B_{12} 欠乏症によるものと鑑別できない）である．母体に葉酸欠乏症があると，胎児の**神経管閉鎖障害**や無脳症を引き起こす．また，動脈硬化の引き金となるホモシステインの血清値を高くする．体内の蓄積量は少ないため，毎日摂取することが必要である．葉酸は緑黄色野菜，果物などの食品に多く含まれる．

食事摂取基準の付加量は，神経管閉鎖障害の発症リスク低減のための値ではなく，妊婦の赤血球の葉酸レベルを適正に維持する値とされている．

妊娠可能な女性への注意事項として，胎児の神経管閉鎖障害リスク低減のため，400 μg/ 日のプテロイルモノグルタミン酸（葉酸 800 μg/ 日）の摂取が望まれるとされた．

葉酸付加量（μg/ 日）を次に示す．

神経管閉鎖障害，無脳症

神経管閉鎖障害のなかで，脊椎の癒合不全を二分脊椎といい，出生時に腰部の中央に腫瘍があるものがもっとも多い．また，脳に腫瘍のある脳瘤や脳が発育できない無脳症なども生じる．

	推定平均必要量	推奨量
葉酸	＋200	＋240

8 妊娠による母体変化に対応する食事

妊娠期の献立作成にあたっての注意点を以下にあげる．図 3.3 には「妊産婦のための食事バランスガイド」を示す．

- 妊娠中は便秘が起こりやすいので，食物繊維の摂取に心がける．
- 魚，肉，大豆など植物性・動物性食品に偏りのないように，良質のたんぱく質を摂る．
- 貧血予防のために鉄分とビタミン B_{12} を十分に摂る．
- 妊娠高血圧症候群を予防するために，塩分を摂り過ぎないようにする．また，体重を増やし過ぎないように体重管理をする．
- 砂糖や果糖を摂り過ぎると血中の中性脂肪が増加するので，摂取量に注意する．
- 新鮮な素材でうま味を生かした献立にする．
- ビタミン B_6 の摂取を心がける（つわりの症状を改善する）．
- 葉酸を含む食品を積極的に取り入れる．

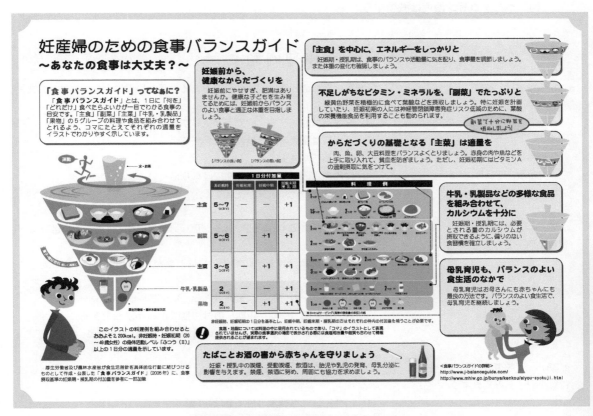

図 3.3　妊産婦のための食事バランスガイド

http://www.mhlw.go.jp/houdou/2006/02/dl/h0201-3b02.pdf

妊娠期

例題

Q 妊娠期の身体的変化に関する記述である．正しいのはどれですか．

(1) 赤血球数は減少する．
(2) 基礎代謝量は低下する．
(3) 循環血流量は減少する．
(4) ヘモグロビン濃度は上昇する．
(5) インスリン抵抗性は増大する．

第33回管理栄養士国家試験（2019）より改変．

A (5)

(1) 赤血球数は増加する．
(2) 基礎代謝量は増加する．
(3) 循環血流量は増加する．
(4) ヘモグロビン濃度は減少する．

◆ 練習問題 ◆

p. 31 ～ 32 をよく復習しよう．←

1 妊娠期の母体の代謝に関する記述である．正しいのはどれですか．1つ選びなさい．
(1) 妊娠期は血清アミノ酸濃度が上昇する．
(2) 妊娠期は空腹時の血糖値が上昇する．
(3) 中性脂肪が減少する．
(4) 体内の水分が増えるが貧血にはなりにくい．
(5) コレステロール濃度が上昇する．

p. 39 ～ 40 を復習したら，←
付録小冊子もみてみよう．

2 妊娠期の栄養に関する記述である．正しいのはどれですか．1つ選びなさい．
(1) 神経管閉鎖障害を予防するために，葉酸が不足しないように気をつける．
(2) エネルギーの付加量は後期は＋ 500 kcal である．
(3) 鉄の推奨量（中期，後期）の付加量は 10.0 mg/ 日である．
(4) たんぱく質の推奨量（後期）の付加量は 20 g/ 日である．

p. 39 ～ 41 を復習したら，←
付録小冊子もみてみよう．

3 妊娠期の栄養に関する記述である．正しいのはどれですか．1つ選びなさい．
(1) ビタミンC推奨量の付加量は 10 g/ 日である．
(2) 葉酸推奨量の付加量は 300 μg/ 日である．
(3) 妊娠後期にビタミンAの付加量はない．

3 章

(4) カルシウムの妊婦の付加量は 100 mg/ 日である．

4　妊娠期の栄養に関する記述である．正しいのはどれですか．1 つ選びなさい．
(1) 妊娠期にはエストロゲン分泌が低下する．
(2) 妊娠期は基礎代謝が低下する．
(3) ビタミン D は妊婦のカルシウムの代謝を促進する．
(4) ウェルニッケ・コルサコフ症候群はビタミン B_2 欠乏により発症する．

5　妊娠期に関する記述である．正しいのはどれですか．2 つ選びなさい．
(1) つわりが悪化し，病的になったものを妊娠悪阻という．
(2) 喫煙により自然流産のリスクが高まる．
(3) 妊婦の肥満は胎児の巨大化にはつながらない．
(4) 妊娠中期ごろになると，血中脂質が増えるが，脂肪蓄積の原因にはならない．

6　妊娠期に関する記述である．正しいのはどれですか．1 つ選びなさい．
(1) 妊娠初期の推定エネルギー必要量の付加量は＋ 100 kcal である．
(2) たんぱく質の推定平均必要量の付加量は後期＋ 20 g/ 日である．
(3) 葉酸は神経管閉鎖障害のリスク低減のために，500 μg/ 日の摂取が望まれる．
(4) ビタミン A 1000 μgRAE/ 日以上の摂取は胎児奇形のリスクを高める．
(5) 妊娠高血圧症候群などの胎盤機能低下がある場合でも，カルシウムの付加量は必要ない．

→ p. 39 〜 41 を復習したら，付録小冊子もみてみよう．

7　妊娠期に関する記述である．正しいのはどれですか．2 つ選びなさい．
(1) 妊婦が摂取量を注意すべき魚介類として，キンメダイ，メカジキ，クロマグロ，メバチなどがあげられる．
(2) 喫煙は，乳幼児突然死症候群のリスクを低くする．
(3) 貧血予防として，造血作用のあるビタミン D を十分摂取する．
(4) 妊娠高血圧症候群では塩分を 5 〜 6 g/ 日としている．
(5) つわりの発生は経産婦よりも初産婦に多い．

8　母乳に関する記述である．正しいのはどれですか．1 つ選びなさい．
(1) 初乳は分泌型免疫 IgA を多く含む．
(2) プロラクチンは産後の子宮の回復に役立つ．
(3) 初乳は成乳に比べ，たんぱく質が少ない．
(4) エストロゲンは乳汁分泌ホルモンである．
(5) ニコチンはプロラクチン分泌を促す．

→ 4 章も復習しよう．

妊娠期

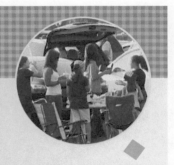

4章

授乳期

······· CHAPTER GUIDANCE & KEYWORD ·······

4章で学ぶこと

　出産を終えた母親は，愛情をもって，子どもへの授乳や身のまわりの世話をしていくことになります．

　ここでは乳児の世話をしながら，産後，母親自身も体を健やかに回復させていくことができるよう，母親に必要な栄養管理について，理解を深めます．また，産後の女性の身体の変化，乳汁分泌のしくみについても学びます．

4章のキーワード

☐ 産褥期　☐ 初乳　☐ 成熟乳　☐ 母乳量と成分　☐ プロラクチン
☐ オキシトシン　☐ 母体の回復　☐ 母乳分泌と食事・栄養
☐ 授乳・離乳の支援ガイド

1 授乳期の生理的特徴―体重・体組成の変化―

　妊娠，分娩により変化した母体が妊娠前の状態へ回復するまでの期間を産褥（さんじょく）期といい，およそ6〜8週間である．とくにこの時期は，乳汁分泌という新しい変化が起こるため，ホルモンバランスが変化しやすい．

　産褥期にさまざまな細菌感染により感染症を起こすことがあり，**産褥熱**という．

　分娩後，子宮から排出される血液や子宮粘膜の分泌液などを**悪露**（おろ）という．悪露には，分娩後の日数により次のような種類がある．

・赤色悪露：産褥2〜3日は血液が大部分で，粘稠性（ねんちゅうせい）がある．量が多い．
・褐色悪露：産褥4日以降は子宮内創傷の治癒に伴い褐色となり，7日ごろから量が減少する．
・黄色悪露：産褥3〜4週あたりになると赤血球成分が除々に消失する．

> **レベルアップへの豆知識**
>
> **乳腺炎：うつ乳性乳腺炎と化膿性乳腺炎**
>
> うつ乳性乳腺炎は，初産で分娩後2〜3日ごろにみられることがある．不十分な授乳のために乳腺がつまる．よくマッサージして血行を良くし，搾乳すると治るが，化膿性乳腺炎になることもある．
>
> 化膿性乳腺炎は，黄色ブドウ球菌などの菌が乳頭部の傷口から乳管またはリンパ管を通って乳房中に侵入し，発熱，乳房の痛みが起こる．マッサージはせず，抗生物質などを服薬して治す．

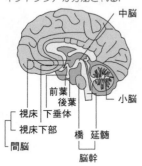

産後約 8 日の間は子宮がもとに戻るために不規則に収縮し，下腹に痛みを感じることがある．これを後陣痛（あとばら）といい，経産婦のほうが強い痛みを訴える傾向がある．

体重は，産後 6 カ月あたりで妊娠前の状態に戻すのを目安にするとよい．

2 母乳の成分と分泌のしくみ

乳児が乳首を吸う吸啜刺激により，母体の下垂体前葉から**プロラクチン**（乳汁分泌促進ホルモン），下垂体後葉から**オキシトシン**（子宮収縮ホルモン）が分泌される．オキシトシンは子宮収縮促進作用があるので，産後の子宮回復に効果がある．

母乳育児ができない場合は，母体の体重が減少しにくい傾向がある．また，分娩のたびに体重が増加し，肥満傾向にある者も多い．

（1）初乳

初乳とは，分娩後 3 〜 4 日に分泌される母乳をいう．薄黄色で濃厚で，たんぱく質が多い（表 4.1）．

免疫グロブリン A（IgA），リンパ球，マクロファージ，ラクトフェリン，リゾチーム，ビフィズス因子など，多くの感染防御因子を含む．成熟乳に至るまでの母乳を移行乳といい，乳糖が徐々に増加してくる．

（2）成熟乳

成熟乳とは，分娩後 10 日以上経過した母乳をいう．白色で甘い香りがあり，乳糖を多く含むが，初乳と比べて感染防御因子の濃度は低い．

母乳の哺乳量と成分を次に示す．6 〜 11 か月の間で平均哺乳量は 525 mL/ 日である．

表 4.1　初乳と成熟乳の比較

	初乳	成熟乳
分泌期間	分娩後 3 〜 4 日	分娩後 10 日以降
色	薄黄色	白色
特徴	たんぱく質が多い 感染防御因子を多く含む ［免疫グロブリン A（IgA），リンパ球，マクロファージ，ラクトフェリン，リゾチーム，ビフィズス因子など］	乳糖が多い 脂肪が多い 感染防御因子濃度は初乳より低い

また，1日あたり，および1回あたりの平均哺乳量を右に示す．

(3) 母乳分泌のしくみ

① 乳腺は，妊娠中に胎盤から分泌されるエストロゲンとプロゲステロンにより発達する．
② 分娩後に胎盤が娩出すると，エストロゲン，プロゲステロンの乳汁分泌抑制作用が失われる．
③ 泌乳ホルモンのプロラクチンが下垂体前葉から分泌され，母乳が産生される．
④ 乳児の吸啜刺激により，下垂体後葉よりオキシトシンが分泌される．
⑤ 吸啜刺激により，**泌乳反射**（乳汁が乳管へ排出される）が起こる．

3 授乳期の生活習慣

(1) 喫煙

　ニコチンはプロラクチン分泌を抑制する．十分に母乳を分泌させるためには，授乳期の喫煙は避けるべきである．

(2) 飲酒

　アルコールを飲み過ぎるとプロラクチン分泌が抑制され，母乳の量が減少する．また母親が摂取したアルコールは，母乳に移行する．乳児への悪影響が多いので，授乳期が終了するまで，飲酒は控えるべきである．

(3) カフェイン

　授乳中に摂取したカフェインは，母乳を介して乳児に移行する．乳児が興奮，情緒不安定などの症状を起こさないよう，カフェインの摂取は控えることが望ましい．

(4) 服薬

　薬剤もまた母乳に移行する．授乳中の服薬は医師に相談して行う．

1日あたりの平均哺乳量

	哺乳量
15日〜5か月	780 mL/日
6か月〜8か月	600 mL/日
9か月〜11か月	450 mL/日

(注) 6〜11か月を区分とした場合には，6〜8か月と9〜11か月の哺乳量の平均である525 mL/日とした．
(注) 授乳には推定平均必要量に350 kcalを付加する．
日本人の食事摂取基準（2020年版）より引用．

1回あたりの平均哺乳量

	哺乳量
産後3日	20 mL/回
産後1か月	120 mL/回
産後2か月	150 mL/回
産後3か月	180 mL/回

4 授乳の栄養とポイント

(1) 授乳婦の付加量に対する考え方

　授乳婦については，妊娠中の体重増加の減少分と，分泌に伴う付加量を考慮する必要がある．泌乳量は，分娩直後は少量であるが，出産後数日で増加し，3か月ごろ最も多くなる．また，出生直後と乳児の離乳が開始される生後6か月ごろとでは，泌乳量も乳児の哺乳量も大きく異なると考えられるが，哺乳量は個人差も大きいことから，1日の泌乳量は全期間を通じて780 mLとして付加量を策定した．また，乳汁中のエネルギーについても，月齢によって変動が大きい．

　母乳のエネルギー量を考える場合，泌乳量を哺乳量（780 mL）と同じとみなし，また母乳中のエネルギー含有量は663 kcal/Lとすると，

母乳のエネルギー量（kcal/日）＝ 0.78 L/日× 663 kcal/日＝ 517 kcal/日

となる．分娩後における体重の減少により必要なエネルギー摂取量が減少する．体重減少分のエネルギーを体重1 kgあたり6,500 kcal，体重減少量を0.8 kg/月とすると，体重減少分のエネルギー量（kcal/日）は

6,500 kcal/kg 体重× 0.8/月÷ 30日＝ 173 kcal/日

となる．したがって，正常な妊娠・分娩を経た授乳婦が，授乳期間中に妊娠前と比べて余分に摂取すべきと考えられるエネルギーを授乳婦のエネルギー付加量とすると，

授乳婦のエネルギー付加量（kcal/日）

＝母乳のエネルギー量（kcal/日）－ 体重減少分のエネルギー量（kcal/日）

となる．よって付加量は517 － 173 ＝ 344 kcal/日となり，丸め処理により350 kcal/日となる．

　授乳婦の推定エネルギー必要量および栄養量の付加量を示す．

エネルギー

エネルギー	推定エネルギー必要量
エネルギー（kcal/日）	＋ 350

たんぱく質付加量（g/日）

推定平均必要量	推奨量
＋ 15	＋ 20

鉄付加量（mg/日）

推定平均必要量	推奨量
＋ 2.0	＋ 2.5

ビタミン D

目安量 8.5 μg/ 日

カリウム

目安量 2,200 mg/ 日

葉酸（μg/ 日）

推定平均必要量	推奨量
＋ 80	＋ 100

ビタミン A（μgRAE/ 日）

推定平均必要量	推奨量
＋ 300	＋ 450

（2）母体の回復

　授乳期は，母体の回復に消費されるエネルギーと母乳分泌のためのエネルギーを確保しなければならない．

　前述したように，オキシトシンは子宮の収縮促進作用をもつので，子宮の回復（復古）につながるが，授乳期間が長引くと卵巣機能の回復が遅れる．

　一般に分娩後 3 〜 4 日ほどで 1 日 150 mL 前後，1 週間ごろでは 400 mL 前後哺乳量が増える．平均して 780 mL が分泌され，6 カ月ごろから減少する（p.46，47 参照）．

（3）母乳分泌と食事

　妊娠中には体脂肪を多く蓄積し，授乳期には食事からの脂肪摂取量が少ない女性のほうが，母乳へのエネルギー移行量が多いことが明らかにされている．これは，授乳婦は体重を減少させて妊娠前の体重に戻すことができるために合目的である．しかし母乳中の必須脂肪酸は食事由来のみであり，母乳の脂肪酸組成は食事脂肪の脂肪酸組成を反映することから，極端な脂肪制限はあまり好ましくない．そこで授乳期には脂肪の過剰摂取を避けるが，母乳中の必須脂肪酸を維持するために，魚油由来の n-3 系脂肪酸の摂取が推奨される．

5 授乳・離乳の支援ガイド

（1）授乳・離乳の支援ガイドとは

　厚生労働省より 2007（平成 19）年 3 月に発表された授乳・離乳の支援ガイドは，看護師や管理栄養士・栄養士といった保健医療従事者，妊娠中から産後まで支援にかかわる職種が，授乳・離乳に関する支援をより多くの場で展開できることをねらいとしている．

　なお，2019（令和元）年に改定された．支援ガイドでは，改定前との

ワンポイント

授乳・離乳の支援ガイド
http://www.mhlw.go.jp/
shingi/2007/03/s0314-17.html，
第 5 章も参照．

違いは，大きく以下の４つである．

1. 授乳・離乳に関係する最新の科学的知見から，災害時なども考慮した，適切な支援の充実を図る．
2. 授乳開始から授乳リズムの確立時期の支援内容の充実．
3. 食物アレルギー予防に関する支援の充実．
4. 妊娠期から授乳・離乳などに関する情報提供の在り方．

　最近では，育児雑誌のほか，インターネットからも授乳・離乳や育児に関する情報が入手できるようになった．しかし，入手した情報と実際の育児がくい違うことが多く，育児に不安を覚える母親も多い．このような母親の悩みに対して保健医療従事者は，母親の気持ちや感情を受け止め，寄り添い，適切な支援を行う．こうした支援によって，母親は，自身の抱える悩みに対し，対応方法をみつけることができる．そして，育児に対して少しずつ自信をもつことができるようになる．

（2）妊娠期の支援のポイント

　支援のポイントとして，授乳・離乳の支援ガイド（2019年版）より，「妊娠中から授乳方法に関する正しい情報を提供し，そのうえで選択ができるよう支援する」ことが重要となっている．そのために必要となる支援方法について，授乳・離乳の支援ガイドの内容を以下に記す．

・母子にとって母乳は基本であり，母乳で育てたいと思っている人が無理せず自然に実現できるよう，妊娠中から支援を行う．
・妊婦やその家族に対して，具体的な授乳方法や母乳（育児）の利点などについて，両親学級や妊婦健康検査などの機会を通じて情報提供を行う．
・母親の疾患や感染症，薬の使用，子どもの状態，母乳の分泌状況などのさまざまな理由から育児用ミルクを選択する母親に対しては，十分な情報提供のうえ，その決定を尊重するとともに，母親の心の状態に配慮した支援を行う．
・妊婦および授乳中の母親の食生活は，母子の健康状態や乳汁分泌に関連するため，食事のバランスや禁煙など，生活全般に関する配慮事項を示した**妊産婦のための食生活指針**を踏まえた支援を行う．

（3）授乳期の支援のポイント

① 授乳の開始～授乳のリズム確立まで

　この期間は，母親と子どもの状態を把握し，母親の不安や悩みを受け止めて，授乳のリズムの確立に向けて支援することが必要になる（表4.2）．母親の悩みで多くみられるのは，「子どもの発育のために，授乳量が足りているか」という悩みである．子どもの発育は，乳幼児身体発育曲線を用いて評価し，授乳量について適切なアドバイスを行う．

 ワンポイント

妊産婦のための食生活指針
https://www.mhlw.go.jp/
houdou/2006/02/dl/h0201-
3b01.pdf
p.63 も参照．

また，授乳による母子のスキンシップを尊重し，周囲からの理解と協力を得られるよう，家族や父親への情報提供を行う．母親が安心し，自信をもって子育てできるよう，専門的な支援に加え，身近な子育ての仲間や，地域に相談できる場所といった環境の整備とその活用も望まれる．

表 4.2　乳汁別　授乳の開始〜リズム確立までの支援

母乳	育児用ミルク	混合栄養
子どもの欲しがるサインや，授乳時の抱き方，哺乳瓶の乳首の含ませ方などについて伝え，適切に授乳できるよう支援する		
出産後はできるだけ早く，母子がふれあって，母乳を飲めるように支援する	授乳を通して，母子・親子のスキンシップが図られるよう，しっかり抱いて，優しく声かけを行うなど温かいふれあいを重視した支援を行う	
母乳が足りているかなどの不安がある場合は，子どもの体重や授乳状況などを把握するとともに，母親の不安を受け止めながら自信をもって母乳を与えることができるよう支援する	育児用ミルクの使用方法や飲み残しの取り扱いなどについて，安全に使用できるよう支援する	
〈母乳のメリット〉 ① とくに初乳には感染防御作用がある ② 成分組成が乳児に最適であり，代謝負担が少ない ③ アレルギーを起こしにくい ④ 出産後の母体の回復を早める ⑤ スキンシップにより，良好な母子相互関係がつくられる ⑥ 衛生的，経済的で手間もかからない		母乳を少しでも与えているなら，母乳育児を続けるために育児用ミルクを有効に利用するという考え方に基づき支援を行う．母乳の出方や量は異なるため，混合栄養の取り入れ方については母親の思いを傾聴するとともに，母親の母乳分泌のリズムや子どもの授乳量などに合わせた支援を行う

厚生労働省，「授乳・離乳の支援ガイド（2019 年改訂版）」より作成．

② 授乳の進行

授乳のリズムは，子どもの成長に伴い，授乳の間隔や回数，量が安定することで確立する．確立する時期の目安は，「生後 6 〜 8 週間以降」といわれている．しかし，この期間はあくまでも目安のため，子どもによって個人差がある．母子の状態から，あせらず授乳のリズムを確立できるよう支援する（表 4.3）．

表 4.3　乳汁別　授乳の進行の支援

母乳	育児用ミルク	混合栄養
・母乳育児を継続するために，母乳不足感や体重増加不良などへの専門的支援，困ったときに相談できる母子保健事業の紹介や仲間づくりなど，社会全体で支援できるようにする	・授乳量は，子どもによって授乳量は異なるので，回数よりも 1 日に飲む量を中心に考えるようにする．そのため，育児用ミルクの授乳では，1 日の目安量に達しなくても子どもが元気で，体重が増えているならば心配はない ・授乳量や体重増加不良などへの専門的支援，困ったときに相談できる母子保健事業の紹介や仲間づくりなど，社会全体で支援できるようにする	・母乳が少しでも出るなら，母乳育児を続けるために育児用ミルクを有効に利用するという考え方に基づき支援を行う．母乳の出方や量は個々に異なるため，母親の母乳分泌のリズムや子どもの授乳量に合わせて混合栄養の取り入れ方の支援を行う ・母乳の授乳回数を減らすことによって，母乳分泌の減少など母乳育児の継続が困難になる場合があるが，母親の思いなどを十分に傾聴し，母子の状況を見極めたうえで，育児用ミルクを利用するなど適切に判断する

厚生労働省，「授乳・離乳の支援ガイド（2019 年改訂版）」より引用．

また，授乳のリズムが確立できたら，これまで行ってきた母親の授乳や育児の継続ができるように支援をしていく．

③ 離乳への移行

子どもの成長や発達，離乳の進行過程や家庭環境によって，子どもが乳汁を必要としなくなる時期には個人差がある．したがって，乳汁を終了する時期を決めることは難しく，いつまで乳汁を継続することが適切かに関しては，母親の考えを尊重する．

授乳は，子どもの離乳の進行と完了の状況に応じて与える．子どもが欲しがるようなら，離乳を開始した後も母乳または育児用ミルクは，授乳のリズムにあわせて与える．

子どもと母親自らの状態から，授乳の継続と完了を判断できるように情報提供を心がける．

（4）授乳期の献立作成の注意点

・水分補給を十分に行う．
・食物繊維を豊富に含む食品を選ぶ．
・薄味を心がける．
・カルシウム，鉄分の豊富な食品を利用する．
・産後の回復につながるよう，良質のたんぱく質を確保する．

例題

 母乳に関する記述である．正しいのはどれですか．

(1) 吸啜刺激はプロラクチンの分泌を低下させる．
(2) 吸啜刺激はオキシトシンの分泌を増加させる．
(3) 分泌型 IgA 量は，初乳より成熟乳に多い．
(4) エストロゲンは吸啜刺激により分泌が増加する．
(5) 多価不飽和脂肪酸量は，牛乳より母乳に少ない．

第 31 回管理栄養士国家試験（2017）より改変．

 （2）

(1) 吸啜刺激はプロラクチンの分泌を促進させる．
(3) 分泌型 IgA 量は成熟乳より初乳に多い．
(4) エストロゲンは出産により胎盤が外に出ると急激に減少する．
(5) 多価不飽和脂肪酸は牛乳より母乳に多い．

Column ➤ 産婦人科の食事例（愛知県津島市，真野産婦人科）

・・・・・・・・・・・・・・・・・・・・・・・・・・・

朝食は 8 時，昼食は 12 時，夕食は 18 時で，基本的には食堂にて，入院患者全員で一緒に会話を楽しみながら食事できる．体調によっては，個々の部屋での食事も可能である．

どのメニューも，産後の身体の回復を良くする

ために質と量を考えた，バラエティ豊かな内容である．

退院までの約 5 日間では，栄養士による栄養相談も行われ，授乳期の食事の摂り方や調乳についてなど，くわしい説明が行われる．

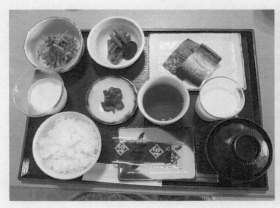

朝食

（a）和食

ごはん，さばの塩焼き，きんぴらごぼう，いんげんのごまみそ和え，味つけのり，お漬け物，みそ汁，牛乳．

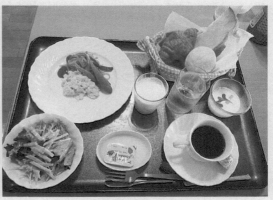

朝食

（b）洋食

トーストなどパン，いちごジャム，スクランブルエッグ，ビーフンと野菜のソテー，ハムとチーズのサラダ，牛乳，ヨーグルト，コーヒー．

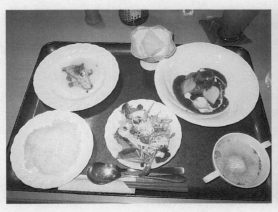

昼食

ごはん，牛肉の赤ワイン煮込み，姫鯛のポアレ野菜のソース，鶏と卵の野菜スープ，グリーンサラダ，パイナップル．

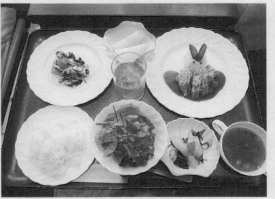

夕食

ごはん，さけとほうれん草のクリーム煮，鶏のディアブル焼きタイム風味，卵とツナのサラダ，いかのカルパッチョ，オニオンスープ，梨．

退院前日には，夫婦でお祝いのディナーをいただくことができる．

1 授乳期に関する記述である．正しいのはどれですか．2つ選びなさい．
(1) 分娩後3〜4日の母乳を成乳という．
(2) 乳汁を分泌するため，授乳婦のエネルギー代謝は亢進する．
(3) 授乳婦のエネルギー付加量は＋250 kcal/日である．
(4) 日本人の食事摂取基準では，0か月〜5か月の平均哺乳量を0.78 L/日としている．

p.46，p.51 もみてみよう．←

2 授乳期に関する記述である．正しいのはどれですか．2つ選びなさい．
(1) 育児用ミルクなどを用いる場合は，適度な食事と運動により肥満を予防する．
(2) 成乳は初乳よりも脂肪含有量が少ない．
(3) 初乳は成熟乳よりも感染防御因子が少ない．
(4) 鉄やカルシウム，ビタミンなどの栄養素を補った調整粉乳をフォローアップミルクという．

3 授乳期に関する記述である．正しいのはどれですか．2つ選びなさい．
(1) 分娩後，体重は元の状態には戻らず肥満傾向にある．
(2) 適切な栄養と十分な睡眠をとり，授乳を行えるようにする．
(3) 9か月〜11か月の1日の平均哺乳量は約1Lである．
(4) 母親の疲労がたまると母乳の分泌量は減少する．

4 授乳期に関する記述である．正しいのはどれですか．2つ選びなさい．
(1) 生後約3日間，新生児は体重が大幅に増加しやすい．
(2) 授乳期は育児によるストレスや不眠などにより，情緒不安定になりやすい．
(3) 出産後は肥満予防，気分転換のために適度な運動を行うとよい．
(4) 薬を飲んでも母乳には移行しない．

p.48〜49 で復習したら，←
付録小冊子もみてみよう．

5 授乳期に関する記述である．正しいのはどれですか．3つ選びなさい．
(1) 授乳婦のエネルギー付加量は，母乳分泌のためのエネルギー量から体重減少分を差し引いたものである．
(2) 鉄の推奨量の付加量は2.5 mg/日である．
(3) 葉酸の推奨量の付加量は100 μg/日である．
(4) たんぱく質の推奨量の付加量は50 g/日である．

p.49 で復習したら，付←
録小冊子もみてみよう．

6 授乳期に関する記述である．正しいのはどれですか．2つ選びなさい．
(1) ビタミンAの推奨量の付加量は＋450 μgRAE/日である．
(2) ビタミンCの推奨量の付加量は＋500 mg/日である．
(3) カルシウムの付加量はない．
(4) カリウムの目安量の付加量は1,000 mg/日である．

5章

乳児期

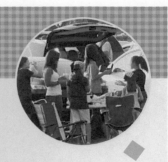

・・・・・・・・・・ CHAPTER GUIDANCE & KEYWORD ・・・・・・・・・

5章で学ぶこと

　　乳児の体内の機能は，出生後，しばらくは未熟ですが，日に日に成長し，めざましい発育を遂げます．乳児期とは，出生後1年間のことで，出生後28日間を新生児期といいます．

　　ここでは，成長が著しい，生後1年間の栄養管理について学びます．

5章のキーワード

□ パーセンタイル値　□ 乳児ビタミンK欠乏症　□ 食物アレルギー
□ 脱水　□ 先天性代謝異常　□ 母乳栄養　□ 育児用ミルク
□ 母乳と免疫　□ 離乳食の進め方

1 乳児の生理的特徴

(1) 乳児の生理

　　出生と同時に肺呼吸が始まり，血液循環は胎児循環から成人型循環に変わる．

　　胎児循環の間は，胎盤から栄養や酸素を供給している．胎児の心臓には右心房と左心房の間に卵円孔があり，酸素がとり込まれた血液が右心房に入り，左心房へ流れる．成人型循環は右心室から血液が肺へ流れる（肺動脈：心臓から肺へ血液が流れる）が，胎児循環は右心室から動脈管を通り，肺動脈は大部分が大動脈（心臓から全身へ血液が流れる）に流れる．出生により呼吸が開始されるとともに肺の血管抵抗が弱まり，肺血流量が増加する．卵円孔，動脈管は出生の後，すべて閉じられる．

 ワンポイント

卵円孔

心臓の右心房と左心房をつなぐ孔のこと．胎児期は肺循環がないため，この孔を通って血液が循環する．生後は閉じられる．

また体温調節は未熟で体温を一定に保つことが難しい．

ほかにも，乳児期の胃は容量が 30 〜 40 mL と小さく，胃に湾曲がない．さらに，噴門括約筋の発達が未熟なため，母乳や育児用ミルクを吐きやすい．腎機能も未熟であり体液バランスが崩れやすく，脱水やアシドーシスになりやすい．

（2）成長

出生時の体重は約 3 kg で，出生後一時的に体重が減少する．これを**生理的体重減少**という．およそ 7 〜 10 日で出生時体重まで戻る．出生時の身長は約 50 cm で，生後 1 年で約 1.5 倍に成長する．体重は生後 1 年でおよそ 3 倍に成長する．乳幼児の身体発育は 10 年ごとに**乳幼児身体発育調査**によって報告されている．身長と体重の**パーセンタイル曲線**を図 5.1 に示す．

出生児の頭囲は約 33 cm で，生後 1 年で約 45 cm になる．

歯は生後 6 か月ごろから生え始める．3 歳になると上下で 20 本の乳歯が，ほぼ生えそろう（図 5.2）．

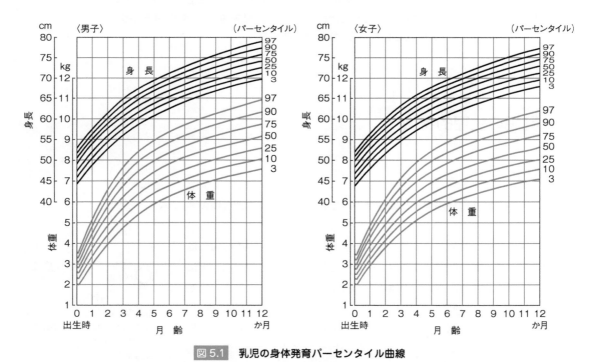

図 5.1 **乳児の身体発育パーセンタイル曲線**

厚生労働省，「平成 22 年　乳幼児身体発育調査報告書」，厚生労働省雇用均等・児童家庭局（2011）．

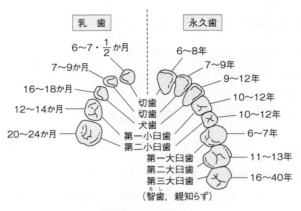

乳　歯	永久歯

6～7・$\frac{1}{2}$か月　　　6～8年

7～9か月　　　7～9年

16～18か月　　　9～12年

12～14か月　　　10～12年

20～24か月　　　10～12年

切歯　　　6～7年

切歯

犬歯

第一小臼歯

第二小臼歯　　　11～13年

第一大臼歯

第二大臼歯　　　16～40年

第三大臼歯

（智歯，親知らず）

図5.2　乳歯と永久歯

生える時期を示す. 資料：「母子歯科保健指導要領」，日本小児歯科科学雑誌, 26, 1 (1998).

乳児期の発育の状況を以下にまとめる.

1か月　裸にすると，手足をよく動かす

2か月　あやすと笑う

3か月　首がすわる. 声を出して笑う

4か月　泣くと涙が出る

5か月　手に物をつかみ，口にもっていく

6か月　寝返りができる

7か月　支えなくても1人で座れる. 人見知りをする

8か月　這うようになる. バイバイと手を動かす

9か月　つかまり立ちをする

10か月　初語が出る（パパ，ママなど）

11か月　つたい歩きをする

12か月　ひとり立ちをする. 歩き始める

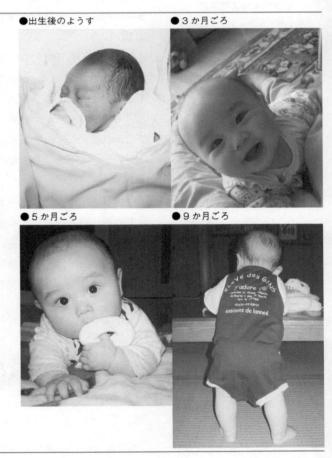

●出生後のようす　　　●3か月ごろ

●5か月ごろ　　　●9か月ごろ

(3) 生理的黄疸

　母体内では胎児の赤血球は多い傾向がある．生まれると，赤血球は壊されてビリルビンが増加するが，新生児はこれを処理する肝臓の働きが未熟なため，血中にビリルビンが増加し，肌が黄色になる．これを**生理的黄疸**といい，ほとんどの場合 1 ～ 2 週間で消える．

(4) 胎便

　出生後，初めて排泄される便には羊水，腸管内分泌物，ビリルビンなどが含まれている．これを**胎便**といい，黒緑色で粘性がある．生後 5 日程度で普通便に移行する．

(5) 新生児代謝（消化器系）

　唾液の分泌量が少なく，したがって唾液に含まれるアミラーゼ量も少ないが，発育とともに増加する．糖質の消化には**唾液アミラーゼ**と**膵液アミラーゼ**のほか，母乳に含まれるアミラーゼも関与する．

① 胃

　胃液の分泌も少ないが，発育とともに増加する．胃液中には**塩酸**，ペプシン，**カテプシン**，リパーゼなどが含まれる．

② 膵臓

　膵液には α-アミラーゼ，トリプシン，キモトリプシン，リパーゼなどが含まれる．

　膵アミラーゼの活性も低いが，酵素活性は少しずつ増加する．

③ 小腸

　小腸粘膜には，**マルターゼ**，**スクラーゼ**，**ラクターゼ**などの消化酵素が含まれる．糖質を消化する酵素活性は，新生児期にはすでに成熟している．

　ラクターゼ活性は生後高い状態にあるが，乳児期以降は低下する．

　また出生後，腸内細菌が増殖する．腸内細菌は与える乳汁によって異なり，母乳ではビフィズス菌が，育児用ミルクではビフィズス菌，大腸菌，腸球菌などが増殖する．

2 乳児期の栄養と病態，疾患

(1) 乳児ビタミン K 欠乏症

　母乳中にはビタミン K の含有量が少ない．出生直後の腸内は無菌状態で，腸内のビフィズス菌によりビタミン K は合成されないので，母乳は育児

ワンポイント

ロタウイルス感染症

冬に乳幼児が激しい嘔吐と下痢（白い下痢）を繰り返す，ロタウイルスによる胃腸炎．下痢や嘔吐がひどいときは，点滴で水分と電解質を補う．嘔吐が治まって，下痢だけになったら，おかゆ，うどんなど消化の良い食事から始める．

用ミルクに比較してビタミンK欠乏症になりやすい．新生児期では，消化管出血を起こす**新生児メレナ**，1〜2か月後では**頭蓋内出血**がみられることがある（p.40も参照）．

（2）乳児貧血

乳児は胎児のころに蓄積した鉄を，生後およそ6か月で消耗する．したがって，離乳期になると鉄欠乏性貧血を引き起こしやすいので，**フォローアップミルク**を用いて鉄分を補給するとよい．

（3）食物アレルギー

生後6か月ごろまでの乳児は，たんぱく質の消化機能が未熟なため，たんぱく質が高分子の状態で吸収され，アレルギーが起こりやすい（**食物アレルギー**）．

食物アレルギーには，食事摂取後早い時間に症状が出る**即時型**と，**遅発型**や**遅延型**がある（p.76参照）．

母乳中の分泌型IgAは免疫防御にかかわり，とくに初乳に多く含まれる．母乳は，育児用ミルクより腸管感染症予防の効果が高いといえる．

① 症状

アトピー性皮膚炎，じんましん，気管支喘息，腹痛，嘔吐，下痢，アナフィラキシーショックなど．

② 予防

妊婦は妊娠後期，授乳期に同種類のたんぱく質を摂り過ぎないように，バランスの良い食事をする．

また，離乳食を急がずゆっくりと進める．

③ 治療

食物アレルギーを引き起こす原因食品，およびその加工品を除去する．除去食を行う場合は，必要最小限の食品除去が基本で，必ずそのたんぱく源を補える代替食品を用いる．成長するにつれて，その食品のアレルゲンに対する耐性が獲得され，摂取可能となることが多い．

一般的に耐性を獲得しやすいアレルゲンとしては，鶏卵，牛乳，小麦，大豆などがある．

耐性を獲得しにくいアレルゲンとしては，そば，ピーナッツ，ナッツ類，甲殻類，魚などがあげられる．

④ **食物アレルギーの原因食品**

食物アレルギーの原因食品（特定原材料）のうち，とくに重篤度の高い食品は，卵，乳，小麦，えび，かに，落花生，そばで，これらを含有する加工食品には表示が義務化されている（表5.1）．

また上記以外の食品で，含有する旨の表示を推奨されている食品は

まちがえやすいポイント ⚠

免疫グロブリン

免疫グロブリンは，抗原の刺激を受けたB細胞により産生され，IgG，IgA，IgM，IgD，IgEの5つに分けられる．母乳に多く含まれるのは免疫グロブリンA（IgA）である．

授乳・離乳の支援ガイド（2019年版）

http://www.mhlw.go.jp/content/11908000/000496257.pdf

	表5.1　特定原材料の範囲

<table>
<tr>
<td>卵</td>
<td>鶏卵, あひる, うずらなど, 一般的に使用される食用鶏卵が対象. 他の生物の卵 (魚卵, は虫類卵, 昆虫卵など) は含まれない. 卵黄, 卵白に分離している場合や, 液卵, 粉末卵, 凍結卵などを用いた場合も表示が必要</td>
</tr>
<tr>
<td>小麦</td>
<td>普通小麦, 準強力小麦, デュラム小麦などすべての小麦と, それからつくられる各種小麦粉 (強力小麦粉, 準強力小麦粉, 薄力小麦粉, デュラムセモリナ, 特殊小麦粉など) が対象. 大麦, ライムギ等は対象外. 小麦についてはさまざまな食品の原材料として使用されているので, 使用の有無を調査する場合には注意が必要</td>
</tr>
<tr>
<td>乳</td>
<td>牛の乳より調整・製造された食品すべてが対象. 水牛の乳や牛以外の乳 (生山羊乳, 生めん羊乳, 殺菌山羊乳など) は対象外. 乳に関しては「乳および乳製品の成分規格等に関する省令 (乳等省令) に準ずるものとされ, そのうち今回の対象は, 牛の乳と牛の乳を原料としたもので乳等省令に定義された乳製品と, 乳または乳製品を主要原料とする食品, その他乳等を微量であっても原料として使用している食品を対象とする. 乳等省令での「乳」および「乳製品」以外のものに「乳製品」と表示することはできず, たとえば, 全粉乳と脱脂粉乳を混合したものを原材料として使用しても, 原材料欄に「脱脂粉乳」, 「全粉乳」または「乳製品」と書くことはできない. この場合,「乳または乳製品を主要原材料とする食品」または「原材料の一部に乳成分を含む」と表記する</td>
</tr>
<tr>
<td>そば</td>
<td>そば粉およびそば粉を用いて製造される, そばボーロ, そば饅頭, そばもちなども表示の対象</td>
</tr>
<tr>
<td>落花生</td>
<td>ピーナツ, なんきんまめと呼ばれるもので, 小粒種, 大粒種ともに対象. ピーナツオイル, ピーナツバターも含まれる</td>
</tr>
<tr>
<td>アーモンド</td>
<td>スイート種とビター種があるが, おもに食用にされるスイート種だけでなく, ビター種も対象となる. アーモンドオイル, アーモンドミルクなどもアレルゲンとなるため注意が必要である</td>
</tr>
<tr>
<td>えび</td>
<td>日本標準商品分類における「えび類 (いせえび, ざりがに類を除く)」および「いせえび, うちわえび, ざりがに類」に該当するもの. くるまえび類 (車えび, 大正えび等), しばえび類, さくらえび類 (さくらえび, おきあみ類), てながえび類, 小えび類 (ほっかいえび, てっぽうえび, ほっこくあかえび等), その他のえび類並びにいせえび類, うちわえび類, ざりがに類 (ロブスター等) が対象となる. 十脚目のみが対象で, しゃこ類, あみ類, おきあみ類は, 対象外</td>
</tr>
<tr>
<td>かに</td>
<td>いばらがに類 (たらばがに, はなさきがに, あぶらがに), くもがに類 (ずわいがに, たかあしがに), わたりがに類 (がざみ, いしがに, ひらつめがに等), くりがに類 (けがに, くりがに), その他のかに類が対象</td>
</tr>
<tr>
<td>あわび</td>
<td>日本標準商品分類における「あわび」.「とこぶし」,「チリアワビ」は含まれない. 国産品, 輸入品にかかわらず「あわび」として流通しているものが対象となる</td>
</tr>
<tr>
<td>いか</td>
<td>すべてのいか類が対象. ほたるいか類, するめいか類, やりいか類, こういか類, その他いか類 (みみいか, ひめいか, つめいか等)</td>
</tr>
<tr>
<td>いくら</td>
<td>いくらとすじこは同じものと考え, 表示の対象となる</td>
</tr>
<tr>
<td>オレンジ</td>
<td>ネーブルオレンジ, バレンシアオレンジ等, いわゆるオレンジ類が対象. うんしゅうみかん, 夏みかん, はっさく, マンダリン, グレープフルーツ, レモン類は対象外</td>
</tr>
<tr>
<td>牛肉, 豚肉, 鶏肉</td>
<td>肉そのもの, および動物脂 (ラード, ヘット) は対象となる. 内臓については, 耳, 鼻, 皮等, 皮膚 (真皮層) を含む場合は対象となるが, それ以外のいわゆる内臓 (肉や真皮層を含まないもの), 骨 (肉がついていないもの), 皮 (真皮を含まないものに限る) は対象外. ソーセージ等に用いるケーシング材も同様に判断する. いのしし肉, いの豚肉は対象外</td>
</tr>
<tr>
<td>ごま</td>
<td>ゴマ科ゴマ属に属するもので, 種皮の色の違いにより「白ごま」,「黒ごま」,「金ごま」に分けられ, これらは表示の対象となる. ごま油, 練りごま, すりゴマ, 切り胡麻, ゴマペーストなどの加工品も対象となる. トウダイグサ科トウゴマ属に属する「トウゴマ (唐胡麻)」やシソ科シソ属に属する「エゴマ (荏胡麻)」などは含まれない</td>
</tr>
<tr>
<td>さけ</td>
<td>陸封性のものを除くサケ科のサケ属, サルモ属に属するものが対象で, さく河性のさけ・ます類で, しろざけ, べにざけ, ぎんざけ, ますのすけ, さくらます, からふとます類の魚肉と精巣が対象. にじます, いわな, やまめ等, 陸封性のものは対象外 (海で養殖されたものは対象). 塩マス, さくらマスなどについては「塩マス (さけ)」,」「さくらマス (さけ)」などと表示しなければならない</td>
</tr>
</table>

5
章

大豆	えだまめや大豆もやしなど未成熟のものや，発芽しているものも含む．黄色系統（みそ，しょうゆ，納豆，豆腐に使用されているもの），緑色系統（青豆，菓子大豆），黒色系統（黒豆）すべてが対象．緑豆，小豆（あずき）は対象外
やまいも	日本標準商品分類でいう「やまのいも」を対象とする．じねんじょ，ながいも，つくねいも，いちょういも，やまといも等を対象とする
ゼラチン	牛，豚を主原料として製造されることが多い（魚から製造されるものもある）．ゼラチンは日本標準商品分類上の明確な分類項目はないが，対象は，ゼラチンの名称で流通している製品である．「ゼラチン」として表示し，「ゼラチン（豚由来）」，「ゼラチン（豚肉）」，「ゼラチン（豚を含む）」等と記載する必要はない

乳等省令での「乳」：生乳，牛乳，特別牛乳，成分調整牛乳，低脂肪牛乳，無脂肪牛乳，加工乳．
乳等省令での「乳製品」：クリーム，バター，バターオイル，チーズ，濃縮ホエイ，アイスクリーム類，濃縮乳，脱脂濃縮乳，無糖練乳，無糖脱脂練乳，加糖練乳，加糖脱脂練乳，全粉乳，脱脂粉乳，クリームパウダー，ホエイパウダー，たんぱく質濃縮ホエイパウダー，バターミルクパウダー，加糖粉乳，調製粉乳，発酵乳，乳酸菌飲料，乳飲料．

2019（令和元）年より，21品目となった．アーモンド，大豆，くるみ，いか，いくら，あわび，ごま，さけ，さば，オレンジ，カシューナッツ，キウイフルーツ，もも，りんご，バナナ，牛肉，鶏肉，豚肉，やまいも，まつたけ，ゼラチンである（表5.1参照）．

（4）便秘と下痢

① 便秘

　乳児の便秘の原因には，母乳，ミルクなど水分が不足していること，旅行など生活リズムの変化，運動不足，離乳食における食事内容の変化，などがあげられる．

　対応としては，次のことがあげられる．

・水分を十分に与える．

・生活リズムを整える．

・腸の調子を整える食品を与える（ヨーグルト，食物繊維の多い野菜，果物，いも類など）．

・綿棒を用いて肛門を軽く刺激する．

・必要に応じてマルツエキスなど便秘薬を用いる．

② 下痢

　乳児は免疫力が低いため，いろいろな原因により下痢になりやすい．おもな原因として，次のことがあげられる．

・腸のウイルス，細菌感染

・飲み過ぎ，食べ過ぎ

・食物アレルギー

・下痢をしやすい体質

　下痢は体の水分や電解質を失いやすいので，水分補給を適切に行う．激しい嘔吐があり，経口摂取できない場合は点滴を用いて水分，電解質を補

う．必要に応じて下痢止めなどの薬物を用いる．また，次のことにも注意する．

・母乳は続けて与えてもよい．
・育児用ミルクは少し薄めて少量ずつ与える．
・湯冷ましや薄めたお茶を少量ずつ頻回に与え，脱水を予防する．
・離乳食は下痢の激しいときは控え，回復するにつれておかゆや，よく煮込んだうどんなど消化の良いものを与え，もとの食事へと戻していく．

(5) 脱水症

乳児は下痢や嘔吐が続くと，脱水症を引き起こしやすい．体重の約5〜10％の脱水を起こすと，皮膚の緊張が低下し，舌や唇が乾燥し，脈拍数が増える．また，大泉門は陥没する．

脱水症には低張性脱水症，等張性脱水症，高張性脱水症があり，等張性脱水症になることが多い．

(6) 乳糖不耐症

乳糖は，腸管内で乳糖分解酵素のラクターゼによりグルコースとガラクトースに分解されるが，ラクターゼ活性が低いと，未分解のまま大腸に運ばれ，下痢を起こす．

乳糖不耐症には先天性乳糖不耐症と，ウイルスや細菌が原因で小腸粘膜の酵素が低下して起こる腸炎によって発症する二次性乳糖不耐症がある．

(7) 先天性代謝異常症

ある特定の物質代謝に異常がみられる，先天性の疾患である．

先天性代謝異常症の早期発見のためにフェニルケトン尿症，メープルシロップ尿症，ホモシスチン尿症，ガラクトース血症，先天性甲状腺機能低下症（クレチン症），先天性副腎過形成症の6種類については，新生児マススクリーニングが行われている．

① フェニルケトン尿症

フェニルアラニン水酸化酵素の欠損により，フェニルアラニンが血液中で増加する．早期に治療を開始しなければ，中枢神経障害が現れる．低フェニルアラニン特殊ミルクや制限食を用いて対応する．

② メープルシロップ尿症

イソロイシン，ロイシン，バリンなどのアミノ酸の代謝障害によりα-ケト酸が体内に蓄積され発症する．イソロイシン，ロイシン，バリン除去ミルクや制限食を用いる．

③ ホモシスチン尿症

メチオニンからシスチンを生成する過程で，ホモシスチンが代謝されな

い．システン添加低メチオニンミルクやメチオニン除去食などを用いる．

④ ガラクトース血症

ガラクトースをグルコースにする酵素が欠損し，ガラクトースが血液中で増加する．乳糖除去ミルクや乳糖除去食を用いる．

3 授乳から離乳までの栄養

（1）母乳の場合

授乳回数は，生後1か月では3時間おきに1日6～8回，生後2～3か月になると，4時間おきに1日5～6回与えるとよい．

【授乳の方法】

基本的には乳児の要求にあわせて与える．授乳間隔は3時間程度が目安となるが，個人差がある．

母乳は産後すぐには少量しか出てこない．乳児の要求量とともに母乳の量も徐々に増える．産後1週間くらいは母乳の量も少なく，つまりやすいことがある．母乳がつまって乳房の緊張がある場合には，しっかりマッサージを行い，緊張をほぐす．マッサージは少々痛みを伴うが，根気よくマッサージを行うと母乳量も増え，乳児も母乳が飲みやすくなる．

授乳時間は10～15分くらいずつ，両方の乳房から飲ませるようにする．片方だけ飲ませると，分泌量に偏りが出る．

乳児，母親ともに授乳に慣れてくるころ（1～2か月ごろ）になると，乳児の要求量を満たす母乳が出るようになる．授乳後は次の授乳に備えるために，十分に水分補給をする．

乳児の飲む量が少ない場合，乳房が張り，痛みを伴うことがある．その際には搾乳が必要になる．手で乳房をもみほぐし，乳腺を刺激しながら絞り出すように乳汁を出す．初めは少しずつしか出ないが，根気よく行うことでたまった乳汁をしっかり絞り出すことができ，新しい母乳を生成することができる．

（2）育児用ミルクの場合

母乳が出ないときや，母親が就労などにより授乳できないときに乳児用調製粉乳を用いる方法である．

乳児用調製粉乳を使用した場合の調乳について示す[*]．

1．授乳するたびに調乳し，すぐに授乳することが望ましい．

2．多くの乳児のために調乳を行う必要がある場合は，理想的には，1人ずつ別べつのコップや哺乳びんで調乳することが望ましい．

妊産婦のための食生活指針

○妊娠前から，健康なからだづくりを

○「主食」を中心に，エネルギーをしっかりと

○不足しがちなビタミン・ミネラルを，「副菜」でたっぷりと

○からだづくりの基礎となる「主菜」は適量を

○牛乳・乳製品などの多様な食品を組み合わせて，カルシウムを十分に

○妊娠中の体重増加は，お母さんと赤ちゃんにとって望ましい量に

○母乳育児も，バランスの良い食生活のなかで

○たばことお酒の害から赤ちゃんを守りましょう

○お母さんと赤ちゃんの健やかな毎日は，からだと心にゆとりのある生活から生まれます

平成18年2月1日，厚生労働省発表．

[*] 乳児用調製粉乳の安全な調乳，保存および取り扱いに関するガイドライン，医療環境についての勧告事項より．

3．大型の容器で調乳し，複数のコップ，哺乳びんに分注することがある
場合は，次の要件に注意する．
　・大型でふたのあいた容器に入っているほど，汚染されやすい．
　・大型の容器で調乳すると，冷めるのに時間がかかり，有害細菌が増殖
　　する可能性が残る．
　調乳の最も安全な方法を次に述べる．
1．消毒：調乳する場所を清掃し消毒する．
2．手洗い：石鹸と清浄な水で手指を洗い，清潔な布か使い捨てのふきん
　　を用いて水分を拭き取る．
3．水の沸騰：十分な量の安全な水を沸騰させる．自動湯沸かし器（電気
　　ポット）を使用している場合は，スイッチが切れるまで待つ．それ以
　　外の場合は，湯が完全に沸騰していることを確認する．
4．注ぐ：火傷に気をつけて，70℃くらいにまで冷却した適量の湯を，
　　清潔で滅菌済みのコップあるいは哺乳びんに注ぐ．湯の温度は，滅菌
　　した温度計を使用して測る．
5．調製粉乳を加える．
　①哺乳びんを使用する場合：清潔で滅菌済みの哺乳びんの各部品を，取
　　扱い説明書に従って組み立てる．熱湯による火傷に注意しながら，中
　　身が完全に混ざるまで容器をゆっくり振とう，または回転させる．
　②コップを使用する場合：熱湯による火傷に注意しながら，清潔で滅菌
　　済みのスプーンを使用して撹拌して，完全に混ぜあわせる．
　③大型の容器で大量に調乳する場合：清潔で滅菌済みのスプーンを使用
　　して，均等に混ぜる．火傷しないように注意しながら，直ちに複数の
　　授乳カップあるいは哺乳びんに分注する．
6．冷却：水道の流水にあてるか，冷水または氷水の入った容器に静置す
　　ると，授乳に適した温度まで短時間で冷却できる．冷却水の水面は，
　　授乳カップであればカップの上端よりも下，哺乳びんならばびんのふ
　　たよりも下にくるようにする．
7．必要な情報の表示：授乳カップあるいは哺乳びんの外側を清潔な布ま
　　たは使い捨ての布で拭き，調製粉乳の種類，乳児の名前あるいは識別
　　番号，調乳した日付と時刻，調乳した職員の名前など，必要な情報を
　　表示する．
8．温度の確認：非常に高温の湯が調乳に使用されるため，乳児の口に火
　　傷を負わせないよう，授乳する前に授乳温度を確認することが不可欠
　　である．必要に応じて，上記6に示した方法で，冷却し続ける．
9．廃棄：調乳後2時間以内に使われなかった場合には，すべて廃棄する．

（3）混合栄養の場合

母乳不足など，その他の都合により母乳のみで栄養を与えられないときに，母乳と乳児用調製粉乳を併用する方法である．

乳児用調製粉乳と牛乳，および母乳の標準組成について示す（表 5.2）．

（4）母乳と免疫

母乳は消化が良く，乳児の発育に最も適する（4 章参照）．母乳はアレルギーを起こしにくい．母乳には**マクロファージ**や**リンパ球**などが含まれ，体内に異物が侵入するのを防ぐ．また，初乳には**免疫グロブリン A**（IgA）

ワンポイント

母乳不足の指標

- 30 分以上乳首をくわえて離さない．
- 授乳の間隔が短い．
- 尿量が少ない．
- 便秘が続いている．
- 体重の増加量が少ない．
- 機嫌が悪い．

表 5.2 **乳児用調製粉乳と牛乳，母乳の標準組成** （乳児用調製粉乳は 100 mL あたり）

	雪印 ぴゅあ	森永 はぐくみ	和光堂 はいはい	明治 ほほえみ	ビーンスターク すこやか	牛乳	母乳
	13%液	13%液	13%液	13%液	13%液	100 g あたり	100 g あたり
エネルギー（kcal）	67	67	67	66	67	67	65
たんぱく質（g）	1.6	1.43	1.52	1.44	1.52	3.3	1.1
脂質　　（g）	3.61	3.51	3.6	3.4	3.61	3.8	3.5
糖質　　（g）	7.14	7.41	7.25	7.5	7.22	4.8	7.2
ナトリウム（mg）	20	18	18	18	20	41	15
ビタミン A（μg）	59	53	55	51	59	38	45
ビタミン B_1（mg）	0.05	0.046	0.052	0.05	0.05	0.04	0.01
ビタミン B_2（mg）	0.07	0.091	0.078	0.078	0.1	0.15	0.03
ビタミン B_6（mg）	0.05	0.039	0.039	0.04	0.05	0.03	trace
ビタミン B_{12}（μg）	0.20	0.16	0.2	0.26	0.2	0.3	trace
ビタミン C（mg）	7.8	7.8	7.8	9.1	7.8	1	5
ビタミン D（μg）	1.2	0.85	0.9	0.85	1.21	0.3	0.3
ビタミン E（mg）	0.78	1.3	0.59	0.81	0.51	0.1	0.4
ビタミン K（μg）	2.7	3.3	1.7	3.3	4.0	2	1
葉酸　　（μg）	13	13	7.8	13	13	5	trace
β-カロテン（μg）	5.2	5.9	5.2	9.1	5.2	6	12
リノール酸（g）	0.59	0.47	0.43	0.47	0.59	0.088	0.49
カルシウム（mg）	46	49	49	49	46	110	27
マグネシウム（mg）	4.8	5.9	5.2	5.2	4.8	10	3
カリウム（mg）	65	64	62	64	65	150	48
リン　　（mg）	25	27	27	27	30	93	14
塩素　　（mg）	40	40	42	40	40	109	38
鉄　　　（mg）	0.99	0.78	0.91	0.78	0.81	0.02	0.04
灰分　　（g）	0.29	0.3	0.31	0.3	0.29	0.7	0.2

乳児期

という免疫物質が豊富に含まれる．母乳中のα-ラクトアルブミンは胃の中で酵素と胃酸により，軟かいたんぱく質（ソフトカード）になるため，消化・吸収がとても良い．

(5) 母乳の意義と問題

母子間のスキンシップによって乳児に安心感を与え，また乳腺の刺激により下垂体前葉からプロラクチンが分泌するので，母親の気持ちを穏やかにする．乳児が乳首を吸う刺激（吸啜刺激）により，下垂体後葉から**オキシトシン**が分泌される．オキシトシンは産後の子宮の回復を早める．

問題は哺乳量を把握しにくく，母乳不足になる可能性があること，また，母乳中のビタミンKが少ないことにより，新生児メレナや頭蓋内出血を起こす可能性があること，などである．

(6) 離乳と離乳食

① 離乳の定義と必要性

離乳とは，母乳あるいは育児用ミルクなどの乳汁栄養から幼児食に移行する過程をいう．乳児は成長するにつれ，母乳や粉ミルクのみでは栄養が不足する．そのため，5〜6か月ごろから離乳食を始め，少しずつ食物から栄養を摂取できるようにする必要がある．

離乳は，このように栄養素の摂取のほかに，乳児に咀嚼機能を身につけさせる，乳児の味覚の発達を促す，乳児の味覚・嗅覚・視覚を刺激し，これらの発達を促す，また正しい食習慣を身につけさせる，などのためにも必要である．離乳は，**初期・中期・後期**の3つの離乳期に分けられる．年齢区分は，それぞれ初期を**生後5〜6か月**，中期を**生後7〜8か月**，後期を**生後9〜11か月**としている．

② 離乳の進め方

離乳の開始とは，なめらかにすりつぶした状態の食物を初めて与えることである．離乳は，**授乳・離乳の支援ガイド**にそって進める（図5.3，表5.3）．子どもの様子をみながら，1日1回1さじから始め，母乳やミルクは飲みたいだけ飲ませる．離乳が進むにつれ，1日2回食，3回食へと食事のリズムをつけ，生活リズムを整えていくようにする．

③ 離乳食の目安：食品の種類と組合せ

1. 離乳の開始では，アレルギーの心配の少ないおかゆ（米）から始める．新しい食品を始めるときには1さじずつ与え，乳児のようすをみながら量を増やす．慣れてきたらじゃがいもや野菜，果物，さらには豆腐や白身魚など，種類を増やしていく．

2. 離乳が進むにつれ，卵は卵黄（固ゆで）から全卵へ，魚は白身魚から赤身魚，青皮魚へと進めていく．ヨーグルトや，塩分や脂肪の少ない

乳児ビタミンK欠乏症の予防法

血液が凝固するのに必要なビタミンKが不足して起こる．胎児のころは胎盤からビタミンKを補給することができていたが，生まれて間もない新生児はビタミンKを十分につくることができない．そのため，消化管出血（新生児メレナ），頭蓋内出血を起こしやすい．予防策として，出生直後，退院時，1か月検診の際にビタミンK₂シロップを飲ませている．

授乳・離乳の支援ガイド

http://www.mhlw.go.jp/shingi/2007/03/s0314-17.html

お食い初め

「ももかめし」，「真魚はじめ」，「箸揃え」などともいい，生後100日ごろ，一生，食べ物に困らないように祈る儀式である．赤飯や尾頭つきの鯛などを添え，子どもの祝い膳を整える．

膳の上に小石3個を添えて丈夫な歯が生えるように祈り，子どもに食べるまねをさせる．

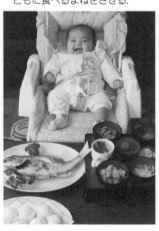

チーズを用いてもよい．食べやすく調理した脂肪の少ない鶏肉，豆類，各種野菜，海藻と種類を増やしていく．脂肪の多い肉類は少し時期を遅らせる．野菜類には緑黄色野菜も用いる．

3. 生後9か月以降に使用する牛乳・乳製品のかわりに育児用ミルクを使用するなど工夫する．フォローアップミルクは母乳または育児用ミルクの代替品ではない．おもに良質のたんぱく質，鉄，ビタミン，ミネラルが強化されている．必要に応じて（離乳食が順調に進まず鉄の不足のリスクが高い場合など）使用するのであれば，9か月以降とする．このほか，離乳の進行に応じてベビーフードを適切に利用する．

　離乳食に慣れ，1日2回食に進むころには，穀類，野菜・果物，たんぱく質食品を組み合わせた食事とする．また，調味する前の料理を

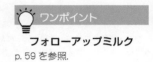

ワンポイント
フォローアップミルク
p. 59 を参照.

乳児期

			離乳の開始 ━━━━━━━━━━━━━━━━━━▶ 離乳の完了			
			以下に示す事項は，あくまでも目安であり，子どもの食欲や成長・発達の状況に応じて調整する			
			離乳初期 生後5〜6か月ごろ	離乳中期 生後7〜8か月ごろ	離乳後期 生後9〜11か月ごろ	離乳完了期 生後12〜18か月ごろ
食べ方の目的			・子どもの様子をみながら1日1回1さじずつ始める ・母乳や育児用ミルクは飲みたいだけ与える	・1日2回食で食事のリズムをつけていく ・いろいろな味や舌ざわりを楽しめるように食品の種類を増やしていく	・食事リズムを大切に，1日3回食に進めていく ・共食を通じて食の楽しい体験を積み重ねる	・1日3回の食事リズムを大切に，生活リズムを整える ・手づかみ食べにより，自分で食べる楽しみを増やす
調理形態			なめらかにすりつぶした状態	舌でつぶせる固さ	歯茎でつぶせる固さ	歯茎で噛める固さ
1回あたりの目安量	I	穀類（g）	・つぶしがゆから始める．すりつぶした野菜なども試してみる ・慣れてきたら，つぶした豆腐，白身魚，卵黄などを試してみる	全がゆ 50〜80	全がゆ 90〜軟飯81	軟飯80〜ご飯80
	II	野菜・果物（g）		20〜30	30〜40	40〜50
	III	魚（g）		10〜15	15	15〜20
		または肉（g）		10〜15	15	15〜20
		または豆腐（g）		30〜40	45	50〜55
		または卵（個）		卵黄1〜全卵1/3	全卵1/2	全卵1/2〜2/3
		または乳製品（g）		50〜70	80	100
歯の萌出の目安				乳歯が生え始める	1歳前後で前歯が8本生えそろう	
						離乳完了期の後半ごろに奥歯（第一乳歯）が生え始める
摂食機能の目安			口を閉じて取り込みや飲み込みができるようになる	下と上あごで潰していくことができるようになる	歯茎で潰すことができるようになる	歯を使うようになる

※衛生的に十分に配慮して食べやすく調理したものを与える

図 5.3　離乳食の進め方の目安

「授乳・離乳の支援ガイド」改定に関する研究会，「授乳・離乳の支援ガイド」，厚生労働省（2019），より作成.
（注）赤字は2007年版からの変更点を示す.

表 5.3　離乳の支援のポイント

1　離乳の開始

　離乳の開始とは，なめらかにすりつぶした状態の食物を初めて与えた時をいう．その時期は生後5,6か月頃が適当である．

　発達の目安としては，首のすわりがしっかりしている，支えてやるとすわれる，食物に興味を示す，スプーンなどを口に入れても舌で押し出すことが少なくなる（哺乳反射の減弱）などがあげられる．

　なお，離乳の開始前の乳児にとって最適な栄養源は乳汁（母乳又は育児用ミルク）である．離乳の開始前に果汁を与えることについては，果汁の摂取によって乳汁の摂取量が減少すること，たんぱく質，脂質，ビタミン類や鉄，カルシウム，亜鉛などのミネラル類の摂取量低下が危惧されること，また乳児期以降における果汁の過剰摂取傾向と低栄養や発育障害との関連が報告されており，栄養学的意義は認められていない．また，咀しゃく機能の発達の観点からも，通常生後5〜7か月頃にかけて哺乳反射が減弱・消失していく過程でスプーンが口に入ることも受け入れられていくので，スプーンの使用は離乳の開始以降でよい．

2　離乳の進行

(1) 離乳の開始後ほぼ1か月間は離乳食は1日1回与える．母乳または育児用ミルクは子どもの欲するままに与える．この時期は離乳食を飲み込むこと，その舌ざわりや味に慣れることが主目的である．

(2) 離乳を開始して1か月を過ぎた頃から，離乳食は1日2回にしていく．母乳または育児用ミルクは離乳食の後にそれぞれ与え，離乳食とは別に母乳は子どもの欲するままに，育児用ミルクは1日に3回程度与える．生後7,8か月頃からは舌でつぶせる固さのものを与える．

(3) 生後9か月頃から，離乳食は1日3回にし，歯ぐきでつぶせる固さのものを与える．食欲に応じて，離乳食の量を増やし，離乳食の後に母乳または育児用ミルクを与える．離乳食とは別に，母乳は子どもの欲するままに，育児用ミルクは1日2回程度与える．鉄の不足には十分配慮する．

3　離乳の完了

　離乳の完了とは，形のある食物をかみつぶすことができるようになり，エネルギーや栄養素の大部分が母乳または育児用ミルク以外の食物からとれるようになった状態をいう．その時期は生後12か月から18か月頃である．なお，咀しゃく機能は奥歯が生えるにともない乳歯の生え揃う3歳ごろまでに獲得される．

注）食事は1日3回となり，その他に1日1〜2回の間食を目安とする．母乳または育児用ミルクは，一人一人の子どもの離乳の進行および完了の状況に応じて与える．なお，離乳の完了は，母乳または育児用ミルクを飲んでいない状態を意味するものではない．

4　離乳食の進め方の目安

(1) 食べ方の目安

　食欲を育み，規則的な食事リズムで生活リズムを整え，食べる楽しさを体験していくことを目標とする．

　離乳の開始では，1日2回食，3回食へと食事リズムをつけ，生活リズムを整えていくようにする．また，いろいろな食品の味や舌ざわりを楽しむ，家族と一緒の食卓を楽しむ，手づかみ食べで自分で食べることを楽しむといったように，食べる楽しさの体験を増やしていく．

(2) 食事の目安

ア　食品の種類と組合せ

　与える食品は，離乳の進行に応じて，食品の種類を増やしていく．

① 離乳の開始では，アレルギーの心配の少ないおかゆ（米）から始める．新しい食品を始めるときには一さじずつ与え，乳児の様子をみながら量を増やしていく．慣れてきたらじゃがいもや野菜，果物，さらに慣れたら豆腐や白身魚など，種類をふやしていく．なお，はちみつは乳児ボツリヌス症予防のため満1歳までは使わない．

② 離乳が進むにつれ，卵は卵黄（固ゆで）から全卵へ，魚は白身魚から赤身魚，青皮魚へと進めていく．ヨーグルト，塩分や脂肪の少ない鶏肉，豆類，各種野菜，海藻と種類を増やしていく．脂肪の多い肉類は少し遅らせる．野菜類には緑黄色野菜を用いる．

③ 生後9か月以降は，鉄が不足しやすいので，赤身の魚や肉，レバーを取り入れ，調理用に使用する牛乳・乳製品のかわりに育児用ミルクを使用する等工夫する．フォローアップミルクは，母乳または育児用ミルクの代替品ではない．必要に応じて（離乳食が順調に進まず，鉄の不足のリスクが高い場合など）使用するのであれば9か月以降とする．

　このほか，離乳の進行に応じてベビーフードを適切に利用することができる．

　離乳食に慣れ，1日2回食に進む頃には，穀類，野菜・果物，たんぱく質性食品を組み合わせた食事とする．また，家族の食事から調味する前のものを取り分けたり，薄味のものを適宜取り入れたりして，食品の種類や調理方法が多様となるような食事内容とする．

イ　調理形態・調理方法

　離乳の進行に応じて食べやすく調理したものを与える．子どもは細菌への抵抗力が弱いので，調理を行う際には衛生面に十分に配慮する．

① 米がゆは，乳児が口の中で押しつぶされるように十分に煮る．初めは「つぶしがゆ」とし，慣れてきたら粗つぶし，つぶさないままへ進め，軟飯へと移行する．

② 野菜類やたんぱく質性食品などは，初めはなめらかに調理し，次第に粗くしていく．

③ 調味について，離乳の開始頃では調味料は必要ない．離乳の進行に応じて，食塩，砂糖など調味料を使用する場合は，それぞれの食品のもつ味を生かしながら，薄味でおいしく調理する．油脂類も少量の使用とする．

(3) 成長の目安

　食事の量の評価は，成長の経過で評価する．具体的には，成長曲線のグラフに，体重や身長を記入して，成長曲線のカーブに沿っているかどうかを確認する．からだの大きさや発育には個人差があり，一人一人特有のパターンを描きながら大きくなっていく．身長や体重を記入して，その変化をみることによって，成長の経過を確認することができる．

　体重増加がみられず成長曲線からはずれていく場合や，成長曲線から大きくはずれるような急速な体重増加がみられる場合は，医師に相談して，その後の変化を観察しながら適切に対応する．

厚生労働省，「授乳・離乳の支援ガイド　Ⅱ離乳編」（平成31年3月発表）．

例題 1

Q 乳幼児の生理的特徴に関する記述である．正しいのはどれか．1つ選びなさい．

（1）乳歯は，生後3〜4か月ごろより生え始める．
（2）運動機能の発達は，微細運動が粗大運動に先行する．
（3）身長の1年間あたりの増加量は，年齢に伴い大きくなる．
（4）大泉門は生後6か月ごろに閉鎖する．
（5）体重あたりの体水分量の割合は，成人に比較して多い．

第28回管理栄養士国家試験（2014年）

A （5）

（1）乳歯は生後6〜7か月ごろより生え始める．
（2）運動機能の発達は粗大運動が微細運動（指先の細かい運動など）に先行する．
（3）身長は出生後，乳児期ごろまでよく伸びる．また思春期に大きく伸びるが，その後，伸び方は緩やかになる．
（4）大泉門は，生後1歳6か月ごろに閉鎖する．

家族の献立から取り分けたり，薄味のものを適宜取り入れたりして，食品の種類や調理方法が多様となるような食事内容とする．

（7）調理形態，調理方法

離乳の進行に応じて食べやすく調理したものを与える．子どもは細菌への抵抗力が弱いので，調理を行う際には衛生面に十分に配慮する．
1. 米がゆは，乳児が口のなかで押しつぶせるように十分に加熱する．初めは「つぶしがゆ」とし，慣れてきたら粗つぶし，つぶさないままへと進め，軟飯へと移行する．
2. 野菜類やたんぱく質食品などは，初めは滑らかに調理し，しだいに粗くしていく．
3. 離乳の開始ごろでは調味の必要はない．離乳の進行に応じて，食塩，砂糖など調味料を使用する場合は，それぞれの食品が本来もつ味を生かすように，薄味でおいしく調理する．油脂類も少量の使用とする．

（8）食物アレルギーへの対応

乳児期から幼児期早期の食物アレルギー原因食物には，鶏卵，牛乳，小麦が多くみられる．これらのほとんどは小学校入学前までに治ることが多

い．食物アレルギー発症をおそれて，離乳の開始時期や特定食品の摂取を遅らせても，予防になるという科学的根拠はない．生後 5 ～ 6 か月ごろから離乳を始めるように呼びかける．

食物アレルギーを疑う症状や，子どもに湿疹がある場合，すでに食物アレルギーの診断がされている場合には，自己判断をせず，必ず医師の診断に基づいて離乳を進める．

（9）献立作成上の注意点

・カルシウムと鉄分の豊富な食品を利用する．
・薄味にして，乳児の味覚を形成できるようにする．
・鮮度の良い，旬の食品を使う．
・強い香辛料は用いない．
・さまざまな種類の食品を利用し，偏食を防ぐ．

例題 2

Q 離乳の進め方に関する記述である．正しいのはどれですか．

（1）離乳の開始前に果汁やイオン飲料を与えることには栄養学的な意義がある．
（2）離乳の開始とは，なめらかにすりつぶした食物をはじめて与えた時をいう．
（3）離乳の開始後ほぼ 1 か月は，離乳食を 1 日 2 回与える．
（4）母乳は，離乳の開始後には与えないようにする．
（5）離乳の完了とは，乳汁を飲んでいない状態をさす．

第 33 回管理栄養士国家試験（2019 年）より改変

A （2）

（1）離乳の開始前に果汁やイオン飲料を与えることについて，栄養学的な意義は認められない．
（3）1 日 1 回与える．
（4）母乳は，離乳の開始後も与えてよい．
（5）離乳の完了とは，乳汁を飲んでいない状態を意味するものではない．

1　乳児期に関する記述である．正しいのはどれですか．2つ選びなさい.

→ p. 62 〜 63 参照.

(1) ガラクトース血症は，ロイシン，イソロイシン，バリンなどのアミノ酸代謝障害により発症する.

(2) フェニルケトン尿症は，フェニルアラニンをチロシンに転換する酵素が欠損するために起こる.

(3) 人工栄養児は母乳栄養児に比べ，ビタミンK欠乏による出血がみられやすい.

(4) 新生児期にみられる消化管出血を新生児メレナという.

2　母乳に関する記述である．正しいのはどれですか．2つ選びなさい.

→ p. 63 〜 66 参照.

(1) 母乳栄養児はアレルギーを起こしやすい.

(2) 母乳は牛乳よりたんぱく質含有量が多い.

(3) 初乳には免疫 IgA が高濃度に含まれる.

(4) 母乳栄養は母子の情緒安定につながる.

3　離乳食に関する記述である．正しいのはどれですか．2つ選びなさい.

→ p. 66 〜 67 を復習しよう.

(1) 魚は青皮魚から白身魚へと進める.

(2) 卵は卵黄から全卵へと進める.

(3) 離乳食に緑黄色野菜は用いない.

(4) フォローアップミルクは必要に応じて使用するのであれば，9か月以降とする.

4　離乳食に関する記述である．正しいのはどれですか．2つ選びなさい.

(1) 離乳の開始は4か月ごろが適当である.

(2) 生後7，8か月ごろから舌でつぶせる硬さのものを与える.

(3) 離乳の完了は12か月〜15か月ごろである.

(4) 離乳の開始では，1さじからはじめ，母乳やミルクは飲みたいだけ飲ませる.

5　離乳期に関する記述である．正しいのはどれですか．2つ選びなさい.

(1) 乳児期の体格の判定にはカウプ指数を用いる.

(2) 新生児は，唾液中のアミラーゼ含有量が成人よりも多い.

(3) 新生児生理的黄疸は，生後14日ごろまでには消える.

(4) 新生児は胃液の分泌量が高い.

6　乳児期に関する記述である．正しいのはどれですか．2つ選びなさい.

(1) 身長は1歳で出生時の約1.5倍となる.

(2) 唾液腺の発達は良好で，炭水化物の消化にかかわるアミラーゼ活性が非常に高い.

(3) 冬期に起こりやすい乳児下痢症は，ロタウイルスによるものが多い.

(4) 乳児の貧血は巨赤芽球貧血が多い.

7 乳児期に関する記述である．正しいのはどれですか．2つ選びなさい．
(1) 生後9か月ごろから，離乳食は1日3回にする．
(2) 離乳の完了は，母乳または育児用ミルクを飲んでいない状態を意味する．
(3) 離乳の開始ごろでは調味料は必要ない．
(4) 咀嚼機能は奥歯が生えるに伴い，乳歯の生えそろう1歳ごろまでに獲得される．

6章 幼児期

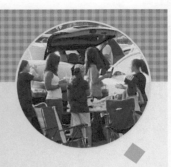

········ CHAPTER GUIDANCE & KEYWORD ·········

**6章で
学ぶこと**

　幼児期とは，1～5歳までの期間で，身体的にも精神的にも発達の著しい
時期です．成長段階であるため，食物の消化・吸収能力は未熟です．よって，
食物の選択や調理方法には十分注意する必要があります．
　また，家族や友だちと食事をすることの楽しさを伝えつつ，食事のマナー
を身につけられるよう見守っていかなければならない時期ともいえます．
　ここでは幼児の健全な発達を促すための栄養管理について学びます．

**6章の
キーワード**

□ カウプ指数　□ 身体発育曲線　□ 第一次反抗期　□ 貧血　□ 肥満
□ やせ　□ 偏食　□ 食物アレルギー　□ 孤食　□ 朝食欠食

1 幼児期の特性―成長と発達―

(1) 身長

　1歳の1年間で約10 cm伸びる．2～3歳で約7 cm，4～5歳で約
6 cmと，伸び方はゆるやかになる．4歳児の身長は約100 cm程度になる．

(2) 体重

　1～2歳で約3 kg，3歳以降は1年間で約2 kgの増加を示す．
　乳幼児期の栄養状態，肥満，やせの判定に**カウプ指数**を用いる．19以
上を肥満としている．
　カウプ指数 = 体重（g）/ 身長（cm）^{2} × 10
　やせ過ぎ：13未満

ワンポイント

カウプ指数
乳幼児期の肥満の判定に用いら
れる．

ローレル指数
学童期の肥満の判定に用いられ
る（p. 86参照）．

73

やせぎみ：13 以上 15 未満

標準：15 以上 19 未満

太りぎみ：19 以上 22 未満

太り過ぎ：22 以上

　幼児の身体発育は乳児と同様に調査されており，身長と体重のパーセンタイル曲線を図 6.1 に示す．

（3）基礎代謝

　幼児期は成長と発達の著しい時期なので，身体の大きさの割に基礎代謝量が多く，したがって各栄養素の必要量も多くなる．身体の構成成分となるたんぱく質，骨や歯をつくるのに大切なカルシウム，リン，ビタミン D も十分に摂取しなければならない．また，体内に占める水分量が非常に多いので，脱水症状を起こさないように，水分を十分補給しなければならない．体重あたりの水分補給量は，成人の約 2 倍必要である．

（4）身体活動強度

　幼児期の推定エネルギー必要量（kcal/ 日）は身体活動に必要なエネルギーに加え，組織増加分のエネルギーを摂取しなければならない．

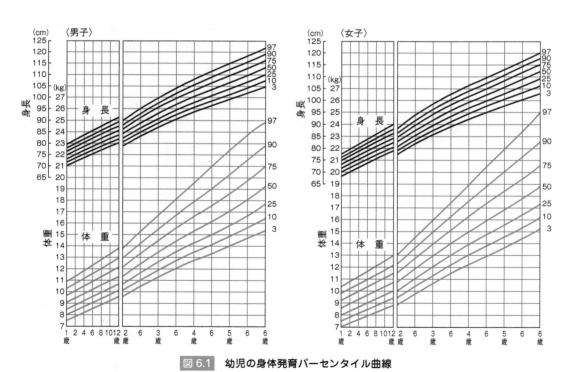

図 6.1　幼児の身体発育パーセンタイル曲線

厚生労働省，「平成 22 年 乳幼児身体発育調査報告書」，厚生労働省雇用均等・児童家庭局（2011）.

推定エネルギー必要量（kcal/ 日）＝ 基礎代謝量（kcal/ 日）× 身体活動

レベル ＋ エネルギー蓄積量（kcal/ 日）

個人差が小さい時期であるため身体活動レベルは区分せず，ふつう（身体活動レベルⅡ）のみである．

年齢	レベルⅡ（ふつう）
1〜2歳	1.35
3〜5歳	1.45

年齢	推定エネルギー必要量（男）	推定エネルギー必要量（女）
1〜2歳	950 kcal	900 kcal
3〜5歳	1,300 kcal	1,250 kcal

(5) 口腔および咀嚼機能

1歳を過ぎたころから第一乳臼歯が生え，2〜3歳ごろまでに第二乳臼歯が生えて合計 20 本の乳歯がそろう（図 5.2 参照）．

歯が生えそろい，よくかむことにより，かみあわせの位置が安定し，顎が発達し咀嚼機能が向上する．

(6) 運動機能

年齢を重ねるにつれ，筋肉が発達する．一定の速度ではないが，運動機能も発達する．幼児期の運動機能の発達のようすを以下に示す．

1歳ごろ	1人で歩ける
1歳半ごろ	自分でスプーンをもって食べる
2歳	階段の上り下りができる
3歳	三輪車がこげる．箸を使って食べられる
4歳	片足で跳ねることができる．自転車に乗れる
5歳	スキップができる

(7) 知能，言語および精神機能

脳の発達が著しい時期である．記憶力の向上もめざましい．遺伝的要因も大きいが，本人を取りまく環境や学習によっても大きく影響される．

言語では，1歳で単語のくり返しを話す．2歳では2語の文，3語の文が話せるようになる．3〜4歳で会話が可能になる．

また2〜3歳ごろは自我が芽生える時期である．反抗期が始まり，親の言うことを聞かず，自己主張の盛んになる時期である（**第一次反抗期**）．親にとっては大変な時期ともなるが，子どもとしっかり目をあわせ，愛情をもって毎日接していくようにする．4歳前後になると自分の感情を少しずつコントロールし，社会性が発達し，適切な対応がとれるようになる．

ワンポイント

叢生になるのは？

永久歯への生え変わりが近づくと歯槽骨が成長し，自然に前歯の隙間が広がってくる（写真参照）．隙間ができてこない場合，あごのスペースに比べて永久歯の生えるスペースが不足し，歯が重なりあって生える．このような状態を叢生という．重なっているところは歯磨きがしにくいので，虫歯になりやすい．

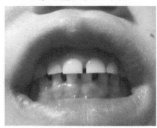

レベルアップへの豆知識

抗アレルギー薬

アレルギー疾患の薬物療法で用いられる．くしゃみや鼻水，鼻づまり，湿疹，目や皮膚のかゆみなどのアレルギー症状を起こすヒスタミンなどの化学伝達物質の放出を抑えたり，その働きを阻害する．

ワンポイント

食物アレルギー栄養指導の手引き2017

http://foodallergy.jp/wp-content/themes/foodallergy/pdf/nutritionalmanual2017.pdf

ワンポイント

アナフィラキシーショック

アナフィラキシー（全身にわたって複数の臓器にアレルギー症状が引き起こされ，ときには死に至ることもある過敏な反応）に，血圧低下や意識障害を伴う場合．

---

② 幼児期の疾患と食習慣の形成

（1）鉄欠乏性貧血

身体の成長が著しいこの時期は，血液や筋肉量の増加により鉄の需要が大きい．食事摂取不足による，鉄欠乏性貧血が起こることもある．偏食がある場合は，いろいろな食品を食べられるよう，食事に気をつけなければならない（下記参照）．

（2）虫歯（う歯）

虫歯の原因となるミュータンス菌は糖質などを分解し，これらが菌などとくっつくと，歯につきやすいプラーク（歯垢）ができる．プラーク中が酸性になると，歯のエナメル質を溶かし，虫歯になる．

乳歯の虫歯は，このあと生える永久歯にも影響を与えるので，歯みがきを徹底し，虫歯の予防に努めなければならない．

（3）食物アレルギー

食物に含まれているたんぱく質などが摂取された際，体内で異物と判断され，生体にとって不利益なさまざまな症状が引き起こされることである．

幼児の食物アレルギーは年齢を重ねるにつれ軽減し，治癒する可能性が高い．しかし，なかには長引くこともあるので，個別に対応していかなければならない．

幼児期では，アトピー性皮膚炎を始まりとして，食物アレルギーを起こしたあと，気管支喘息，アトピー性鼻炎と，アレルギー性疾患を異なる時期に次つぎと引き起こすことがある．（アレルギーマーチ）

幼児期に多い食物アレルギーの原因食品は，鶏卵，牛乳，小麦，魚卵，くだもの類などである（表6.1）．

食物アレルギーは，発症する時間により，即時型（摂取後，比較的早い時間に），遅発型（3～8時間），遅延型（数日後）がある．また，おもな症状を次にあげる．

皮膚粘膜：じんましん，顔面の紅潮，眼瞼浮腫，眼球結膜充血．
呼吸器：せき込み，呼吸困難．
全身症状：低血圧，意識障害，アナフィラキシーショック．

（4）低栄養

低栄養として，マラスムスとクワシオルコルがある．

マラスムスは，エネルギーとたんぱく質が不足して起こる．クワシオル

年齢群	0歳	1歳	2，3歳	4〜6歳
症例数	884	317	173	100
第1位	鶏卵 57.6%	鶏卵 39.1%	魚卵 20.2%	果物 16.5%
第2位	牛乳 24.3%	魚卵 12.9%	鶏卵 13.9%	鶏卵 15.6%
第3位	小麦 12.7%	牛乳 10.1%	ピーナッツ 11.6%	ピーナッツ 11.6%
第4位		ピーナッツ 7.9%	ナッツ類 11.0%	そば 魚卵 9.2%
第5位		果物 6.0%	果物 8.7%	

表6.1　**食物アレルギーの年齢別原因食物**

各年齢群において5%以上占めるものを記載している.
今井孝成ら，アレルギー，**65**（7），942（2016）.
日本小児アレルギー学会　食物アレルギー委員会作成（2018），表3-1から抜粋.

ワンポイント

食物アレルギー
p. 59 も参照.

コルは，必須アミノ酸の不足により起こるもので，発育不良や感染症，下痢がみられる.

（5）肥満とやせ

　幼児期はカウプ指数を用いて肥満を判定する（p. 73参照）. 肥満は**単純性肥満**と**症候性肥満**に分けられる. 単純性肥満では運動不足，遺伝的素因が原因となる. 症候性肥満では内分泌異常などが原因となる.

　幼児期の肥満は成人の肥満へ移行する危険があるので，適正なエネルギー摂取と運動療法を行い，改善することが必要である.

　カウプ指数15未満をやせとしている. 食欲不振，偏食，小食などにより摂取量が不足したり，消化，吸収に異常があると，やせがみられる.

（6）偏食，小食，食欲不振

　2〜3歳ごろには食べ物の好き嫌いが明確になる. 偏食が起こらないように，調理法を工夫してみること，食事の雰囲気を楽しいものにすることが大切である.

　友だちと一緒に食べたり，食事をおいしそうに食べたり，食事環境の雰囲気を変えてみることが偏食と小食の改善につながる.

　食欲不振の原因は，運動不足，間食が多いことなどさまざまである. また，心因性の場合もある.

　運動を十分に行い，間食は摂り過ぎないよう，空腹感をもてるように生活リズムを整え，心因性の場合には，原因を取り除いてから，食事や食事

幼児期

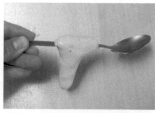

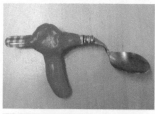

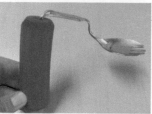

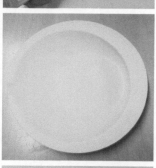

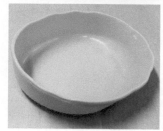

環境に工夫をもたせ，食事に少しずつ興味をもたせるようにする．

（7）嚥下障害

　幼児が嚥下障害を引き起こす原因となる疾患として，脳性麻痺，精神運動発達遅滞，ダウン症，筋ジストロフィー，脳炎の後遺症などがある．

　嚥下障害をもつ子どもには個別に対応し，食べる意欲をもたせ，リラックスして食べられるように介助を行う．

　ベッドで食事を摂取する場合，体を起こす角度は45°程度とする．摂食時には，以下のような問題がみられる子どもが多い．
- むせ：誤嚥の原因となり，肺炎を起こしかねない．
- 舌の突出：上下の歯がかみあわず，舌がその間に入ることである．
- 丸飲み
- 口唇閉鎖不全
- 姿勢の不適
- 食形態の不適

　したがって，咀嚼するときには，次のようなことに注意する．
- 左右均等に咀嚼できるように，声をかける．
- 口唇を閉じて咀嚼できるように介助する．

（8）脱水

　幼児の身体は，約70%が水分である．また腎臓の重量の体重比が成人に比べて大きく，腎機能が未熟なため，発熱，下痢，嘔吐などで水分が多く失われると脱水になりやすい．とくに水分補給に気をつける．

（9）適切な食習慣の形成

　幼児期は食習慣の基本が形成される大切な時期である．味覚形成が行われる時期でもあるので，さまざまな食品を使用し，調理方法の偏らない献立を心がけ，いろいろな食品が食べられるようにする．また，この時期から薄味に慣れさせることも大切で，子どもの高血圧や糖尿病といった生活習慣病の予防にもつながる．

　食事を家族と楽しむことにより，家族とコミュニケーションをとり，食欲を増進させることができる．孤食は，食欲の低下や偏食を引き起こす原因になりかねない．

　早寝早起きを心がけ，必ず朝食を摂る習慣を身につけるようにする．

　間食は，幼児の楽しみの1つである．推定エネルギー必要量の10〜20%を目安にする．幼児の胃は小さいため，1日3回の食事だけでは必要な栄養を満たすことができない．したがって，3回の食事で不足する栄養を補うために間食を与える．果物や牛乳，乳製品，小魚やいも類など，ミ

6章

ネラルやビタミン類を含む食品を選択するとよい．また食品そのものの味
を生かした手づくりのものが望ましい．間食の与え過ぎは，肥満や虫歯の
原因にもなるので，時間と量を決めて与え方に注意する．

さらに，食事のマナーや調理の手伝いなどを日常生活のなかで学べるよ
うにする．食事づくりへ参加することにより，子どもの食への興味が生ま
れ，偏食が改善されたり，食欲が増すことも期待できる．また，親子のコ
ミュニケーションの機会が増えることにもなる．

（10）保育所給食

保育所での食事は心身の成長に重要な役割を担う．幼児期の食事の経験
が今後の味覚の形成に大きく関わる．近年，保護者の労働形態の変化によ
り，保育所で過ごす時間が増えている子どもが多くなっている．そのため
今後，ますます保育所における食育の推進が重要になる．

①1〜2歳

1日に必要な栄養素量の50％を家庭で摂取する．残る50％を間食と主
食を含む完全給食として与える．（昼食は1日全体のおおむね1/3を目安
とし，おやつについては1日全体の10〜20％とする）

②3〜5歳

1日に必要な栄養素量の55％を家庭で摂取するものとして，残り45％
は間食と副食，および家庭から持参する米飯110g中に含まれる栄養素量
を差し引いた分になる．（昼食は1日全体のおおむね1/3を目安とし，お
やつについては1日全体の10〜20％とする）

実際に保育園で用意するのは，給与目標の45％から米飯110gに含ま
れる栄養素量を差し引いた量になる．

幼児期の給与栄養目標量については，表6.2に例を示す．

ワンポイント

**保育所における食事の提供
ガイドライン**

https://www.mhlw.go.jp/bunya/
kodomo/pdf/shokujiguide.pdf
厚生労働省，平成24年3月．

3 幼児期の食事摂取基準―成長・発達のために―

幼児期には食べ物に対する興味が出てくる一方で，好き嫌いも現れる．
自分で食べるものや，量を考えられるようになる．また，家族や，保育園
などの集団で食事を楽しむことにより，食事を通してのコミュニケーショ
ン能力が発達する．適切な食習慣を確立できるよう，また食事を楽しみ味
わう力が形成できるようにする．

次に，幼児期の食事摂取基準について述べる．

幼児期

表6.2 給与栄養目標量（例）

	1～2歳 食事摂取 基準	昼食の 給与栄養 目標量	おやつの 給与栄養 目標量	1日の 給与栄養 目標量		3～5歳 食事摂取 基準	昼食の 給与栄養 目標量	おやつの 給与栄養 目標量	1日の 給与栄養 目標量
エネルギー （kcal）	950	317	143	460	エネルギー （kcal）	1300	433	195	628
たんぱく質 （g）	20	6.7	3.0	9.7	たんぱく質 （g）	25	8.3	3.8	12.1
脂質（g）	22～32	7.3～10.6	3.3～4.8	10.6～15.4	脂質（g）	28.9～43.3	9.6～14.4	4.3～6.5	13.9～20.9
カルシウム （mg）	450	150	68	218	カルシウム （mg）	600	200	90	290
鉄（mg）	3.0	1.0	0.5	1.5	鉄（mg）	5.5	1.8	0.8	2.6
ビタミンA （μgRAE）	400	133	60	193	ビタミンA （μgRAE）	450	150	68	218
ビタミンB_1 （mg）	0.5	0.2	0.08	0.28	ビタミンB_1 （mg）	0.7	0.23	0.11	0.34
ビタミンB_2 （mg）	0.6	0.2	0.09	0.29	ビタミンB_2 （mg）	0.8	0.27	0.12	0.39
ビタミンC （mg）	40	13.3	6.0	19.3	ビタミンC （mg）	50	16.7	7.5	24.2
食塩相当量 （g）	3.0 未満	1.0	0.5	1.5 未満	食塩相当量 （g）	3.5 未満	1.2	0.5	1.7

昼食の給与栄養目標量 ＝ 食事摂取基準 × 1/3.
おやつの給与栄養目標量は，食事摂取基準の 15％.

昼食の給与栄養目標量 ＝ 食事摂取基準 × 1/3.
おやつの給与栄養目標量は，食事摂取基準の 15％.
家庭から持参する主食 110 g を含む.

（1）エネルギー

推定エネルギー必要量とは

1 日の基礎代謝量 × 身体活動レベル ＋ 成長に伴う体重増加に必要なエネルギー（エネルギー蓄積量）

である（p. 75 も参照）．推定エネルギー必要量（kcal/ 日）について次に示す．

	男性	女性
1～2歳	950	900
3～5歳	1300	1250

例題

Q 幼児期に関する記述である．正しいのはどれですか．

(1) 1年間の体重増加量は乳児期より大きい．
(2) カウプ指数は ｛(体重 g/ 身長 cm³)｝× 10 で計算される．
(3) クワシオルコルはエネルギー摂取量が不足している．
(4) 貧血のおもな原因は鉄欠乏である．
(5) 間食は，総エネルギーの約 25 ％とする．

第 33 回管理栄養士国家試験（2019 年）より改変

A (4)

(1) 乳児期の方が大きい．
(2) 体重 g/（身長 cm）² × 10．
(3) クワシオルコルでは，エネルギーは充足しているが，たんぱく質が欠乏している．一方，マラスムスでは，エネルギーとたんぱく質がともに欠乏している．
(5) 間食は 1 日のエネルギーの 10 〜 20 ％．

(2) たんぱく質

推定平均必要量算定の参照値（g/kg 体重 / 日）
＝（たんぱく質維持必要量 ÷ 利用効率 × 100）＋（たんぱく質蓄積量
　　÷ 蓄積効率 × 100）
推定平均必要量（g/ 日）＝ 推定平均必要量算定の参照値（g/kg 体重 / 日）
　　　　　　　　　　　　　× 参照体重（kg）

〔推奨量（g/ 日）＝ 推定平均必要量（g/ 日）× 1.25（推奨量算定係数）〕

たんぱく質 推奨量（g/ 日）

	男性	女性
1 〜 2 歳	20	20
3 〜 5 歳	25	25

(3) 脂質

脂肪エネルギー比率は 20 〜 30 ％を目標とした．また，3 歳以上の小児に新しく飽和脂肪酸の目標量が 10 ％エネルギー以下と設定された．

81

(4) ビタミン

ビタミン A 推奨量（μgRAE/ 日）

	男性	女性
1 〜 2 歳	400	350
3 〜 5 歳	450	500

ビタミン B₁ 推奨量（mg/ 日）

	男性	女性
1 〜 2 歳	0.5	0.5
3 〜 5 歳	0.7	0.7

ビタミン B₂ 推奨量（mg/ 日）

	男性	女性
1 〜 2 歳	0.6	0.5
3 〜 5 歳	0.8	0.8

ビタミン C 推奨量（mg/ 日）

	男性	女性
1 〜 2 歳	40	40
3 〜 5 歳	50	50

ビタミン D 目安量（μg/ 日）

	男性	女性
1 〜 2 歳	3.0	3.5
3 〜 5 歳	3.5	4.0

ビタミン E 目安量（mg/ 日）

	男性	女性
1 〜 2 歳	3.0	3.0
3 〜 5 歳	4.0	4.0

(5) ミネラル

鉄 推奨量（mg/ 日）

	男性	女性
1 〜 2 歳	4.5	4.5
3 〜 5 歳	5.5	5.5

カルシウム推奨量（mg/ 日）

	男性	女性
1 〜 2 歳	450	400
3 〜 5 歳	600	550

ナトリウム目標量（食塩相当量・g/ 日）

	男性	女性
1 〜 2 歳	3.0 未満	3.0 未満
3 〜 5 歳	3.5 未満	3.5 未満

(6) 献立作成上の注意点

- ・味つけは薄めにする.
- ・刺激の強い香辛料は控える．うま味のある食品を利用する.
- ・食べやすい大きさに切る.
- ・食品は新鮮なものを選ぶ.
- ・カルシウムの豊富な食品を使う.
- ・旬の食品を使う.

1 幼児期の栄養に関する記述である．正しいのはどれですか．2つ選びなさい．
   (1) 幼児期の栄養状態の評価にはローレル指数を用いる．
   (2) 幼児期は乳児期よりも成長が著しい．
   (3) 幼児期の間食は推定エネルギー必要量の 10 〜 20% 程度とする．
   (4) 幼児期の身体活動レベルはふつう（Ⅱ）のみである．

→ p. 73 〜 75 を復習したら，付録小冊子もみてみよう．

2 幼児期に関する記述である．正しいのはどれですか．2つ選びなさい．
   (1) 3歳までに 20 本の歯が生えそろう．
   (2) 幼児の身体の水分は成人より少ない．
   (3) 幼児期には偏食はみられない．
   (4) 幼児期は自我が芽生え，形成されるころである．

3 幼児期に関する記述である．正しいのはどれですか．2つ選びなさい．
   (1) 幼児期の間食は1日の栄養量の 10 〜 20% である．
   (2) エネルギーとたんぱく質が不足で発症する低栄養状態をマラスムスという．
   (3) 乳歯の虫歯は，永久歯に悪影響を与えることはない．
   (4) 食物アレルギーの3大アレルゲンは鶏卵，そば，小麦である．

4 幼児期の栄養に関する記述である．正しいのはどれですか．2つ選びなさい．
   (1) 幼児期の肥満は脂肪細胞の数の増加により起こる．
   (2) 幼児期は骨の発達のため，カルシウムやビタミンDの摂取が重要である．
   (3) 幼児期の食事は香辛料を入れて，しっかり味をつける．
   (4) 幼児期はなるべく軟らかいもののみを与える．

5 幼児期の栄養に関する記述である．正しいのはどれですか．2つ選びなさい．
   (1) クワシオルコルでは，必須アミノ酸の不足により発育不良や下痢などの症状を起こす．
   (2) 幼児期は朝食が欠食しても問題ない．
   (3) スキャモンの発育曲線では，幼児期の成長速度をみることができる．
   (4) 幼児期の肥満は，食事制限を厳しく行わなければならない．

→ 7 章も参照．

6 幼児期の栄養に関する記述である．正しいのはどれですか．2つ選びなさい．
   (1) 幼児期の肥満が成人期の肥満につながることはほとんどない．
   (2) 幼児期では身体活動に必要なエネルギーに，組織増加分のエネルギーを加えて推定エネルギー必要量としている．

幼児期

(3) 幼児の食物アレルギーは年齢を重ねるにつれ, 治癒する可能性が高い.

(4) 幼児期は 3 回の食事が大切であり, おやつは与えないほうがよい.

7 幼児期の栄養に関する記述である. 正しいのはどれですか. 2 つ選びなさい.

(1) 保育所給食において, 1 ～ 2 歳児には必要な栄養素量のうち 33 %を, 間食と主食を含む完全給食で与える.

(2) 食事摂取不足による鉄欠乏性貧血を起こすことがある.

(3) 間食は子どもにとって楽しみの 1 つとなる.

(4) 症候性肥満は運動不足, 遺伝的素因が原因となる.

6
章

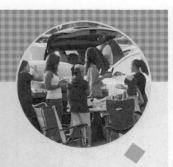

7章

学童期

CHAPTER GUIDANCE & KEYWORD

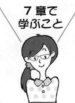

**7章で
学ぶこと**

　学童期とは小学校で学ぶ期間のことで，とくに学童期後半は身体の急激な成長を示す時期です．また学童期は精神的発育がめざましく，運動能力も著しく向上します．

　食生活では孤食や偏食，運動不足による過剰摂取など問題点を抱えることが多いようです．

　ここではさまざまな問題を抱えつつ，心身ともにめざましい成長を遂げる学童期の栄養管理について学びます．

**7章の
キーワード**

- □ スキャモンの成長曲線　□ ローレル指数　□ ダイエット
- □ 神経性やせ症　□ 鉄欠乏性貧血　□ 孤食　□ 朝食欠食　□ 夜食
- □ 偏食　□ 学校給食

1　学童期の特性

(1) 身長，体重

　6〜9歳ごろは1年間で身長が約5.5〜6.0 cm，体重3 kgの増加を示す．

　9〜11歳では女子の成長が著しく，1年間で身長6.5〜7.0 cm，体重が5.0 kg増える．男子は11〜13歳ごろに著しく増加し，1年間で身長7.0 cm，体重5.5 kg程度の増加を示す．したがって，10〜11歳ごろは男子より女子のほうが身長，体重ともに増加が上回る．その後，男子の身長と体重は女子を追い抜く経過となる（表7.1，表7.2）．

　親の世代と比較して現代は，食生活の欧米化が進んでいる．また，いろ

表 7.1　身長の平均値（cm）

区分	令和元年度 A	平成30年度 A	前年度差 A－B	昭和63年度（親の世代）C	世帯間差 A－C	区分	令和元年度 A	平成30年度 A	前年度差 A－B	昭和63年度（親の世代）C	世代間差 A－C
男 6 歳	116.5	116.5	0	116.7	△0.2	女 6 歳	115.6	115.6	0	116	△0.4
男 7 歳	122.6	122.5	0.1	122.5	0.1	女 7 歳	121.4	121.5	△0.1	121.8	△0.4
男 8 歳	128.1	128.1	0	127.9	0.2	女 8 歳	127.3	127.3	0	127.3	0
男 9 歳	133.5	133.7	△0.2	133.3	0.2	女 9 歳	133.4	133.4	0	133.1	0.3
男 10 歳	139	138.8	0.2	138.3	0.7	女 10 歳	140.2	140.1	0.1	139.5	0.7
男 11 歳	145.2	145.2	0	144.3	0.9	女 11 歳	146.6	146.8	△0.2	146.1	0.5

（注）△は減少を示す.
年齢は各年 4 月 1 日現在の満年齢である.
資料・学校保健統計調査

表 7.2　体重の平均値（kg）

区分	令和元年度 A	平成30年度 A	前年度差 A－B	昭和63年（親の世代）C	世代 A－C	区分	令和元年度 A	平成30年度 A	前年度差 A－B	昭和63年（親の世代）C	世代 A－C
男 6 歳	21.4	21.4	0	21.5	△0.1	女 6 歳	20.9	20.9	0	21	△0.1
男 7 歳	24.2	24.1	0.1	24	0.2	女 7 歳	23.5	23.5	0	23.6	△0.1
男 8 歳	27.3	27.2	0.1	27	0.3	女 8 歳	26.5	26.4	0.1	26.4	0.1
男 9 歳	30.7	30.7	0	30.3	0.4	女 9 歳	30	30	0	29.8	0.2
男 10 歳	34.4	34.1	0.3	33.7	0.7	女 10 歳	34.2	34.1	0.1	33.9	0.3
男 11 歳	38.7	38.4	0.3	37.9	0.8	女 11 歳	39	39.1	△0.1	38.7	0.3

（注）△は減少を示す.
年齢は各年 4 月 1 日現在の満年齢である.
資料・学校保健統計調査

いろな食品も手軽に購入することができる．交通の便も良くなり，運動量は減少している．これらの環境の変化が，親の世代よりも身長，体重が増加している原因とみられる．

① スキャモンの成長曲線

出生後から 20 歳までの各器官の成長・発達の状況を 4 つの型（リンパ系型，神経系型，一般型，生殖器系型）に分類したものである．20 歳のときの器官や臓器の重量を 100 として，各年齢ごとの重量を百分率で表したものである（図7.1）.

② ローレル指数

学童期の肥満，やせの判定に用いられる.

ローレル指数 ＝ 体重（kg）÷ 身長（cm）^{3} × 10^7

肥満：身長 110 〜 129 cm まで…180 以上

130 〜 149 cm まで…170 以上

150 cm 以上…160 以上

標準：120 〜 139

ワンポイント

スキャモン

R. E. スキャモン（1883 〜 1952）アメリカの医学者，人類学者．スキャモンの成長曲線は 1928 年に発表された.

7 章

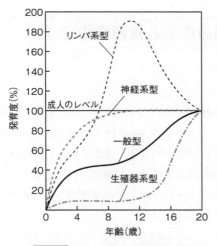

図 7.1 スキャモンの成長曲線

やややせ：92 〜 119
高度やせ：91 未満

（2）性ホルモン，月経の徴候

女子では，7 〜 8 歳ごろより，脳下垂体前葉から卵胞刺激ホルモンの分泌が始まる．卵胞が成熟し，女性ホルモンであるエストロゲン，プロゲステロンが分泌される．乳房，乳腺も少しずつ発達し，12 歳ごろには月経が始まる．

男子では，女子より 2 年ほど遅れて性腺刺激ホルモンの分泌が始まり，睾丸の発育，精子の産生による男性ホルモン（テストステロン，アンドロゲン）の分泌が起こる．男性らしい骨格筋が徐々に発達する．

（3）永久歯

学童期は乳歯から永久歯への生え変わりの時期である．12 歳ごろまでに 28 本の永久歯が生えそろう．

（4）むし歯（う歯）

むし歯の者の割合は，令和元年度学校保健統計調査より，小学校で44.82%と，減少傾向にある．

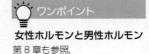

ワンポイント

女性ホルモンと男性ホルモン
第 8 章も参照．

学童期

2 学童期の疾患と食習慣の形成

（1）肥満

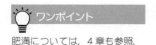
ワンポイント

肥満については，4章も参照.

　肥満傾向児とは，肥満度＋20%以上の者である．肥満傾向児の出現率は年齢層にばらつきがあるが，平成18年以降おおむね減少傾向にある（図7.2）．肥満の原因には遺伝的要因，運動不足などがあげられる．肥満度が高いと高血圧，糖尿病などの生活習慣病を発症する危険性が高いため，小児期メタボリックシンドロームの診断基準がつくられた（表7.3）．

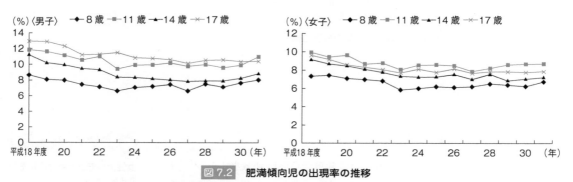

図 7.2 **肥満傾向児の出現率の推移**

肥満傾向児とは，性別・年齢別・身長別標準体重を求め，肥満度20%以上であった者.
肥満度 ＝ ［実測体重(kg) － 身長別標準体重(kg)］/ 身長別標準体重(kg) × 100(%)
たとえば，11歳男子の全国平均値10.28%とは，肥満度20%以上の者の割合が男子児童（11歳）全体の10.28%であることを意味する.
文部科学省，学校保健統計調査，令和元年度版

表 7.3 **小児期メタボリックシンドロームの診断基準（6 〜 15 歳）**

①を必ず含み，さらに②〜④のうち2項目以上を有する場合はメタボリックシンドロームと診断する.

① ウエスト臍周囲径	中学生 80 cm 以上，小学生 75 cm 以上 （腹囲 / 身長が 0.5 以上であれば該当する）	
② 血清脂質	トリグリセリド（中性脂肪） かつ / または	120 mg/dL 以上
	HDL-C	40 mg/dL 未満
③ 血圧	収縮期血圧 かつ / または	125 mmHg 以上
	拡張期血圧	70 mmHg 以上
④ 空腹時血糖値		100 mg/dL 以上

厚生労働省研究班（2007 年）.

7
章

生活習慣で改善，および注意することを以下にあげる.

・総エネルギーを 10 〜 20%程度減らす.

・良質のたんぱく質を摂取する.

・糖質，脂質の摂り過ぎに気をつける.

・ビタミン類は十分に摂取する.

・間食を制限する.

・ゆっくりかんで食べる.

・運動量を増やす.

（2）やせ

学童期後半（とくに女子）では成長が著しく，体重が増えるため，やせ
願望が強まる. 無謀なダイエットをし，神経性やせ症を引き起こすことが
ある. 発育障害を起こしかねないので，注意が必要である.

（3）鉄欠乏性貧血

 ワンポイント

鉄の吸収を妨げる要因
コーヒー，茶に含まれるタンニ
ン，ごぼうなどに含まれる食物
繊維.

WHO の診断基準（6 〜 14 歳）では，血中ヘモグロビン濃度 12 g/dL 以
下を貧血とする. 学童期の貧血は，ほとんどが**鉄欠乏性貧血**である.

ヘム鉄を多く含む食品や，良質のたんぱく質，鉄，ビタミン B_6・B_{12}，

例題

 学童期の栄養，発育に関する記述である. 正しいのはどれですか.

（1）学童期の虫歯の割合は増加傾向にある.

（2）学童期の肥満判定法にはローレル指数および肥満度が用いられる.

（3）脂肪エネルギー比率は 40%である.

（4）肥満傾向児とは，肥満度＋ 10%以上の者である.

（5）肥満度 ＝〔実測体重（kg）－ 身長別標準体重（kg）〕× 2 である.

 （2）

（1）減少傾向にある.

（3）脂肪エネルギー比率は 20 〜 30%.

（4）＋ 20%以上の者.

（5）肥満度 ＝〔実測体重（kg）－ 身長別標準体重（kg）〕/ 身長別標準体重（kg）× 100（%）

学童期

ビタミンC，葉酸など造血因子となる栄養素の摂取を心がける．たんぱく質やビタミンCは，鉄の吸収を促進する．

（4）糖尿病

食生活の欧米化や，食べ過ぎ，運動不足などによる肥満により，インスリン非依存型（2型）糖尿病が増加している（p.88も参照）．

（5）高血圧

小児の高血圧は投薬を必要としない，軽症の場合が多い．また，肥満を合併していることが多いため，食べ過ぎに注意し，運動をし，生活習慣の改善を行う．

（6）脂質代謝異常

とくに高LDLコレステロール血症にかかる学童期の子どもが増加している．脂質異常症予防と早期発見，治療が大切である．

（7）生活習慣

① 身体活動

運動全般の能力が上がり，持久力も向上し，なわとびや追いかけっこなど，持久力の必要な運動ができるようになる．また成長とともに技術の必要な野球や，チームで協力して行うサッカーなどのスポーツができるようになる．指先も器用になり，細かい字や絵を描いたり，精密な作業ができるようになってくる．

しかし，外で自由に遊ぶ時間が減少し，運動不足が懸念される学童が多い．

② 生活リズム，食生活

近年の社会環境の変化は子どもの生活環境にも大きく影響を与えており，心身の健康，成長・発育に支障を及ぼしている．

（a）孤（個）食

女性の社会進出が進み，両親が共働きの家庭も少なくない．その影響を受け，子どもが孤食にならざるを得ないことがある．

家族の団らんの機会が減少し，少食，過食，子どもの好みなど，偏った食事内容になるのを避けるように，できるだけ一人きりの食事にならないように子どもの食事に目を向けていかなければならない．

（b）朝食欠食

近年のライフスタイルの変化により就寝時間が遅くなっている．早寝早起きにより食欲が増すので，就寝時間が遅くならないようにしたい．朝食を欠食すると，

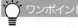
ワンポイント

してはいけない，箸の使い方
箸渡し：はさんだ料理を，箸から箸へ渡すこと．
涙箸：箸の先から汁をポタポタ落とすこと．
探り箸：食器の中をかき回し，箸で中身を探ること．
ねぶり箸：箸についたものを口でなめて取ること．
かき箸：食器の縁に口をあてて，箸で料理をかき入れること．
迷い箸：どの料理を取るか迷い，箸を料理の上で行ったり来たりさせ，迷うこと．
刺し箸：食べ物を突き刺して取ること．
寄せ箸：箸を使って食器を寄せたり，押したりすること．
握り箸：棒を握るように箸を握ること．

ワンポイント

朝食の欠食率
調査を実施した日（任意の日）において朝食を欠食した者の割合．図9.2参照．「欠食」とは下記の3つの合計である．
・食事をしなかった場合．
・錠剤などによる栄養素の補給，栄養ドリンクのみの場合．
・菓子，果物，乳製品，嗜好飲料などの食品のみを食べた場合．

7章

・栄養のバランスが崩れ，生活習慣病を引き起こすことにもなる.

・体温が上がらず，身体活動の低下がみられる.

・ブドウ糖が脳に十分に供給されず，集中力の低下がみられる.

・生体リズムが乱れる.

などの弊害が生じる. また，習慣化され，その後もずっと欠食が続くこともある.

(c) 夕食，夜食

夜遅くに食事をすると，就寝時間が遅くなり，朝食を欠食することにもなる. 生活リズムが不規則になり，体調を壊す原因になりかねない. また，脂肪や糖質の過剰摂取は，肥満や脂質異常症などの生活習慣病や虫歯の原因にもなる. しかし，遅く夕食を摂る子どもは増加する傾向にある（図7.3）.

夜食を摂取する際は，できるだけエネルギーの過剰摂取にならないものを，また不足しがちなカルシウムやビタミンを補えるようなものが望ましい.

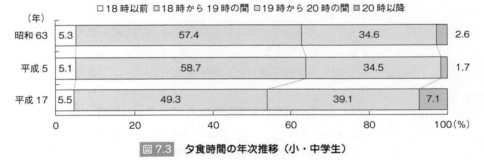

□18時以前 ■18時から19時の間 ■19時から20時の間 ■20時以降

(年)				
昭和63	5.3	57.4	34.6	2.6
平成5	5.1	58.7	34.5	1.7
平成17	5.5	49.3	39.1	7.1

図7.3 夕食時間の年次推移（小・中学生）

(d) 偏食

子どもの嗜好に偏った食事を続けると，過剰栄養，栄養不足といった問題が生じる. 子どもが好き嫌いなく何でも食べられるよう，見守っていく必要がある.

(8) 心の問題

学童期はめざましい精神発達を遂げる時期である. 幼児期と比べ，協調性が育まれ，友だちとのやり取りも上手になる. また，理解力，記憶力，創造力が発達する.

学校では友だちとグループをつくって遊んだりして，信頼関係を形成する. しかし，裏切られたりすると，傷つきやすい面がある.

(9) 学校給食

学校給食の目的は，学校給食法の第1条に次のように定められている.

「この法律は，学校給食が児童および生徒の心身の健全な発達に資するものであり，かつ，児童および生徒の食に関する正しい理解と適切な判断

力を養う上で重要な役割を果たすものであることにかんがみ，学校給食および学校給食を活用した食に関する指導の実施に関し必要な事項を定め，もって学校給食の普及充実および学校における食育の推進を図ることを目的とする.」

また学校給食法の第2条では，「学校給食を実施するにあたつては，義務教育諸学校における教育の目標を実現するために，次に掲げる目標が達成されるよう努めなければならない」と述べられ，下記のような目的があげられている.

1．適切な栄養の摂取による健康の保持増進を図ること.

2．日常生活における食事について正しい理解を深め，健全な食生活を営むことができる判断力を培い，および望ましい食習慣を養うこと.

3．学校生活を豊かにし，明るい社交性および協同の精神を養うこと.

4．食生活が自然の恩恵の上に成り立つものであることについての理解を深め，生命および自然を尊重する精神並びに環境の保全に寄与する態度を養うこと.

5．食生活が食にかかわる人びとのさまざまな活動に支えられていることについての理解を深め，勤労を重んずる態度を養うこと.

6．わが国や各地域の優れた伝統的な食文化についての理解を深めること.

7．食料の生産，流通および消費について，正しい理解に導くこと.

学校給食実施基準については，厚生労働省が定める日本人の食事摂取基準（2020年版）を参考とし，その考え方を踏まえるとともに，文部科学大臣が児童または生徒の健康の増進および食育の推進を図るために，望ましい栄養量を算出したものである. なお，この基準は児童生徒の1人1回あたりの全国的な平均値を示したものであるから，適用にあたっては1人ひとりの児童生徒の健康状態および生活活動の実態ならびに地域の実情などに十分配慮し，弾力的に適用する（表7.4，表7.5）.

食品構成については，「学校給食摂取基準」を踏まえつつ，多様な食品を適切に組み合わせて，食に関する指導や食事内容の充実を図る. また，各地域の実情や家庭における食生活の実態を把握し，日本型食生活の実践，わが国の伝統的な食文化の継承について十分配慮する.

さらに，「食事状況調査」の結果によれば，学校給食のない日はカルシウム不足が顕著であり，カルシウム摂取に効果的である牛乳などの使用に配慮する. なお，家庭の食事においてカルシウムの摂取が不足している地域では，積極的に牛乳，乳飲料，乳製品，小魚についての使用に配慮する.

学校給食の食事内容については，学校における食育の推進を図る観点から，学級担任，栄養教諭らが給食時間はもとより各教科などにおける食に関する指導に学校給食を活用した指導が行えるよう配慮する.

ワンポイント

地産地消

地域でつくられたものを地域で消費すること. 近年，学校給食においても地産地消が広がりつつある. 地元の食材について知識を深めることは，子どもたちにとっても非常に有益で大切なことである.
【小学校給食献立例】（愛知県海部郡蟹江町）
「愛知を食べる食育の日」給食
・ごはん
・手づくりみそカツ
・キャベツときゅうりの香り漬
・れんこんボールのすまし汁
・愛知ミルクプリン
・牛乳

ワンポイント

学校給食の種類

完全給食…パンまたは米飯，ミルク，おかず
補食給食…ミルクとおかず
ミルク給食…ミルクのみ

表 7.4　1 日の栄養基準量に対する学校給食の割合

エネルギー	文部科学省が毎年実施する学校保健統計調査の平均身長から求めた標準体重と身体活動レベルのレベルⅡ（ふつう）を用いて，推定エネルギー必要量の 3 分の 1 を算出したところ，昼食必要摂取量の中央値との差も少なく四分位範囲内であるため，学校保健統計調査により算出したエネルギーを基準値とした. なお，性別，年齢，体重，身長，身体活動レベルなど，必要エネルギーには個人差があることから，成長曲線に照らして成長の程度を考慮するなど，個々に応じて弾力的に運用することが求められる.
たんぱく質	「食事摂取基準」の目標量を用いて，学校給食による摂取エネルギー全体の 13 〜 20％を基準値とした
脂質	「食事摂取基準」の目標量を用いて，学校給食による摂取エネルギー全体の 20 〜 30％を基準値とした
ナトリウム（食塩相当量）	「食事摂取基準」の目標量の 3 分の 1 未満を基準値とした
カルシウム	「食事摂取基準」の推奨量の 50％を基準値とした
マグネシウム	「昼食必要摂取量」を算出すると，小学生は「食事摂取基準」の推奨量の 3 分の 1 程度を，生徒については 40％を基準値とした
ビタミン A	推奨量の 40％
ビタミン B₁	推奨量の 40％
ビタミン B₂	推奨量の 40％
ビタミン C	推奨量の 3 分の 1
食物繊維	「食事摂取基準」の目標量の 40％以上
亜鉛	推奨量の 3 分の 1

令和 3 年，「学校給食実施基準の一部改正について」.

表 7.5　児童または生徒 1 人 1 回あたりの学校給食摂取基準

区分	基準値			
	児童(6〜7 歳)の場合	児童(8〜9 歳)の場合	児童(10〜11 歳)の場合	児童(12〜14 歳)の場合
エネルギー（kcal）	530	650	780	830
たんぱく質（%）	学校給食による摂取エネルギー全体の 13 〜 20％			
脂質（%）	学校給食による摂取エネルギー全体の 20 〜 30％			
ナトリウム（食塩相当量）（g）	1.5 未満	2 未満	2 未満	2.5 未満
カルシウム（mg）	290	350	360	450
マグネシウム（mg）	40	50	70	120
鉄（mg）	2	3	3.5	4.5
ビタミン A（μgRAE）	160	200	240	300
ビタミン B₁（mg）	0.3	0.4	0.5	0.5
ビタミン B₂（mg）	0.4	0.4	0.5	0.6
ビタミン C（mg）	20	25	30	35
食物繊維（g）	4 以上	4.5 以上	5 以上	7 以上

（注）1　表に掲げるもののほか，亜鉛についても示した摂取について配慮すること.
亜鉛…6 歳〜 7 歳：2 mg，8 歳〜 9 歳：2 mg，10 歳〜 11 歳：2 mg，12 歳〜 14 歳：3 mg.
（注）2　この基準は全国的な平均値を示すものであるから，適用にあたっては，個々の健康状態および生活活動等の実態並びに地域の実情等に十分配慮し，弾力的に運用すること.
（注）3　献立の作成にあたっては，多様な食品を適切に組み合わせるよう配慮すること.
文部科学省，「学校給食実施基準の一部改正について」，別紙学校給食実施基準，（2021）.

1. 献立に使用する食品や献立のねらいを明確にした献立計画を示すこと.
2. 各教科などの食に関する指導と意図的に関連させた献立作成とすること.
3. 地場産物や郷土に伝わる料理を積極的に取り入れ，児童生徒が郷土に関心を寄せる心を育むとともに，地域の食文化の継承につながるよう配慮すること.
4. 児童・生徒が学校給食を通して，日常または将来の食事づくりにつなげることができるよう，献立名や食品名が明確な献立作成に努めること.
5. 食物アレルギーなどのある児童生徒に対しては，校内において校長，学級担任，養護教諭，栄養教諭，学校栄養職員，学校医などによる指導体制を整備し，保護者や主治医との連携を図りつつ，可能な限り，ここの児童・生徒の状況に応じた対応に努めること.なお，実施にあたっては公益財団法人日本学校保健会で取りまとめられた「学校生活管理指導表（アレルギー疾患用）」および「学校のアレルギー疾患に対する取り組みガイドライン」を参考とすること.

献立作成にあたっては，常に食品の組み合わせ，調理方法などの改善を図るとともに，児童生徒の嗜好の偏りをなくすよう配慮する.

1. 魅力あるおいしい給食となるよう，調理技術の向上に努めること.
2. 食事は調理後，できるだけ短時間に適温で提供すること.調理にあたっては，衛生・安全に十分配慮すること.
3. 家庭における日常の食生活の指標になるように配慮すること.

特別支援学校における児童・生徒に対する食事の管理については，家庭や寄宿舎における食生活や病院における食事と密接に関連していることから，学級担任，栄養教諭，学校栄養職員，養護教諭，学校医，主治医および保護者などの関係者が連携し，共通理解を図りながら，児童生徒の生活習慣全体を視野に入れた食事管理に努めること.

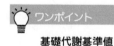 ワンポイント

基礎代謝基準値

基礎代謝基準値（kcal/kg体重／日）は年齢とともに低くなる.

年齢（歳）	男性	女性
1〜2	61.0	59.7
3〜5	54.8	52.2
6〜7	44.3	41.9
8〜9	40.8	38.3
10〜11	37.4	34.8
12〜14	31.0	29.6
15〜17	27.0	25.3

3 学童期の食事摂取基準

（1）エネルギー

成長が著しい時期であるため，エネルギー蓄積量を考慮する.6歳以上は身体活動レベルを3区分（身体活動レベルⅠ，Ⅱ，Ⅲ）としている.学童期は積極的に運動し，エネルギー消費を促して肥満防止や丈夫な身体づくりに努める.

身体活動レベル	I	II	III
6 〜 7 歳	1.35	1.55	1.75
8 〜 9 歳	1.40	1.60	1.80
10 〜 11 歳	1.45	1.65	1.85

推定エネルギー必要量は

1 日の基礎代謝量 × 身体活動レベル ＋ エネルギー蓄積量

として求める.

推定エネルギー必要量（kcal/日）

（男性）

身体活動レベル	I	II	III
6 〜 7 歳	1,350	1,550	1,750
8 〜 9 歳	1,600	1,850	2,100
10 〜 11 歳	1,950	2,250	2,500

（女性）

身体活動レベル	I	II	III
6 〜 7 歳	1,250	1,450	1,650
8 〜 9 歳	1,500	1,700	1,900
10 〜 11 歳	1,850	2,100	2,350

（2）たんぱく質

身体の成長のため，たんぱく質の蓄積量を考慮する.

推定平均必要量算定の参照値（g/kg体重 / 日）

＝（たんぱく質維持必要量 ÷ 利用効率 × 100）＋（たんぱく質蓄積量
÷ 蓄積効率 × 100）

推定平均必要量（g/ 日）＝ 推定平均必要量算定の参照値（g/kg体重/ 日）
× 参照体重（kg）

〔推奨量（g/ 日）＝ 推定平均必要量（g/ 日）× 1.25（推奨量算定係数）〕

たんぱく質　推奨量（g/ 日）

	男性	女性
6 〜 7 歳	30	30
8 〜 9 歳	40	40
10 〜 11 歳	45	50

（3）脂質

脂質は総エネルギー摂取量に占める脂肪エネルギー比率で表され，20
〜 30%とされている.

（4）食物繊維

小児においてよく見られる健康障害として，便秘がある. 高食物繊維の
摂取が便秘の改善に効果があるという報告もあるが，目標量を設定するの
は難しいと考えられる.

小児期の食生活はその後の食習慣にもある程度影響し，成人後の循環器
疾患の発症などに影響があるともいわれている. 小児における摂取量の評
価は難しく，摂取実態についても明らかにされていないため，目標量を算
定する根拠が乏しい. 日本人の食事摂取基準（2020 年版）では，3 〜 17
歳は，成人と同じ方法で目標量を算出した.

食物繊維　目標量（g/ 日）

	男性	女性
6 〜 7 歳	10 以上	10 以上
8 〜 9 歳	11 以上	11 以上
10 〜 11 歳	13 以上	13 以上

学童期

ビタミン A 推奨量（μgRAE/日）

	男性	女性
6 〜 7 歳	400	400
8 〜 9 歳	500	500
10 〜 11 歳	600	600

外挿

いくつかの結果が直線関係をつくるとき，結果がまだわからない部分もその直線上にあるとして，直線の一番遠い点と，その点から最も近い点がつながるように推定する場合をいう．

カルシウム推奨量（mg/ 日）

	男性	女性
6 〜 7 歳	600	550
8 〜 9 歳	650	750
10 〜 11 歳	700	750

鉄 推奨量（mg/ 日）

	男性	女性
6 〜 7 歳	5.5	5.5
8 〜 9 歳	7.0	7.5
10 〜 11 歳	8.5	8.5 （月経あり 12.0）

（5）ビタミン A

　男子，女子それぞれの成人の推定平均必要量をもとに，成長因子を考慮し，体重比の 0.75 乗を用いる式によって外挿して，推定平均必要量を算出した．

　推奨量は小児についても個人間変動を 20% と見込み，推奨量 ＝ 推定平均必要量 × 1.4 として算定している．

（6）カルシウム

　骨の発育の著しい時期なので，積極的なカルシウムの摂取を心がける．

（7）鉄

　女性では，月経開始により鉄の需要が増大する．

（8）献立作成上の注意点

・小魚，牛乳などカルシウムの豊富な食品を利用する．
・鉄分の多い食品を積極的に利用する．
・食物繊維の豊富な食品を使う（便秘予防と顎の発達を良くするため）．
・脂質や糖分の摂り過ぎに注意する．

◆ 練 習 問 題 ◆

p. 94 〜 96 を復習したら， ←
付録小冊子もみてみよう．

7 章

1　学童期の栄養に関する記述である．正しいのはどれですか．2 つ選びなさい．
　（1）間食は推定エネルギー必要量の 10% 程度とする．
　（2）学童期の推定エネルギー必要量の算出にはエネルギー蓄積量を加える必要はない．
　（3）学童期の貧血の多くは鉄欠乏性の単純性貧血である．
　（4）学童期の脂肪エネルギー比は目標量を 30 〜 35% としている．

2 学童期の栄養に関する記述である．正しいのはどれですか．2つ選びなさい．
(1) 学童期の肥満は成人肥満に移行しやすい．
(2) 学童期は，消化機能がまだ未発達である．
(3) 学童期には間食は必要ない．
(4) 学童期の偏食は栄養上問題ない．

3 学童期の栄養に関する記述である．正しいのはどれですか．2つ選びなさい．
(1) ローレル指数は学童期の肥満判定に用いられる．
(2) 学童期には鉄の需要は減少する．
(3) 学童期は基礎代謝基準値が成人期より高い．
(4) 学童期の朝食の欠食はほとんどみられない．

4 学童期の栄養に関する記述である．正しいのはどれですか．2つ選びなさい．
(1) 女子の成長のピークの時期は，男子よりも早い．
(2) 学童期の肥満には，運動よりも食事制限が大切である．
(3) 男女とも食物繊維の目標量は 30 g/ 日である．
(4) ダイエット志向の影響により鉄欠乏性貧血の危険性が高まる．

5 学童期の栄養に関する記述である．正しいのはどれですか．2つ選びなさい．
(1) 男子の発育ピークは 12 ～ 14 歳ごろである．
(2) 学童期には発育の個人差は大きくない．
(3) 永久歯が生えそろうのは 12 歳ごろである．
(4) 女子の第二次発育急進期は 8 歳ごろである．

6 学校給食に関する記述である．正しいのはどれですか．2つ選びなさい．　→ p. 91 ～ 94 参照
(1) エネルギーは食事摂取基準の 50% である．
(2) たんぱく質は食事摂取基準の 33% である．
(3) 食物繊維は食事摂取基準の目標量の 40% 以上である．
(4) ビタミン C は食事摂取基準の 33% である．

7 学校給食に関する記述である．正しいのはどれですか．2つ選びなさい．
(1) ビタミン B_1 と B_2 は食事摂取基準の 40% である．
(2) ナトリウムは食事摂取基準の 50% 未満である．
(3) 学校給食の基準値には年齢区分はない．
(4) 脂肪エネルギー比率は 20 ～ 30% である．

学童期

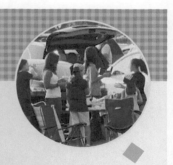

8章

思春期

・・・・・・・・・ CHAPTER GUIDANCE & KEYWORD ・・・・・・・・・

**8章で
学ぶこと**

　　思春期とは9歳ごろから18歳ごろの時期をいいます．第二次性徴が始ま
り，生殖機能が整い，心身ともに大きな成長を遂げる時期です．
　　また，自我の確立するころで，精神的に敏感な時期ともいえます．やせ願
望から摂食障害を引き起こしたり，生活リズムの乱れから過食，偏食により
肥満となることも問題視されています．
　　この章では，上記のように精神的にも肉体的にも成長が著しく，さまざま
な問題を抱える思春期の食事，栄養管理の方法について学びます．

**8章の
キーワード**

☐ 第二次性徴　☐ 肥満　☐ やせ　☐ 摂食障害　☐ 貧血
☐ 神経性やせ症　☐ 生活習慣の乱れ　☐ 朝食欠食　☐ 間食
☐ 起立性調節障害

1　思春期の特性

（1）第二次性徴

　　思春期に**視床下部**からの性腺刺激ホルモン放出ホルモンの増加が生じ，
下垂体より性腺刺激ホルモンが分泌される．これらのホルモンの作用によ
り，身体にみられるさまざまな形質を**第二次性徴**という．
　　男性では精巣が発達し，**テストステロン**，**アンドロゲン**が分泌され，前
立腺が発達し，ひげや陰毛，腋毛が生えて，声帯の発達による声変わり，
骨格筋の発達などがみられる．精巣では精子が産生される．女性では卵巣
が発達し，**エストロゲン**が分泌される．卵巣が発達すると月経が始まり，

 ワンポイント

男性ホルモンと女性ホルモン
男性ホルモン：テストステロン，
アンドロゲン
女性ホルモン：エストロゲン，
プロゲステロン

子宮などの生殖器官が発達する．また，黄体形成ホルモン（プロゲステロン）の分泌量が増加する．これら女性ホルモンの影響により，女性らしいまるみをおびた体になり，乳房の発達，陰毛の発生，皮下脂肪の沈着などがみられる．卵巣，卵管，子宮なども発達する．

(2) 月経開始（初潮）

11 ～ 14 歳ごろにみられることが多い．個人差があり，早い場合は 8 歳ごろ，遅い場合で 16 歳ごろのこともある．

近年，初潮の年齢が早くなる傾向にあり，これは現代の食生活が豊かになり体格が向上していることが影響している．

(3) 成長急伸

女子は 9 ～ 11 歳ごろ，男子は 11 ～ 13 歳ごろに身長，体重の著しい増加がみられる．

2 栄養状態の評価

資料：児童生徒の健康診断マニュアル（日本学校保健会平成18年度改定）

栄養不良または肥満・やせ傾向は，**身長別標準体重**（表8.1）をもとに肥満度を算出する．

肥満度(%) ＝〔実測体重(kg) － 身長別標準体重(kg)〕/ 身長別標準体重(kg) × 100%

　　　　　＋ 20%以上　肥満傾向

　　　　　－ 20%以下　やせ傾向

　　　　　＋ 20%以上 30%未満　軽度の肥満傾向

　　　　　＋ 30%以上 50%未満　中等度の肥満傾向

　　　　　＋ 50%以上　高度の肥満傾向

15 歳以上では，BMI を用いる．

BMI ＝ 体重(kg) ÷ 身長(m)^2

やせは BMI18.5 未満，肥満は BMI 25 以上で判定する．

3 思春期の疾患と食習慣の形成

(1) 身体活動

身体活動も個人により大きな差がみられる．部活動などでスポーツをする場合は，かなりの運動量を行うことになる．激しいスポーツをする場合

| 表 8.1 | 身長別標準体重を求める係数と計算式 |

〈男子〉

係数 年齢	a	b
5	0.386	23.69
6	0.461	32.382
7	0.513	38.878
8	0.592	48.804
9	0.687	61.390
10	0.752	70.461
11	0.782	75.106
12	0.783	75.642
13	0.815	81.348
14	0.832	83.695
15	0.766	70.989
16	0.656	51.822
17	0.672	53.642

〈女子〉

係数 年齢	a	b
5	0.377	22.750
6	0.458	32.079
7	0.508	38.367
8	0.561	45.006
9	0.652	56.992
10	0.730	68.091
11	0.803	78.846
12	0.796	76.934
13	0.655	54.234
14	0.594	43.264
15	0.560	37.002
16	0.578	39.057
17	0.598	42.339

＊身長別標準体重 ＝ a ×実測身長（cm）－ b

は，男子にもスポーツ性貧血がみられることがある．

　反対に，受験勉強などにより運動量が減少すると，エネルギーの過剰摂取となり，体重が増加しやすい．

（2）食習慣

　夜更かしをしたり，食事の習慣や生活のリズムが崩れやすい時期である．やせ願望から，肥満への恐怖感をもち，過度のダイエットを行い，拒食症に陥るケースがみられる．また，運動不足による肥満傾向を引き起こしやすい．

　食べ過ぎと運動不足から子どもの肥満が増加し，糖尿病や脂質異常症，高血圧などの生活習慣病も増加している．成長の著しい大事な時期であるので，思春期を健康に過ごせるよう，正しい食教育を行い，理解を促す必要がある．

（3）思春期貧血

　著しい成長を遂げる成長期においては鉄の需要が増加する．食事による供給が間に合わないと鉄欠乏性貧血を起こす．女性では月経による貧血もみられる．思春期の男女の食生活に対する意識を改善していかなければならない．

 ワンポイント

ダイエットと無月経

ダイエットによりエネルギー摂取量が減少すると，生命維持に必要な部分でのエネルギー利用が優先になる．よって生命の危機にまでおよばない生殖機能は低下し，無月経を引き起こす．また，過食においても無月経を起こすことがある．
過度の食事制限をすると摂食障害を起こしかねない．適度な運動，適切な食事を心がけるべきである．

思春期の肥満

思春期の肥満では脂肪細胞数の増加と，脂肪細胞の肥大が問題になる．

101

ヘモグロビン

赤血球に含まれる血色素である. 鉄を含む「ヘム」とたんぱく質である「グロビン」から成り, 酸素を運搬する. 鉄分が不足するとヘモグロビンが十分つくれなくなり, 酸素も供給されにくくなる. 酸素の量が不足するため, 動悸や息切れなどの酸欠症状が出る. 急激な成長による血液の増加や月経により, 思春期には鉄欠乏症貧血が多くみられる.

眼精疲労

目をよく使う仕事などをすると, 疲労が著しく, 休息しても十分回復しない. 目のかすみや頭痛, 肩こりなどを自覚する状態.

ワンポイント

神経性やせ症

神経性食思不振症ともいう.

たとえば, ファストフードなどの外食, お菓子などの嗜好品を自由に選択する機会が増えるが, 甘いもの, 揚げものを避けるなど, エネルギーの過剰摂取にならないように意識をもつ必要がある.

また, 欠食, 過度のダイエットや偏食をしないよう, バランスのとれた食生活が大切な時期である. 卵, レバー, ほうれん草などの鉄分を多く含んだ食品を積極的に摂取するように努める.

(4) 虫歯

自分の好みのものを自由に食べる傾向がみられ, 歯みがきがおろそかになりがちである. 適切な食習慣を身につけ, 食べたあとの歯みがきを徹底して行うようにする.

(5) 視力低下

受験勉強やテレビゲームを続けたり, 長時間スマートフォンを使用したり, パソコンに向かったりすると, 眼精疲労が起こりやすく, 視力低下が進みやすい. 照明や環境を改善し, 気分転換をはかりながら目を休め, あまり目を酷使し過ぎないようにする.

(6) 神経性やせ症

摂食障害は思春期の代表的な疾患で, 神経性やせ症と神経性過食症の2つに分かれる. 神経性やせ症の定義を示す (表8.2).

友だち関係や家庭内のトラブル, 学校の成績などの問題を多く抱える時期で, 近年増加傾向にある. 自分では病気であるという認識がなく, やせているのに活動的であることが特徴である. 大人に成長することへの反発や, 成長し大人の体形に近づく体の変化による肥満への恐怖, やせ願望などが根底にあると考えられる.

女性に多くみられ, ひどくなると無月経となり, 死に至る例もある.

【おもな症状】

・体重減少

・無月経

・活動性の上昇, 睡眠障害

・抑うつ症状

・自傷行為

・手掌, 足底の黄染 (高カロテン血症)

・低血圧

・低体温

・徐脈 (心拍数が遅くなること)

・便秘, 腹痛

表8.2　神経性やせ症の診断基準
1　標準体重の−20％以上のやせ
2　やせがある時期に始まり，3か月以上持続
3　発症年齢が30歳以下
4　女性
5　無月経
6　食行動の異常（不食，多食，かくれ食い）
7　体重に対するゆがんだ考え（やせ願望）
8　活動性の亢進
9　病識が乏しい
10　除外規定（以下の疾患を除く） 　　A　やせをきたす器質性疾患　　　B　精神分裂病，うつ病，単なる心因反応
1と2，10を満たすものを広義の神経性食欲不振症とする．全項目を満たすものは狭義の神経性やせ症とする．

（注）　日本精神神経学会は，2002（平成14）年に「精神分裂症」から「統合失調症」へ疾患名を変更している．
厚生省特定疾患・神経性食思不振症調査研究班．

・電解質異常，とくに低カリウム血症

【治療】

　原因となる悩みの解決に結びつくよう，心理的要因を探るためにカウンセリングを行う．生命に危険がある場合は，経管栄養を行う．バランス良く食事を摂取するように指導し，生活の充実につながるような援助をしていく．

(7) 起立性調節障害（起立性低血圧）

　自律神経機能失調の一種である．**自律神経**とは，不随意的に各臓器を調節することにより**ホメオスタシス**を維持する機能を果たす神経系である．**交感神経系**と**副交感神経系**の2種類があり，この2つの神経系が不安定になるため，めまい，立ちくらみ，動悸，息切れ，倦怠感，頭痛などが起こる．とくに，心と体が大人へと成長する思春期の女子に多い．心身の両面からのケアが必要である．

(8) 食事の重要性，生活習慣

　部活動や塾通いなどで帰宅が遅くなり，夜型の生活になる傾向がみられ，個々別々の生活リズムとなる．家族とのコミュニケーションが不足しがちとなる．また，行動範囲も広がり，自由にコンビニエンスストアで飲んだり，食べたりして嗜好中心の食生活になると，栄養摂取に偏りがみられる．その影響により，摂取エネルギー過剰による肥満など生活習慣病の発症が懸念される．

① 朝食欠食

　放課後の塾通いや部活動などにより夕飯が遅くなり，朝早く起きること

 ワンポイント

神経の分類
・体性神経
・自律神経：交感神経と副交感神経がある．p. 168も参照．

Q　思春期の女子に関する記述である．正しいのはどれですか．

（1）カルシウム蓄積速度は思春期後半に最大となる．

（2）思春期前に比べ，エストロゲンの分泌は減少する．

（3）思春期前に比べ，皮下脂肪量は減少する．

（4）貧血の多くは巨赤芽球性貧血である．

（5）思春期前に比べ，卵胞刺激ホルモン（FSH）の分泌は増加する．

第 32 回管理栄養士国家試験（2018 年）より改変

A　（5）

（1）思春期前半ごろに最大となる．

（2）エストロゲンの分泌は増加する．

（3）皮下脂肪量は増加する．

（4）思春期の貧血の多くは鉄欠乏性貧血である．

ができず，朝食を食べないまま学校へ登校している子どもも少なくない．

　朝食を食べないと，活力がなくなり，集中力も低下するので，朝食を欠食することはないよう心がけたい．

② 間食

　スーパーマーケットやコンビニエンスストアで購入した間食を摂取し過ぎると，栄養過剰になりがちである．高エネルギー・高脂質のもの，糖分の多い間食は控えるように心がける．

4　思春期の食事摂取基準

　成長のためには，たんぱく質，カルシウムなど体をつくる栄養素が欠かせない．成長に伴い，筋肉量，血液量の増大があるため，身体の発達に対応したエネルギー量を摂取し，適切な栄養補給が必要である．

　思春期は将来，自分の身体の健康を維持していくための知識，自己管理能力を身につけていかなければならない時期でもある．

　次に思春期の食事摂取基準について述べる．

（1）エネルギー

　一生のなかでとくに急速に，身体的な発達を遂げる時期で，それに見あった多くのエネルギー摂取量が必要になる．

　推定エネルギー必要量
＝ 基礎代謝量（kcal/ 日）× 身体活動レベル ＋ エネルギー蓄積量（kcal/ 日）
（基礎代謝量 ＝ 基礎代謝基準値 × 参照体重）

（2）炭水化物

　炭水化物エネルギー比は，50 ～ 65% とする．

（3）たんぱく質

　筋肉量の増加など発育が非常に盛んな時期なので，良質のたんぱく質の摂取を心がける．

　推定平均必要量算定の参照値（g/kg体重 / 日）
＝（たんぱく質維持必要量 ÷ 利用効率 × 100）＋（たんぱく質蓄積量 ÷ 蓄積効率 × 100）
　推定平均必要量（g/ 日）＝ 推定平均必要量算定の参照値（g/kg体重 / 日）× 参照体重（kg）
〔推奨量（g/ 日）＝ 推定平均必要量（g/ 日）× 1.25（推奨量算定係数）〕

　たとえば，12 ～ 14 歳男子の場合でたんぱく質推奨量を考えてみよう．

　12 ～ 14 歳男子の維持必要量 ＝ 0.67 g/kg/ 日
　利用効率 ＝ 80%，蓄積量 ＝ 0.039/g/kg/ 日
　蓄積効率 ＝ 40%，参照体重 ＝ 49.0 kg
　12 ～ 14 歳男子の推定平均必要量
＝（0.67/80 × 100 ＋ 0.039/40 × 100）× 49.0 ≒ 45.9 → 50 g/ 日
12 ～ 14 歳男子の推奨量 ＝ 45.9 × 1.25 ≒ 57.3 g/ 日 → 60 g/ 日

身体活動レベル

	I	II	III
12 ～ 14 歳	1.5	1.7	1.9
15 ～ 17 歳	1.55	1.75	1.95

推定エネルギー必要量（kcal/ 日）

	男性	女性
12 ～ 14 歳	2,600	2,400
15 ～ 17 歳	2,800	2,300

（身体活動レベル II）

たんぱく質　推定平均必要量（g/ 日）

	男性	女性
12 ～ 14 歳	50	45
15 ～ 17 歳	50	45

たんぱく質　推奨量（g/ 日）

	男性	女性
12 ～ 14 歳	60	55
15 ～ 17 歳	65	55

12 ～ 14 歳の推定平均必要量，推奨量　（男子の場合）

年齢	参照体重（kg）	体重増加量（kg/年）	体たんぱく質（%）	たんぱく質蓄積量（g/ kg体重 / 日）	蓄積効率（%）	たんぱく質維持必要量（g/kg/ 日）	利用効率（%）	推定平均必要量（g/ 日）	推奨量（g/日）
12 ～ 14 歳	49.0	5.1	13.9	0.039	40	0.67	80	50	60

「日本人の食事摂取基準」策定検討会，日本人の食事摂取基準（2020 年版），令和元年，より作成．

(4) 脂質

脂質エネルギー比は，20 〜 30%未満とされている.

また，「日本人の食事摂取基準（2020 年版）」より，飽和脂肪酸の目標量が設定された. 目標量は，日本人が現在摂取している飽和脂肪酸量を測定し，その中央値とする. 男女共通の値として，3 〜 14 歳は 10%エネルギー，15 〜 17 歳は 8 ％エネルギーとされている.

(5) ビタミン

① ビタミン B 群

とくに思春期は摂取エネルギー量が増加するため，代謝を助ける働きをする補酵素であるビタミン B 群も不足しないようにしなければならない.

② ビタミン A

ビタミン A が不足すると視覚機能の低下（夜盲症），成長阻害，骨や神経系の発達抑制がみられ，上皮細胞の分化・増殖の障害，皮膚の乾燥などを起こす.

また過剰摂取により，頭痛，脱毛などの過剰症がみられるので，耐容上限量が設定されている.

③ ビタミン D

小腸や腎臓でのカルシウムとリンの吸収促進と，骨形成にかかわる. 過剰摂取により高カルシウム血症や腎障害，軟組織の石灰化障害が起こることがあるため，耐容上限量が設定されている.

(6) カルシウム

思春期はカルシウムの蓄積量が非常に高い. この時期にとくにカルシウムを積極的に摂取し，骨密度を高め，運動をしっかり行うことが骨粗鬆症の予防策となる.

思春期に無理なダイエットを行うと，十分な栄養補給ができなくなり，将来に備えた強い骨づくりができなくなる可能性がある.

骨量が最も蓄積される時期は，男子で 13 〜 16 歳，女子で 11 〜 14 歳で，とくに思春期前半にカルシウム蓄積速度は最大になり，この 2 年間に最大骨量の 1/4 が蓄積される.

(7) カリウム

3 〜 5 歳児のカリウム摂取量の平均値が，男子 1,785 mg，女子 1,676 mg という研究報告をうけ，この値を考慮して 3 〜 17 歳では，成人と同じ方法で目標量を算出した. ただし，算出された目標量よりも現在の平均摂取量が多い場合には，その量を目標量としている.

飽和脂肪酸(%エネルギー)目標量

	男女共通
12 〜 14 歳	10 以下
15 〜 17 歳	8 以下

💡 ワンポイント

カルシウムの蓄積がもっとも多くみられる時期

男子…13.4 歳（平均±標準偏差）は 359 ± 82 mg/ 日
女子…11.8 歳（平均±標準偏差）は 284 ± 59 mg/ 日

カルシウム（mg/ 日）推奨量

	男性	女性
12 〜 14 歳	1,000	800
15 〜 17 歳	800	650

カリウム（mg/ 日）目標量

	男性	女性
12 〜 14 歳	2,400 以上	2,400 以上
15 〜 17 歳	3,000 以上	2,600 以上

8 章

（8）献立作成上の注意点

・貧血防止のため，鉄分を十分確保できるようにする.
・良質のたんぱく質を摂取する.
・ビタミンの豊富な緑黄色野菜，果物を豊富に取り入れる.

◆ 練 習 問 題 ◆

1　思春期の栄養に関する記述である．正しいのはどれですか．2つ選びなさい.
　(1)　摂食障害はとくに女性に多くみられる.
　(2)　生活リズムの乱れから過食，偏食により肥満となることが懸念されている.
　(3)　思春期の女子には皮下脂肪がつきにくい.
　(4)　思春期の男子に起立性調整障害が起こりやすい.

→ p. 104 〜 105 をよく復習しよう.

2　思春期の栄養に関する記述である．正しいのはどれですか．2つ選びなさい.
　(1)　思春期にはダイエット志向はなくなる.
　(2)　間違ったダイエットによるやせや，運動不足による肥満傾向を引き起こしやすい.
　(3)　朝食を食べないと，集中力が低下する.
　(4)　お菓子など，糖分の多い間食をしっかりと摂取するべきである.

→ p. 100 〜 104 をよく復習しよう.

3　思春期の栄養に関する記述である．正しいのはどれですか．2つ選びなさい.
　(1)　過度なダイエットにより無月経を起こすことがある.
　(2)　運動能力も高まり，筋肉量も増える時期なので，脂質を十分摂取する.
　(3)　思春期は嗜好重視の食事をしてもよい.
　(4)　朝食の欠食がみられる.

→ p. 100 〜 104 をよく復習しよう.

4　思春期の栄養に関する記述である．正しいのはどれですか．2つ選びなさい.
　(1)　拒食症により食事摂取量が減ることが原因で，貧血をきたすことがある.
　(2)　思春期の男子には貧血はみられない.
　(3)　男子の第二次性徴は，女子よりも2年ほど早い.
　(4)　成長がめざましく，食欲が旺盛になる時期である.

→ p. 100 〜 104 をよく復習しよう.

p. 101 〜 104 をよく←
復習しよう.

5 思春期の栄養に関する記述である. 正しいのはどれですか. 2 つ選びなさい.
(1) カルシウムの蓄積量が増加する時期である.
(2) 成長が著しく, 基礎代謝量が高い.
(3) 心身ともに自立する時期なので, 食事は嗜好にまかせるとよい.
(4) 思春期にはやせ願望はみられなくなる.

p. 100 〜 104 をよく←
復習しよう.

6 思春期に関する記述である. 正しいのはどれですか. 2 つ選びなさい.
(1) 過度のダイエットから拒食症に陥ることがある.
(2) 著しい鉄の需要の増大により, 鉄欠乏性貧血を起こすことがある.
(3) 思春期の肥満は, 糖尿病などの生活習慣病にはつながらない.
(4) 過度のダイエットにより骨密度の上昇がみられる.

p. 104 〜 106 を復習したら,←
付録小冊子もみてみよう.

7 思春期の栄養に関する記述である. 正しいのはどれですか. 2 つ選びなさい.
(1) 12 〜 14 歳男性のカルシウムの推奨量は 1000 mg/ 日である.
(2) 推定エネルギー必要量 (身体活動レベル II) は, 男子では 15 〜 17 歳がもっとも低く設定されている.
(3) 思春期の脂肪エネルギー比率は, 20％以上 25％未満である.
(4) 思春期は, カルシウムの蓄積がもっとも多くみられる時期である.

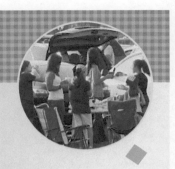

9章 成人・更年期

9章で
学ぶこと

　成人期における食事の目的は，身体活動に見合ったエネルギーおよび栄養素を摂取することです．また，適切な食生活を送ることは，生活習慣病を予防し，健康な高齢期を迎えるための基礎となります．しかし，成人期は社会生活の多様化などによって，食生活が乱れやすい時期ともいえます．

　この章では，成人期および更年期の食の特性や栄養管理のあり方を学びます．

9章の
キーワード

□ 日本人の食事摂取基準（2020年版）　□ 社会生活の多様化
□ 身体変化　□ 生活習慣病予防　□ メタボリックシンドローム
□ 女性ホルモン（エストロゲン）　□ 更年期障害　□ 骨量減少

1　成人期の特性

（1）成人期の特徴

　身体の成長のピークを過ぎる18歳ごろから，高齢期にさしかかる前の64歳までを成人期という．この時期は，一般には**青年期**（18歳から29歳），**壮年期**（30歳から49歳），**中年期**（または実年期．50歳から64歳）に分けることができる．

　青年期は，身体の成長や発達がほぼ完了し，肉体的な成熟を迎え，就職や結婚，出産や育児など社会生活の変化が大きい時期である．

　壮年期は，社会や家庭において中心的な役割を果たし，心身ともに充実した活動的な生活を送る時期であるが，反面，生活リズムの乱れや食生活

のアンバランスなど，生活習慣が乱れがちになる．また社会的な責任が重くなるため，多くのストレスにさらされ，ストレスコントロールが必要になる．40歳代になると潜在的な老化が進行し始め，体力の低下や疲労を覚え，生活習慣病を発症するリスクが高くなり始める．また，女性は40歳代半ばから月経不順になり，更年期にさしかかる．

　中年期（実年期）は高齢期の前段階でもある．加齢による身体の老化が進行し（図9.1），さまざまな生活習慣病の発症が増加する．また60歳代前後から，定年退職や子どもの独立など，社会的・家庭的な変化を迎える．老化を遅らせ，健康的な高齢期を迎えるための生活習慣が大切である．

　いずれの時期も個人差が大きいため，栄養管理を考えるにあたっては心身の状況だけでなく，生活の状態や生活習慣などを把握し，健康の維持，増進のための食生活や栄養量を考えることが重要である．

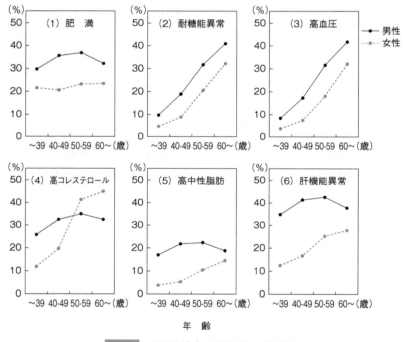

図 9.1　生活習慣病の発症状況（年代別）
「2012年　人間ドックの現況」，公益社団法人　日本人間ドック学会．

（2）成人期に必要な栄養量

　日本人の食事摂取基準（2020年版）では，成人期のエネルギーおよび栄養素の摂取基準は，18〜29歳，30〜49歳，50〜64歳の3つの年齢区分に分かれている（付録小冊子参照）．次に日本人の食事摂取基準（2020年版）に基づいて，成人期に必要なエネルギーおよび栄養素について述べる．

① エネルギー

　健康の保持・増進，生活習慣病予防の観点から，エネルギー摂取量の必要量を過不足なく充足するだけでは不十分であり，望ましいBMI（body mass index）を維持するエネルギー摂取量であることが重要である．そのため，日本人の食事摂取基準（2020年版）ではエネルギー摂取量および消費のバランスの維持を示す指標としてBMIが採用され，エネルギー摂取量の過不足の評価には，体重の変化（またはBMI）を用いることとされている．なお，参考資料として，推定エネルギー必要量が策定されている．

　エネルギーを産生する栄養素は，たんぱく質，炭水化物，脂質であり，日本人の食事摂取基準（2020年版）では，それぞれ総エネルギーに占める適切な割合（**エネルギー産生栄養素バランス**）が**目標量**として示されている（付録小冊子参照）．それぞれのエネルギー比率も考慮したうえで，栄養量を考えることが大切である．

② たんぱく質

　成人期のたんぱく質推奨量は，男性では1日65g，女性では1日50gであり，対象となる個人や集団の状態に応じて，この数値以上のたんぱく質を摂取する必要がある．耐容上限量は示されていないが，たんぱく質の過剰摂取が糖尿病や心血管疾患の発症リスク増加につながる可能性がある．生活習慣病予防の観点から，たんぱく質エネルギー比率20%未満に留めるのが適当である．

③ 脂質

　成人期では，脂質の目標量は，脂肪エネルギー比率で表されており，18歳以上のすべての年代で20%以上30%未満である．脂肪エネルギー比率が高くなると，エネルギーの摂取量が高くなり，肥満やメタボリックシンドロームなど生活習慣病の発症のリスクが高くなる．

　一方，極端な低脂肪食は脂溶性ビタミンの吸収を悪くし，十分なたんぱく質の摂取が難しいとされており，適切な脂質の摂取が望ましい．

④ 炭水化物

　炭水化物は身体活動だけではなく，脳の活動や体温の維持などのエネルギー源として体内で利用される．成人期では，炭水化物の目標量には，炭水化物エネルギー比率が用いられており，すべての年代で50%以上65%未満である．

　また，成人期では食物繊維の摂取量が不足すると，生活習慣病の発症のリスクが高くなるとされている．1日の摂取目標量は，18〜64歳未満で，男性21g以上，女性18g以上である．

⑤ ビタミン類

　ビタミンの必要量はわずかであるが，ヒトの生命活動に不可欠である．体内で特有の生理作用をもち，補酵素として炭水化物や脂質，たんぱく質

目標とするBMIの範囲（18歳以上）[1,2]

年齢（歳）	目標とするBMI（kg/m²）
18〜49	18.5〜24.9
50〜64	20.0〜24.9
65〜74[3]	21.5〜24.9
75以上[3]	21.5〜24.9

1）男女共通．あくまでも参考として使用すべきである．
2）観察疫学研究において報告された総死亡率が最も低かったBMIをもとに，疾患別の発症率とBMIの関連，死因とBMIとの関連，喫煙や疾患の合併によるBMIや死亡リスクへの影響，日本人のBMIの実態に配慮し，総合的に判断し目標とする範囲を設定．
3）高齢者では，フレイルの予防および生活習慣病の発症予防の両者に配慮する必要があることも踏まえ，当面目標とするBMIの範囲を21.5〜24.9 kg/m²とした．

成人・更年期

111

の代謝を促進させる働きがある．体内ではつくられないので，食品から摂取する必要があり，不足するとそれぞれのビタミン特有の欠乏症状を引き起こす（それぞれのビタミンの必要量については，付録小冊子参照）．

⑥ ミネラル類

ミネラル類は体内の浸透圧のバランスを保ち，神経細胞での刺激伝達などに関係している．また，骨や歯，血液など体の構成成分にもなっており，健康維持に欠かせない栄養素である．ミネラル類はビタミン同様，体内ではつくられないので，食品から摂取する必要がある．とくに，カルシウムや鉄は不足しがちなので，積極的に摂取するよう心がけることが大切である（それぞれのミネラル類の必要量については，付録小冊子参照）．

（3）成人期の食生活の特徴

成人期の栄養管理の目標は，健康の維持・増進ならびに老化の遅延である．適切なエネルギーおよび栄養素の摂取だけではなく，朝・昼・夕食のバランスや食べ方，外食の摂り方なども大切である（表 9.1）．

次に，平成 29 年国民健康・栄養調査の結果から，成人期の食生活の現状ならびに問題点について述べる．

① 栄養素など摂取状況（表 9.2，表 9.3）

成人期におけるエネルギー摂取量（平均値）の年次変化は男女とも横ばい状態である．

脂肪の摂取過剰は肥満や脂質代謝異常を引き起こすため，日本人の食事摂取基準（2020 年版）では，脂質の目標量は 18 歳以上のすべての世代で20 〜 30％（エネルギー比率）である．成人期では，男性では外食や飲酒時の酒肴（おつまみ），女性では外食や間食などで脂肪を摂取する機会も多く，注意が必要である．

1 日の必要量を充足している栄養素も多くみられるが，男女ともカルシウムや食物繊維，女性（月経あり）では鉄の摂取量が少ない．カルシウムは骨や歯の構成成分となるだけでなく，筋肉収縮や神経興奮の抑制などに関与する．とくに女性では，閉経後は骨代謝のバランスが崩れるため，骨量減少を防ぐためにも大切な栄養素である．また，食物繊維には便のかさを増やすだけではなく，コレステロールなどの吸収抑制や排泄促進など，生活習慣病の予防に有効な生理作用があるとされている．

表 9.1　健康づくりのための食生活指針

1．食事を楽しみましょう
  ・心とからだにおいしい食事を，味わって食べましょう
  ・毎日の食事で，健康寿命をのばしましょう
  ・家族の団らんや人との交流を大切に，また，食事づくりに参加しましょう

2．1 日の食事のリズムから，健やかな生活リズムを
  ・朝食で，いきいきした 1 日を始めましょう
  ・夜食や間食はとりすぎないようにしましょう
  ・飲酒はほどほどにしましょう

3．主食，主菜，副菜を基本に，食事のバランスを
  ・多様な食品を組み合わせましょう
  ・調理方法が偏らないようにしましょう
  ・手作りと外食や加工食品・調理食品を上手に組み合わせましょう

4．ごはんなどの穀類をしっかりと
  ・穀類を毎食とって，炭水化物からのエネルギー摂取を適正に保ちましょう
  ・日本の気候・風土に適している米などの穀類を利用しましょう

5．野菜・果物，牛乳・乳製品，豆類，魚なども組み合わせて
  ・たっぷり野菜と毎日の果物で，ビタミン，ミネラル，食物繊維をとりましょう
  ・牛乳・乳製品，緑黄色野菜，豆類，小魚などで，カルシウムを十分にとりましょう

6．食塩や脂肪は控えめに
  ・塩辛い食品を控えめに，食塩は 1 日の摂取量を男性は 9 g 未満，女性は 7.5 g 未満を目指しましょう．
  ・脂肪のとりすぎをやめ，動物，植物，魚由来の脂肪をバランスよくとりましょう
  ・栄養成分表示を見て，食品や外食を選ぶ習慣を身につけましょう

7．適正体重を知り，日々の活動に見合った食事量を
  ・太ってきたかなと感じたら，体重を量りましょう
  ・普段から意識して身体を動かすようにしましょう
  ・美しさは健康から．無理な減量はやめましょう
  ・しっかりかんで，ゆっくり食べましょう

8．食文化や地域の産物を活かし，時には新しい料理も
  ・地域の産物や旬の素材を使うとともに，行事食を取り入れながら，自然の恵みや四季の変化を楽しみましょう
  ・食文化を大切にして，日々の食生活に活かしましょう
  ・食材に関する知識や料理技術を身につけましょう
  ・ときには新しい料理を作ってみましょう

9．調理や保存を上手にして無駄や廃棄を少なく
  ・買いすぎ，作りすぎに注意して，食べ残しのない適量を心がけましょう
  ・賞味期限や消費期限を考えて利用しましょう
  ・定期的に冷蔵庫の中身や家庭内の食材を点検し，献立を工夫して食べましょう

10．自分の食生活を見直してみましょう
  ・自分の健康目標をつくり，食生活を点検する習慣をもちましょう
  ・家族や仲間と，食生活を考えたり，話し合ったりしてみましょう
  ・学校や家庭で食生活の正しい理解や望ましい習慣を身につけましょう
  ・子どものころから，食生活を大切にしましょう

http://www.maff.go.jp/j/syokuiku/zissen_navi/guide/

② 朝食の欠食

朝食を欠食する割合は，男性では 40 歳代が最も多く（28.5%），女性では 30 歳代が最も多かった（22.4%）（図 9.2）．朝食は午前中の活動のエネルギー源になり，生活リズムの基本となるので，子どものころからの正しい生活習慣を身につけることが大切である．

③ 野菜摂取量

成人期における 1 日の野菜摂取量の平均は男性 288.3 g，女性 273.6 g である．年代別にみると男女とも 20 歳代が最も少ない（図 9.3）．「健康日本 21（第 2 次）」の目標量は 1 日 350 g 以上であり，どの年代でも不足している．野菜は，食物繊維，ビタミン，ミネラル類など，成人期に不足しやすい栄養素を多く含んでいる．1 日 5 皿程度の野菜料理の摂取が目標である．

表 9.2　栄養素等摂取量（1 歳以上，男性，年齢階級別）　　　　　　　（1 人 1 日あたり平均値）

		総数	1〜6歳	7〜14歳	15〜19歳	20〜29歳	30〜39歳	40〜49歳	50〜59歳	60〜69歳	70〜79歳	80歳以上	（再掲）20歳以上	（再掲）65〜74歳	（再掲）75歳以上
解析対象者	人	2,782	105	250	130	183	210	351	350	502	502	199	2,297	590	421
エネルギー	kcal	2,118	1,304	2,047	2,515	2,199	2,081	2,172	2,188	2,177	2,131	1,944	2,141	2,168	2,008
たんぱく質	g	77.7	47.2	74.3	88.7	80.1	74.8	79.2	77.5	80.6	81.6	71.8	78.8	81.6	75.9
うち動物性	g	44.1	28.0	43.9	54.3	47.9	42.2	46.7	42.8	44.8	45.2	38.3	44.3	45.0	41.5
脂質	g	66.4	43.2	67.4	84.4	72.9	68.0	69.7	70.1	66.2	63.6	53.1	66.3	65.6	56.4
食物繊維	g	19.4	11.5	18.1	20.0	17.5	18.3	18.3	19.4	20.6	21.9	20.3	19.9	21.6	20.9
うち水溶性	g	3.6	2.3	3.5	3.4	3.0	3.3	3.3	3.6	3.9	4.3	3.8	3.7	4.2	4.0
うち不溶性	g	11.8	7.1	10.8	11.2	10.1	10.9	10.7	11.7	12.9	14.0	12.7	12.2	13.7	13.2
ビタミンA	μgRE	552	356	532	529	451	474	555	528	596	612	642	564	594	664
ビタミンD	μg	7.4	4.1	5.6	5.9	5.9	5.5	6.4	6.8	7.9	10.9	8.6	7.9	9.5	10.1
ビタミンE	mg	7.0	4.2	6.0	7.3	6.9	6.6	6.7	7.1	7.5	7.8	6.8	7.2	7.9	7.0
ビタミンK	μg	246	132	196	237	198	228	234	245	274	302	255	258	297	270
ビタミンB$_1$	mg	1.03	0.68	1.06	1.17	1.07	1.02	1.09	1.00	1.03	1.05	0.93	1.03	1.05	0.97
ビタミンB$_2$	mg	1.24	0.85	1.30	1.32	1.20	1.10	1.16	1.19	1.30	1.39	1.25	1.25	1.34	1.31
ビタミンC	mg	91	56	69	75	62	66	76	82	102	128	121	96	117	124
ナトリウム	mg	4,144	2,108	3,515	4,080	4,157	4,085	4,171	4,180	4,521	4,535	4,045	4,309	4,578	4,231
食塩相当量	g	10.5	5.4	8.9	10.4	10.6	10.4	10.6	10.6	11.5	11.5	10.3	10.9	11.6	10.8
カリウム	mg	2,387	1,588	2,307	2,280	2,080	2,100	2,269	2,290	2,569	2,764	2,536	2,439	2,724	2,621
カルシウム	mg	517	446	676	504	462	395	442	471	533	585	537	503	558	561
鉄	mg	8.0	4.5	6.7	7.9	7.4	7.2	7.6	8.1	8.8	9.2	8.3	8.3	9.1	8.7
脂肪エネルギー比率	%	27.8	29.2	29.5	29.8	29.5	29.0	28.4	28.3	27.1	26.3	24.3	27.4	26.9	24.8
炭水化物エネルギー比率	%	57.5	56.4	55.9	56.0	55.8	56.5	56.9	57.4	58.0	58.4	60.8	57.8	58.1	60.0
動物性たんぱく質比率	%	55.0	57.2	58.1	59.1	58.0	54.3	56.7	53.3	54.1	53.3	51.4	54.3	53.4	52.5
穀類エネルギー比率	%	41.1	38.8	41.3	45.8	45.6	44.7	42.4	41.6	38.9	38.4	40.8	41.0	38.2	40.2

※強化食品および補助食品からの摂取については把握しなかった．
令和元年国民健康・栄養調査結果より抜粋．

④ 肥満およびやせの増加

　成人期における肥満者の割合は，男性では 40 歳代が最も多く（39.7%），次いで 50 歳代（39.2%）で，およそ 3 人に 1 人が肥満である（図 9.4）．健康日本 21（第 2 次）では，20 ～ 60 歳代男性の肥満者の割合の目標値は 28% であるが，まだ高いのが現状である．肥満は生活習慣病の引き金となり，内臓脂肪を蓄積する原因の 1 つである．一方，女性では，やせの割合が 20 歳代で最も多かった（20.7%）（図 9.5，図 9.6）．健康日本 21（第二次）では，20 歳代女性のやせの人は 20% を目標としている．20 歳代は，結婚，出産，育児など，女性のライフスタイルが大きく変化する時期であり，極端なダイエットなどによる体重減少は避けるべきである．

表 9.3　栄養素等摂取量（1 歳以上，女性，年齢階級別）　（1 人 1 日あたり平均値）

		総数	1～6歳	7～14歳	15～19歳	20～29歳	30～39歳	40～49歳	50～59歳	60～69歳	70～79歳	80歳以上	（再掲）20歳以上	（再掲）65～74歳	（再掲）75歳以上
解析対象者	人	3,083	130	204	119	182	250	391	425	544	540	298	2,630	627	531
エネルギー	kcal	1,709	1,201	1,820	1,896	1,600	1,673	1,729	1,695	1,784	1,771	1,620	1,717	1,798	1,674
たんぱく質	g	65.7	42.5	68.1	71.8	61.1	61.6	65.9	64.1	70.2	71.4	61.8	66.4	72.1	65.3
うち動物性	g	36.5	24.4	40.5	44.1	35.4	34.1	37.7	34.8	37.6	38.9	32.9	36.4	39.1	35.1
脂質	g	56.7	38.5	62.1	67.7	55.5	58.5	59.1	57.5	58.3	56.4	49.0	56.7	58.7	51.3
食物繊維	g	17.5	10.6	16.6	17.0	14.6	15.9	16.0	16.8	19.8	20.5	18.0	18.0	20.9	18.6
うち水溶性	g	3.5	2.1	3.2	3.1	2.8	3.1	3.1	3.3	4.0	4.2	3.5	3.6	4.3	3.7
うち不溶性	g	11.2	6.4	10.1	10.2	8.8	9.9	10.0	10.7	13.0	13.5	11.5	11.5	13.9	12.0
ビタミン A	μgRE	518	345	491	446	447	409	458	543	604	591	530	532	632	577
ビタミン D	μg	6.4	3.4	5.8	5.3	4.6	4.9	5.3	5.4	7.1	9.0	7.4	6.6	8.3	8.1
ビタミン E	mg	6.5	3.8	5.9	6.6	5.4	6.1	6.0	6.6	7.2	7.4	6.3	6.6	7.6	6.6
ビタミン K	μg	235	128	204	215	207	220	219	239	270	268	227	243	288	233
ビタミン B$_1$	mg	0.87	0.62	0.94	0.98	0.77	0.83	0.89	0.83	0.93	0.94	0.80	0.88	0.97	0.84
ビタミン B$_2$	mg	1.12	0.76	1.18	1.11	0.97	1.00	1.05	1.09	1.21	1.27	1.11	1.13	1.26	1.18
ビタミン C	mg	96	49	66	81	62	65	74	88	118	135	116	101	136	120
ナトリウム	mg	3,544	1,962	3,216	3,451	3,277	3,347	3,499	3,602	3,934	3,847	3,534	3,651	3,894	3,679
食塩相当量	g	9.0	5.0	8.2	8.8	8.3	8.5	8.9	9.2	10.0	9.8	9.0	9.3	9.9	9.3
カリウム	mg	2,220	1,435	2,133	2,060	1,743	1,896	2,033	2,153	2,529	2,648	2,250	2,273	2,694	2,367
カルシウム	mg	494	391	594	454	408	406	441	472	539	574	490	494	567	525
鉄	mg	7.3	4.0	6.3	7.0	6.2	6.4	6.7	7.2	8.4	8.6	7.4	7.5	8.8	7.8
脂肪エネルギー比率 %		29.3	28.2	30.2	31.3	30.9	31.1	30.3	29.9	28.9	28.1	26.4	29.2	28.7	26.9
炭水化物エネルギー比率%		55.3	57.7	54.6	53.6	53.6	54.0	54.4	54.9	55.2	55.8	58.5	55.3	55.2	57.5
動物性たんぱく質比率 %		53.8	56.0	58.7	59.2	56.9	53.7	54.9	52.1	52.0	52.8	51.0	53.0	52.6	51.7
穀類エネルギー比率 %		38.1	39.0	39.6	40.4	40.6	39.8	40.2	37.8	35.5	35.7	39.5	37.8	34.3	38.6

※強化食品および補助食品からの摂取については把握しなかった．
令和元年国民健康・栄養調査結果より抜粋．

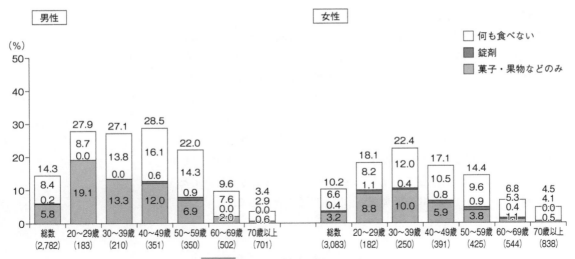

図 9.2　朝食の欠食率（20 歳以上）

朝食の欠食率：調査を実施した日（任意の１日）において朝食を欠食した者の割合.
「欠食」とは，下記の３つの合計.
・食事をしなかった場合.
・錠剤などによる栄養素の補給，栄養ドリンクのみの場合.
・菓子，果物，乳製品，嗜好飲料などの食品のみを食べた場合.
令和元年国民健康・栄養調査結果の概要.

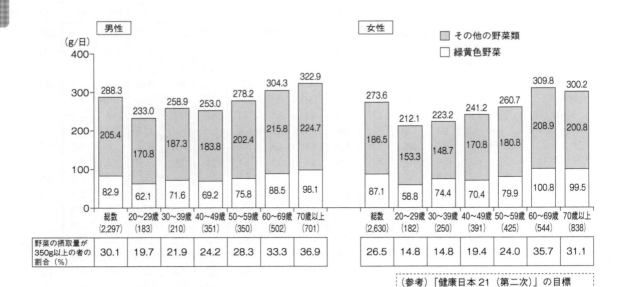

野菜の摂取量が350g以上の者の割合（%）	30.1	19.7	21.9	24.2	28.3	33.3	36.9

野菜の摂取量が350g以上の者の割合（%）	26.5	14.8	14.8	19.4	24.0	35.7	31.1

（参考）「健康日本 21（第二次）」の目標
　　　　野菜の摂取量の増加
　　　　目標値：野菜摂取量の平均値 350g

図 9.3　野菜摂取量の平均値（20 歳以上）

「その他の野菜」は，野菜類のうち緑黄色野菜以外の摂取量の合計.
令和元年国民健康・栄養調査結果の概要.

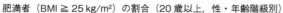

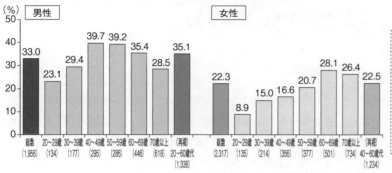

図 9.4 肥満者（BMI ≧ 25kg/m²）の割合（20 歳以上，性・年齢階級別）

令和元年国民健康・栄養調査結果の概要. 妊婦除外.

やせ（BMI < 18.5 kg/m²）の割合（20 歳以上，性・年齢階級別）

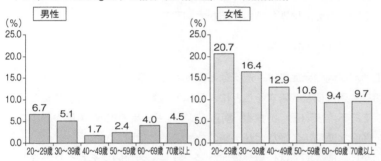

図 9.5 やせの者（BMI < 18.5kg/m²）の割合（20 歳以上，性・年齢階級別）

令和元年国民健康・栄養調査結果の概要. 妊婦除外.

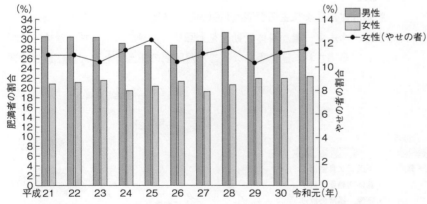

図 9.6 肥満者（BMI ≧ 25kg/m²）およびやせの者（BMI < 18.5kg/m²）の
割合の年次推移（20 歳以上）

令和元年国民健康・栄養調査結果の概要. 妊婦除外.

成人・更年期

117

2　生活習慣病とその予防

（1）生活習慣病とは

　戦後，日本人の生活習慣は大きく変化した．運動不足や食生活の変化などにより，脳血管障害や心臓病，悪性新生物など，成人期に多く発症する疾患を「成人病」とした．しかし，これらは成人期特有の疾患ではなく，長年の不適切な生活習慣が起因するため，1996 年（平成 8）に厚生省が成人病を**生活習慣病**という名称に改めた．

　生活習慣病は，「食習慣，運動習慣，休養，喫煙，飲酒などの生活習慣が，その発症・進行に関与する疾患群」と定義されている．生活習慣病の発症には食生活や栄養が深く関係しており，不適切な食習慣を続けていると進行していくため，早期からの予防が大切である．

（2）生活習慣病の予防

　生活習慣病の発症には，遺伝などの要因も関連しているが（図 9.7），不適切な生活習慣を改善することにより，その発症や進行を遅らせることが可能である．規則正しい食事，適正なエネルギー量の摂取，適量のアルコール，適度な運動，禁煙などが予防のための基本項目である．

　しかし，成人期では仕事や育児など，社会生活が個々それぞれ多様なため，生活習慣を改善することが困難なこともある．次に，それぞれの生活習慣病を予防するための注意点を記す．

① 肥満

　肥満はさまざまな生活習慣病を引き起こす因子の 1 つである．食物からの摂取エネルギー量が身体活動量を上回り，余分なエネルギーが体内で脂肪として蓄積され，過体重になることが肥満の原因である．食べ過ぎや運

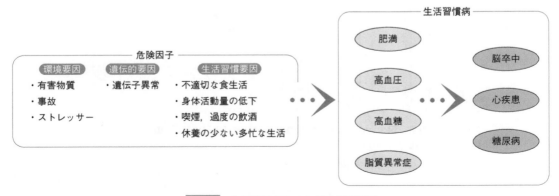

図 9.7　生活習慣病につながる危険因子

動不足などにより肥満を引き起こす（**単純性肥満**）が，そのほかにも，基礎疾患がもとで肥満となる（**症候性肥満**）こともある．単純性肥満では，日常生活の見直しと改善が，症候性肥満では，基礎疾患の治療が必要である．

　肥満を予防するための食事摂取上の注意点（表9.4）と，低エネルギー食の献立例（表9.5）を示す．

表9.4　肥満予防の食事摂取上の注意点

・適切なエネルギー摂取を心がける．油っこい料理や甘い食品を控える
・朝・昼・夕食をバランス良く食べる．朝食の欠食や夕食のまとめ食べ，夜食は避ける
・肉類は赤身の部位を選び，脂肪の多い部位は避ける
・野菜や海藻，きのこ類など，低エネルギーの食品を上手に使用する

表9.5　低エネルギー食の献立例

【低エネルギーの食品を使用】
いろいろなきのこのおひたし，しらたき白和え，こんにゃくのきんぴら，昆布の和えもの
【よくかむことで早食いを予防】
切り干し大根の酢のもの，れんこんのきんぴら，大豆もやしのナムル，ひじきサラダなど
【汁物で空腹感を満たす】
野菜たっぷりみそ汁，きのこ汁など

---

② メタボリックシンドローム

　メタボリックシンドロームとは，「内臓脂肪型肥満を基盤にしたインスリン抵抗性および糖代謝異常，脂質代謝異常，高血圧を複数合併し，動脈硬化性疾患になりやすい病態」と定義される（表9.6）．

　平成29年の国民健康・栄養調査の結果から，男性では40歳代の11.6%，50歳代の19.0%が「メタボリックシンドロームが強く疑われる者」であった．

表9.6　メタボリックシンドロームの診断基準

ウエスト臍周囲径　男性85 cm以上 　　　　　　　　　　女性90 cm以上 （内臓脂肪面積100 cm² に相当）	＋　以下のうち2項目以上	
血清脂質異常 ┌トリグリセリド値150 mg/dL以上 │あるいは └HDLコレステロール値40 mg/dL未満 のいずれか，または両方	血圧高値 ┌収縮期血圧130 mmHg以上 │あるいは └拡張期血圧85 mmHg以上 のいずれか，または両方	高血糖 空腹時血糖値 110 mg/dL以上

メタボリックシンドローム診断基準検討委員会，「メタボリックシンドローム定義と診断基準，日本内科学会雑誌，**94**，4（2005），p. 794 より作成．

ワンポイント

特定健診・特定保健指導

特定健診（特定健康診査）・特定保健指導」は，2008年（平成20）4月から40〜74歳までの医療保険加入者（妊婦などを除く）を対象に，新しい制度としてスタートした．メタボリックシンドロームの早期発見を目的とした健康診査（特定健康診査）を行い，メタボリックシンドローム，あるいはその予備軍とされた人に対して，保健指導（特定保健指導）を実施し，生活習慣を改善することが目的である．特定健診の結果をもとに，内臓脂肪蓄積の程度と喫煙習慣の有無や血糖，脂質（中性脂肪およびHDLコレステロール），血圧値などのリスク要因の数からクラス分けされ，クラスにあった特定保健指導（積極的支援および動機付け支援）が実施される．対象者が自分の健康状態を自覚し，健康的な生活習慣へ改善できるよう，食生活の指導や禁煙のサポートなど，さまざまな働きかけやアドバイスを医師，保健師，管理栄養士が継続的に行う．

③ 糖尿病

　糖尿病は，インスリンという血糖値を下げるホルモンの絶対的または相対的な不足による代謝障害性の疾患である．インスリンの分泌が不足することで，血液中のグルコース（血糖）の利用が低下し，また，肝臓からのグルコース放出が亢進されることで，血糖値が上昇し発症する．糖尿病発症の原因は，遺伝，ウイルス感染，ストレス，肥満などさまざまである．

　糖尿病は，大きく分けると1型と2型に分類される．

（a）1型（インスリン依存型）糖尿病

　インスリンが分泌される膵臓のランゲルハンス島B細胞が障害を受け，インスリンの分泌量の低下によって発症する．インスリン注射の薬物療法が治療の主となる．発症初期からインスリン注射を始めければならないので，インスリン依存型という．多くは小児期から発症するため，若年型糖尿病とよばれたこともある．

（b）2型（インスリン非依存型）糖尿病

　日本人の糖尿病患者全体の約90%を占める．肥満などにより，インスリンの働きが悪くなることで，より多くのインスリンが必要となり，インスリンの分泌量が不足することによって発症する．成人期以降に多くみられ，遺伝，運動不足，過食，アルコールの多飲，不規則な食事，ストレスなどが原因である．生活習慣の改善（食事療法，運動療法や経口血糖降下薬の投与）などにより，多くの場合はコントロールが可能である．

　糖尿病の治療では，網膜症，腎症，神経障害や動脈硬化症（心筋梗塞，脳梗塞）などの合併症が起こらないよう注意する必要がある．そのためには，食事・運動療法を取り入れながら，血糖値が基準値の範囲内に収まるようにする．

　成人期における糖尿病の治療・予防のためには，過食を避け，偏食せずに規則正しく食事を摂ることである．また，肥満を予防するために，適正なエネルギー摂取量を守り，栄養バランスが良い食事を心がけることが大切である．

④ 高血圧

（a）血圧とは

　体内の血液は心臓から送り出され，全身の組織に供給されている．血圧とは，送り出された血液が動脈の内部にかかる圧力のことをいう．一般に血圧は，心臓が血液を送り出したときの**最高血圧**（収縮期血圧）と心臓に血液が戻ってくる**最低血圧**（拡張期血圧）で測定される．高血圧とは，血圧が継続的に高い状態をいい，血圧値によって，Ⅰ度，Ⅱ度，Ⅲ度高血圧と分けられる．

（b）高血圧治療ガイドラインと診断基準

　高血圧の診断基準などの記載された高血圧治療ガイドラインは，5年ご

との改訂が行われており，2019（平成 31/ 令和元）年 4 月に第 5 版となる高血圧治療ガイドライン 2019 が発表された．

　以下 3 点が改定後のポイントである．

・高血圧の診断基準は改訂前と同じ．

・降圧目標は年齢により大別する．

・「高値血圧」の設定．

　診察室血圧では収縮期血圧 140 mmHg 以上，拡張期血圧 90 mmHg 以上．家庭血圧では収縮期血圧 135 mmHg 以上，拡張期血圧 85 mmHg 以上で高血圧と診断される．家庭で測定する場合，ガイドラインでは，家庭血計は上腕で測定する機種が推奨されている．

　さらに，降圧目標は，18 歳以上 75 歳未満の成人の収縮期血圧と拡張期血圧の両方を 10 mmHg 引き下げ，診察室血圧で 130/80 mmHg 未満とする．（75 歳以上は 140/90 mmHg 未満とする．）

　そして 5 年前のガイドラインでは「正常高値血圧」とされていた収縮期血圧 130 〜 139 mmHg かつ / または拡張期血圧 80 〜 89 mmHg（診察室血圧）の範囲は，今回の改定により「正常」が外され，高血圧に準じて注意を有するグループの 1 つとなった．

　また，高値血圧で糖尿病の合併，たんぱく尿陽性の慢性腎臓病（CKD）患者，抗血栓薬を服用中，脳血管障害または心筋梗塞の既往をもつ場合などの降圧目標値は，従来どおりである．

　一般に加齢によって血圧は上昇し，成人期以降では，不適切な食事や不規則な生活，ストレスなどの生活環境および遺伝的要因などが関連し，血圧が高値になりやすい．高血圧の治療は，血圧を基準値になるようにコントロールし，動脈硬化の進行を遅らせ，健康を維持することである．成人期における高血圧の治療・予防のためには，

・食塩の摂り過ぎを避ける（1 日 6 g 未満，「高血圧治療ガイドライン 2014」）．

・肥満を予防するために，適正なエネルギー摂取量を守る．

・飲酒量が多い場合は適量を守る．

・カルシウムやカリウムなどのミネラル類を十分に摂る．

・野菜，果物，魚などを積極的に摂取し，コレステロールや飽和脂肪酸の摂取を控える．

などがあげられる．

　食生活以外にも，有酸素運動を定期的に行う，ストレスの管理や禁煙などがあげられる．減塩のための調理の工夫（表 9.7），および調味料や食品に含まれている塩分の目安量（表 9.8，表 9.9）を以下に示す．

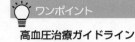

ワンポイント

高血圧治療ガイドライン 2019
特定非営利活動法人　日本高血圧学会 HP を参照．
https://drive.google.com/file/d/1XHkktNWBv-bVdf-OVXtwwwqGTsM9A6BP/view.

成人・更年期

表 9.7	減塩のための調理上の工夫

- 塩分を多く含むしょうゆやみその使用量を控え，食酢やかんきつ類などの酸味や香辛料，香味野菜などで味つけをする
- しょうゆは「かける」よりも「つける」．また，だし割りしょうゆなども活用する
- 汁ものなどは塩分量が多くなるので，かつお節や昆布などのだしを濃い目にとり，だしのうま味で味つけを控える．また，具を多く入れ，汁の量を減らす
- 塩分を含むかまぼこや漬物にしょうゆをかけない．また，これらは食べる量を減らす
- 市販の加工食品や外食は塩分を多く含むものが多いので，摂り過ぎには注意する

表 9.8	調味料に含まれる塩分の目安量

うす口しょうゆ　小さじ1杯（6g）…0.9g
こい口しょうゆ　小さじ1杯（6g）…1.0g
甘みそ　大さじ1杯（18g）…1.1g
淡色辛みそ　大さじ1杯（18g）…2.2g
ウスターソース　大さじ1杯（16g）…1.4g
ケチャップ　大さじ1杯（16g）…0.5g

「日本食品標準成分表 2020 年版（八訂）」．
http://www.mext.go.jp/b_menu/shingi/gijyutu/
gijyutu3/houkoku/1298713.htm

表 9.9	加工品に含まれる塩分の目安量

大根ぬかみそ漬　2切（20g）…0.8g
きゅうりぬかみそ漬　1/4本（20g）…1.1g
塩漬梅干し　1個（16g）…2.9g
新巻きさけ　1切れ（80g）…2.4g
あじ干物　1匹（50g）…0.9g
たらこ　1本（40g）…1.8g
さつま揚げ　1枚（90g）…1.7g
ロースハム　1切れ（20g）…0.5g
即席中華めん（油揚げ）1袋（100g）…5.6g

「日本食品標準成分表 2020 年版（八訂）」．
http://www.mext.go.jp/b_menu/shingi/gijyutu/
gijyutu3/houkoku/1298713.htm

⑤ 脂質異常症

　血清脂質である中性脂肪（トリグリセリド）または LDL コレステロール（LDL-C）値が基準値以上に増加している，あるいは HDL コレステロール（HDL-C）値が低下している状態を**脂質異常症**という．脂質異常症は，LDL-C，HDL-C，トリグリセリド，non-HDL-C に診断基準が設けられている．LDL-C は，140 mg/dL 以上か未満かで**高 LDL-C** と**境界型高 LDL-C** に，non-HDL-C は，170 mg/dL 以上か未満かで，**高 non-HDL-C** と**境界型高 non-HDL-C** に診断される．HDL-C は，40 mg/dL 未満で**低 HDL-C** に診断される．トリグリセリドは，150 mg/dL 以上で**高トリグリセリド血症**と診断される．（図 9.8）．なお，non-HDL-C の基準は，**動脈硬化性疾患ガイドライン 2017** より新しく追加された．脂質異常症は動脈硬化の危険因子であり，予防・治療のためには，食生活の改善，禁煙，肥満の改善などがあげられる．食生活の基本は次のとおりである．

- 標準体重の維持のため，適切なエネルギーの摂取を心がける（適正エネルギー摂取量 = 標準体重 × 25 〜 30 kcal）．
- 食物繊維を十分に摂る．野菜・海そう・きのこの摂取を増やす．
- 脂肪の摂り方に注意する（脂肪エネルギー比率 20 〜 25％）．脂身の多い肉類やバターなど動物性脂肪は控える．赤身の肉や脂身の少ない鶏肉，

ワンポイント

標準体重
= ［身長（m）］² × 22

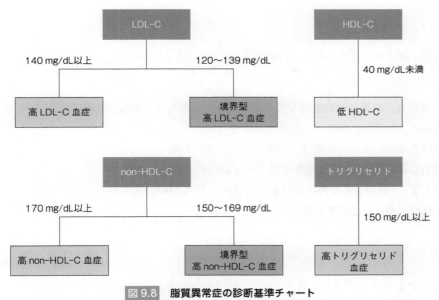

```
          LDL-C                              HDL-C

140 mg/dL以上        120〜139 mg/dL      40 mg/dL未満

  高LDL-C血症          境界型              低HDL-C
                     高LDL-C血症


         non-HDL-C                        トリグリセリド

170 mg/dL以上        150〜169 mg/dL      150 mg/dL以上

高non-HDL-C血症        境界型            高トリグリセリド
                   高non-HDL-C血症          血症
```

図 9.8　脂質異常症の診断基準チャート

日本動脈硬化学会，「動脈硬化性疾患ガイドライン2012」，「動脈硬化性疾患ガイドライン2017」を参考．

魚類などを適量摂る.
・食塩を多く含む食品を控える.
・アルコール類は適量を心がける（25 g以下，ほかの合併症を考慮する）.

⑥ 動脈硬化症

　加齢とともに動脈壁が肥厚し，弾力性を失って硬くなる病変を**動脈硬化症**という. 進行してくると，動脈の内側が狭くなり，ふさがるなどの症状が現れ，虚血性心疾患や脳梗塞の一因となる. 動脈硬化の危険因子には高血圧，脂質異常症，喫煙，肥満，糖尿病などがあげられる. 治療と予防のためには，これらの因子を取り除くことが大切である.

⑦ 虚血性心疾患

　動脈硬化などが原因で，心臓に栄養を送っている動脈（冠動脈）が狭くなったり（狭心症），血液のかたまりなどで詰まる疾患（心筋梗塞）をあわせて**虚血性心疾患**という. 危険因子である動脈硬化，糖尿病が基礎疾患としてある場合は治療し，禁煙を心がけ，肥満にならないようにする.

⑧ 脳血管障害（脳卒中）

　脳血管障害は，大きく脳出血と脳梗塞に分けられる. **脳出血**は，高血圧などが原因で，脳の動脈管が破れ脳内に出血を起こし，脳組織が壊死する疾患である. **脳梗塞**は脳の動脈が細くなり，血液の凝固（血栓）や塞栓などによって血管が詰まり，その下流の脳細胞が壊死する疾患である.

　脳血管障害の危険因子には高血圧，動脈硬化，肥満，喫煙などがあげられるため，これらの因子を取り除くことが大切である.

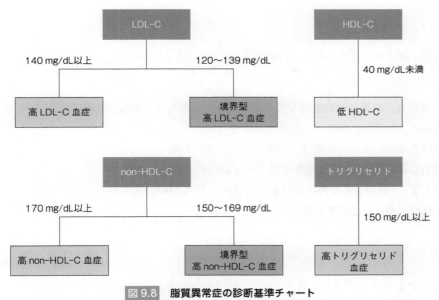成人・更年期

例題

Q　成人期の栄養に関する記述である．正しいのはどれですか．2つ選びなさい．

(1) 動脈硬化症は，虚血性心疾患や脳血管障害の原因病変の1つであり，その危険因子として，脂質異常症・高血圧・喫煙などがあげられる．
(2) 一般に成人期以降のエネルギー必要量は，加齢とともに減少する．
(3) 成人期以降に見られる糖尿病は，2型糖尿病が大半を占める．
(4) 脂肪の摂取に関して，「健康づくりのための食生活指針」では，植物性の脂肪よりも，動物性の脂肪を多く摂取することをすすめている．

A　(1)，(3)

(2) 推定エネルギー必要量は，思春期で最大となる．成人期以降では，基礎代謝量の減少や活動量の低下などにより，加齢とともに減少する．
(4) 動物性の脂肪（バターや肉の脂身など）に含まれる「飽和脂肪酸」の摂り過ぎは，血液中のコレステロール値の上昇と関連があるため，食生活指針では，「動物，植物，魚由来の脂肪をバランスよく摂りましょう」としている．

3　更年期の身体の変化と食生活の注意点

　更年期は女性にとって人生の大きな節目である．生殖期から非生殖期への移行の時期であり，その後のライフステージへスタートする時期でもある．ここでは，女性の更年期の心身の変化と日常生活の注意点を学ぶ．

(1) 身体の変化

　女性の卵巣機能がしだいに低下し，月経が停止することを**閉経**という．日本人女性の平均閉経年齢は49.5歳とされ，閉経の前後あわせて約10年間を更年期という．

　45歳を過ぎたころからエストロゲンやプロゲステロンなどの女性ホルモンの分泌量の低下などにより，月経周期が不順になり始め，やがて月経が停止する．卵巣から分泌されるエストロゲンは女性の身体に多様な働きを及ぼすが（図9.9，表9.10），分泌量の低下により，さまざまな心身の症状や障害を引き起こす（図9.10）．これらの更年期に出現する症状を**更年期症状**という．

ワンポイント

男性の更年期

男性ホルモンは思春期以降に分泌量が増加し，20歳代をピークに徐々に減少していく．女性に比べるとその減少速度はゆるやかで，個人差が大きいため，更年期障害の症状がまったく現れないことも多い．また，加齢以外にもストレスや睡眠不足，運動不足なども男性ホルモン減少の原因となるので，更年期の時期がわかりにくい，といわれている．そのため，ここでは「女性の更年期」を取り上げる．

9
章

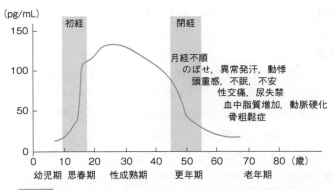

図 9.9　女性のライフサイクルとエストロゲンの分泌量の変化

表 9.10	エストロゲンのおもな働き

① 血中の LDL コレステロールおよび総コレステロール量を抑えて，HDL コレステロール量を増やす

② 全身の水分とナトリウムの貯留作用がある

③ 皮下脂肪を増やす（とくに乳房，腰，太ももなど）

④ コラーゲン（結合組織）の合成を進め，柔軟な皮膚組織やつやのある肌を保つ

⑤ 骨量のバランスを保つ

⑥ プロスタグランジン（平滑筋収縮作用，血管拡張作用，発痛作用などがある）を増やす

⑦ 卵胞期（低温期）に体温を下げる

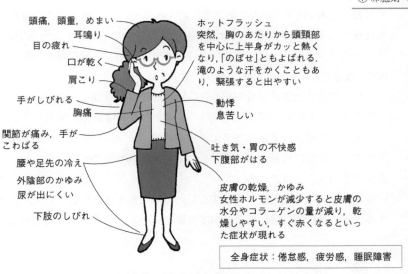

図 9.10　更年期障害のおもな症状

月刊ベターホーム，4 月号，ベターホーム協会（2009），p. 37 を参考に作成．

(2) 更年期の疾患

① 更年期障害

　更年期障害とは，更年期に現れるさまざまな疾患群である．更年期にさしかかり，卵巣機能が低下し始めると，卵巣機能を活発化するため，脳下垂体から分泌される性腺刺激ホルモンの量が増加する．両者のホルモンバランスが崩れ始め，自律神経が不調となり，肩こり，疲労感，のぼせ（ほてり），頭痛，発汗，不眠などさまざまな不定愁訴が出現する．

　この時期は，身体の変化だけではなく，子どもの独立や職場での定年退職，親の介護など，社会環境や人間関係の変化を経験するころである．このような心身および環境の変化と本人の性格など，心理的な原因も重なり，

更年期障害を招くと考えられている．また，症状の内容には個人差が大きく，症状が現れない女性も多い．

② 脂質異常症

　エストロゲンは脂質代謝に大きく影響し，その減少は，血中 LDL コレステロールの増加および HDL コレステロールの減少を引き起こし，動脈硬化の進行を促進する．日本人の血清脂質調査によると，女性の場合，血中 LDL コレステロール値は 50 歳ごろから急激に上昇し，HDL コレステロールは 50 歳以降に低下する傾向にある．脂質代謝異常は動脈硬化を促進させ，心筋梗塞や脳卒中などの血管障害の危険因子となる．閉経後女性の脂質異常症が増加するが，エストロゲンの低下に加え，食生活を含めたライフスタイルの変化も大きな要因と考えられる．

③ 骨代謝異常

　骨量は思春期から 30 歳前後までに最大値に達し，40 歳ごろまではその量は保たれているが，その後は加齢とともに減少する．とくに女性では，エストロゲンの低下する閉経後にさらに急激に減少し，**骨粗鬆症**の発症頻度も 50 歳代後半以降に増加する（図 9.11）．

　私たちの身体を支える骨の細胞は形成と破壊をくり返し，常に新しくつくり変えられている（図 11.5 参照）．エストロゲンは骨の代謝のバランスを支えているが，分泌量の低下により，このバランスが崩れるため骨量が減少する．ほかに骨量減少の要因として，身体活動量の低下やカルシウムの摂取不足なども含まれる．

　更年期以後の骨粗鬆症を予防するためには，食事を含む日常生活に注意するほか，骨形成の盛んな思春期に骨量を高めておくことが大切である．

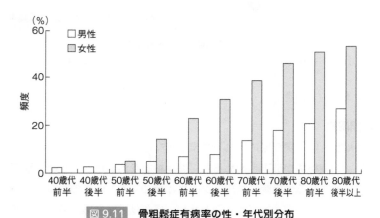

図 9.11　**骨粗鬆症有病率の性・年代別分布**
山本逸雄，*Osteoporosis Jpn*, 7, 10-1（1999）より引用．

（3）日常生活の注意点

　更年期は，個人差はあるものの，女性ホルモン分泌量の低下により，さまざまな不定愁訴が出現し，脂質代謝や骨代謝など全身の健康に大きな影響を与える．さらに，更年期は肥満や高血圧などの生活習慣病が発症する時期でもある．更年期以降のライフステージを健やかに過ごすための日常生活の注意点を記す．

① 食生活の注意点

　更年期に食事時間が不規則になったり，欠食すると生活リズムを乱すことになる．食事の栄養バランスが偏ることも自律神経失調を招く．また，基礎代謝量が減少することから，今までと同様の食生活を送ると肥満を招く．甘いものなどの過食にも注意し，肥満を予防する．

1. 適正な体重を維持するため，適切なエネルギー量を摂取する．
2. 1日3食，規則正しい食事を心がける．
3. 良質のたんぱく質を含む，肉類，魚介類，卵，大豆製品を適量摂る．野菜料理と組みあわせ，栄養バランスに注意する．
4. カルシウムが不足しないよう，カルシウムを多く含む食品（表9.11）を積極的に摂る．
5. 血中LDLコレステロールを増やさないため，脂質の質に注意する．肉の脂身やバターなど，動物性脂肪を多く含む油脂類を多く摂っている場合は控える．洋菓子にも含まれているので注意する．
6. 高血圧予防のため，塩分の摂り過ぎに注意する．

② 日常生活の注意点

1. 軽い運動や体操を続ける．
2. 趣味の活動や友人づきあいなど，ストレスを軽減するような工夫をする．
3. 規則正しい生活を送り，十分な睡眠をとる．

表9.11　　カルシウムを多く含む食品	
普通牛乳　小パック　1本（200 mL）	…227 mg
ヨーグルト（脱脂加糖）　1カップ（100 g）	…120 mg
干しえび　小さじ1（2 g）	…142 mg
うるめいわし・丸干し（20 g）	…114 mg
木綿豆腐　1/3丁（100 g）	…93 mg
干しひじき　ステンレス釜，乾（8 g）	…80 mg
炒りごま（5 g）	…60 mg
小松菜（70 g）	…119 mg
しゅんぎく（70 g）	…84 mg

「日本食品標準成分表2020年版（八訂）」．

p. 110 〜 112 を復習したら, ←
付録小冊子もみてみよう.

1 「日本人の食事摂取基準（2020 年版）」に関する記述である．正しいのは
どれですか．2 つ選びなさい．
(1) 成人期は幅広い年代を指すため，それぞれの時期の身体的・精神的・
社会的特徴などを把握することが大切である．
(2) 身体活動レベルは，個人の活動量によって，レベル I 〜 III までの 3
段階で設定されている．
(3) 身体活動レベルが高い場合，成人の適正脂肪エネルギー比率は 30 〜
35% が望ましい．
(4) 成人期では，食塩相当量の 1 日あたりの摂取目標量は，男女とも同
量である．

p. 112 〜 117 参照. ←

2 『令和元年度　国民健康・栄養調査』に関する記述である．正しいのはど
れですか．1 つ選びなさい．
(1) 1 日あたりの野菜の摂取量は，男女とも 40 歳代が最も多い．
(2) 成人期（20 歳代〜 50 歳代）におけるカルシウム摂取量は，男女と
もすべての年代で推奨量を下回っている．
(3) 20 歳代の男性では，およそ 5 人に 1 人が朝食を欠食している．
(4) 40 歳代の男性では，およそ 5 人に 1 人が肥満者（BMI ≧ 25）であり，
生活習慣病予防のための食生活改善が急務となっている．

p. 124 〜 127 参照. ←

3 女性の更年期に関する記述である．適切でないのはどれですか．1 つ選び
なさい．
(1) 更年期は，卵巣の機能が衰え始め，最終的にその機能が停止する時
期と定義されている．
(2) エストロゲンの分泌低下は，骨量の減少を招く．
(3) 更年期障害の症状の 1 つに更年期症状があり，体のほてりやしびれ，
憂うつなども含まれる．
(4) 更年期症状のおもな原因には，エストロゲン分泌低下による新陳代
謝の増加があげられる．
(5) 健やかな更年期を過ごすためには，バランスの良い食事や適度な運
動が大切である．

p. 126 〜 127 参照. ←

4 女性の骨粗鬆症に関する記述のうち，正しいのはどれですか．2 つ選びな
さい．
(1) 一般に骨量は，40 歳まで増大する．
(2) 成長期に骨量を高めておくことは，骨粗鬆症を予防する方法の 1 つ
である．
(3) 骨の形成を促進する主要な因子には，ナトリウム摂取と運動がある．
(4) 骨粗鬆症の発症頻度は，50 歳以降に増加する．

9
章

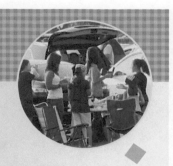

10章

高齢期

CHAPTER GUIDANCE & KEYWORD

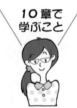

10章で学ぶこと

　一般に65歳以上を高齢者といい，高齢者人口は年々増え続け，「健やかに老いる」ことが，直面する超高齢社会の目標といえます．全人口に占める65歳以上人口の割合（高齢化率）は年々増加し，2020年（令和2）では全人口の28.8%を高齢者が占めています．

　加齢は，身体機能の低下だけでなく，精神機能の変化などをもたらします．高齢者にとって，適切な栄養摂取や食生活は，老化を遅らせ疾病を予防するなど健康と深くかかわっています．また高齢者の心身の状態は個人差が大きく，低栄養や認知症，要介護高齢者の増加など，高齢者を取りまく食の問題は多様化しています．

　この章では，高齢期の特性や栄養ケアのあり方を学びます．

10章のキーワード

☐ 超高齢社会　☐ QOLの向上　☐ 心身の加齢変化　☐ 介護予防
☐ 咀嚼・嚥下障害　☐ 低栄養予防　☐ 栄養ケア・マネジメント
☐ フレイル

1　高齢期の身体の変化と食生活の特徴

（1）身体の変化

　加齢により，さまざまな身体の変化が起こり（図10.1），これらは食生活にも影響を及ぼす．高齢者の身体の状況を把握し，個人にあった食事を提供することが大切である．次に，食事の摂取に関連する身体変化について説明する．

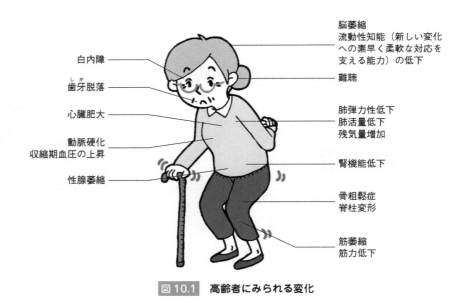

図10.1 高齢者にみられる変化

脳萎縮
流動性知能（新しい変化
への素早く柔軟な対応を
支える能力）の低下

難聴

肺弾力性低下
肺活量低下
残気量増加

腎機能低下

骨粗鬆症
脊柱変形

筋萎縮
筋力低下

白内障

歯牙脱落

心臓肥大

動脈硬化
収縮期血圧の上昇

性腺萎縮

① 体成分の変化

（a）骨量および筋肉量の減少

たんぱく質やカルシウムの摂取不足および小腸での吸収力の低下によっ
て，男女とも骨量は減少する．とくに女性は，更年期以降，骨量が減少傾
向にあるため，骨粗鬆症を引き起こしやすい．大腿骨の骨折は，高齢者が
寝たきりになる原因の1つである．また，身体活動量の減少や筋肉細胞数
の減少などにより，筋肉量も低下する．

（b）体内水分量の減少と体脂肪の増加

全身の細胞数の減少と細胞内水分の減少により，若年者と比較すると体
内水分量の低下が認められる（図10.2）．のどの渇きを感じにくくなり，
水分補給も減るため，高齢期は脱水傾向になりやすい．食事量や水分摂取
量が減少しないよう注意する．一方，高齢者の体脂肪の割合は，若年者に
比べ増加する（図10.3）．

② 消化器系の変化

（a）咀嚼力の低下

加齢に伴い，歯茎の萎縮や歯槽膿漏などによって歯牙（歯）の欠損率が
高くなる（図10.4）．また，唾液分泌量の低下やあごの筋力低下により，
硬い食物が咀嚼しにくくなる．

歯牙の欠損によって，義歯（入れ歯）が必要になる．また歯肉がやせて
くることにより，かみあわせが悪い，味覚や温度の感覚が鈍る，などの問
題も発生する．

（b）消化液分泌量の減少

胃粘膜の萎縮や胃壁細胞の減少に伴い，胃液分泌量および胃酸分泌量が

10 章

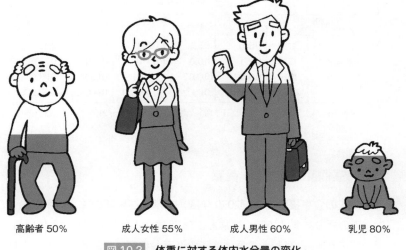

高齢者 50%　　成人女性 55%　　成人男性 60%　　乳児 80%

図10.2　体重に対する体内水分量の変化

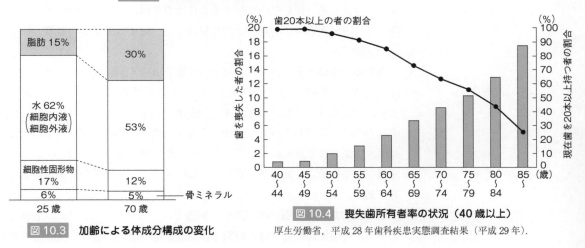

	25歳	70歳
脂肪	15%	30%
水（細胞内液・細胞外液）	62%	53%
細胞性固形物	17%	12%
骨ミネラル	6%	5%

図10.3　加齢による体成分構成の変化

図10.4　喪失歯所有者率の状況（40歳以上）
厚生労働省，平成28年歯科疾患実態調査結果（平成29年）.

高齢期

減少する．また，膵臓の細胞数の低下によって膵液の分泌量が減少する．しかし，食物の消化吸収率は，高齢期でもほぼ維持されている．また，大腸の運動機能の低下や腹壁の筋肉の衰え，食事量の減少などにより，便秘になりやすい．食物繊維を多く含む，いも類や海藻，豆類などを献立に取り入れる．

③ 感覚機能（味覚および嗅覚）の変化

ヒトは舌の表面にある味蕾細胞によって味を感じる．加齢によって味蕾細胞の数が減少し始め，味覚が鈍くなり，濃い味つけを好むようになる（表10.1）．とくに「塩味」で味を認めた濃度（閾値）が高くなり，塩分の摂り過ぎの一因となる．また，嗅覚も衰え始め，食べ物のにおいがわかりにくくなる．

表 10.1	味覚の年齢的変化				
年齢（歳）		15 ～ 29	30 ～ 44	45 ～ 59	60 ～ 74	75 ～ 89
味を認めた 濃度（%）	甘味	0.540	0.522	0.604	0.979	0.914
	塩味	0.071	0.091	0.110	0.270	0.310
	酸味	0.0022	0.0017	0.0021	0.0030	0.0024
	苦味	0.000321	0.000267	0.000389	0.000872	0.000930

寺田和子ほか，『応用栄養学 改訂 7 版』，南山堂（2010），p. 210.　　　　　（Zubek）

（2）高齢期に必要な栄養量

　日本人の食事摂取基準（2020 年版）では，高齢期のエネルギーおよび栄養素の摂取基準は，65 ～ 74 歳および 75 歳以上として記載されている（付録小冊子参照）．高齢者の身体機能の低下の程度は，高齢になるほど個人差が大きくなる．高齢者へ使用する際には暦年齢によって一律に同じ値を用いず，高齢者個々の心身の状況に見合った，適切な栄養素を摂取することが大切である．

　高齢期の身体活動レベルは，65 ～ 74 歳では成人期同様，Ⅰ～Ⅲの 3 つに区分され，75 歳以上ではⅠ・Ⅱの 2 つに区分される．一般に，加齢とともに運動量は減少し，エネルギー消費量は減少する．そのため，甘いものなどの食べ過ぎは肥満につながり，生活習慣病を発症することもある．反面，さまざまな原因によって，食欲不振や栄養バランスの偏りにより低栄養におちいることもある．過不足のないよう，エネルギーを供給する必要がある．

　高齢期のたんぱく質の推奨量は，男性では 1 日 60 g，女性は 1 日 50 g である．一般に高齢者では，日常の生活活動は不活発になり，食欲低下も重なり食事摂取量が少なくなることが多い．高齢者の感染症への抵抗力を高め，褥瘡予防や低栄養予防のためにも，推奨量以上のたんぱく質を摂取するよう心がける．魚類，肉類，卵，大豆製品などの良質のたんぱく質を適量摂取することが大切である．肉類などは，軟らかく食べられるように調理を工夫する．高齢者のフレイル（p. 138）を予防するために，65 歳以上のエネルギー産生栄養素バランスにおけるたんぱく質由来エネルギー量の割合は，15 ～ 20％エネルギーと設定された．しかし，フレイル改善のためのたんぱく質摂取量は，研究の質・量ともに十分ではなく，結論を出すまでには至らなかった．

（3）献立作成上の注意点

　表 10.2 に高齢者に好まれる食品と献立例を記し，表 10.3 に献立作成する際の注意点をあげる.

表 10.2	**高齢者に好まれる食品と献立例**				

順位	好きな食品	（%）	順位	好きな献立	（%）
1	魚介類	43.3	1	刺身	27.9
2	肉類	27.0	2	うなぎ	10.6
3	果実類	23.7	3	てんぷら	9.4
4	その他の野菜類	23.3	4	茶碗蒸し	8.7
5	緑黄色野菜類	20.0	5	カレーライス	7.5

資料・養護老人ホーム利用者の給食処遇改善に関する調査研究（報告書），東京都老人総合研究所栄養学部門.

表 10.3	**高齢期の献立作成の注意点**

・嗜好や食習慣を尊重する
　食物の嗜好や食習慣が固定化していることが多い．嗜好をうまく取り入れながら，栄養バランスの良い組み合わせの献立になるよう，配慮する

・献立に変化をつけ，マンネリ化を防ぐ
　季節感のある食品や行事食，郷土食などを取り入れる

・消化の良い食事
　消化液の分泌量の低下に伴い，脂質の消化吸収能が低下するため，油脂を多く含む食事を組み合わせないよう配慮する

・塩分量に注意する
　味覚低下により，濃い味つけを好むようになる．塩分を多く含む食品を控え，薄味でもおいしい食事になるよう，調理を工夫する

・カルシウムを十分に摂る
　牛乳・乳製品を敬遠する高齢者には，緑黄色野菜，海藻，大豆製品などカルシウムを多く含む食品を取り入れ，骨粗鬆症を予防する

・水分補給を心がける
　口渇中枢機能が低下しているため，口渇を訴えないことがある．水分摂取が不十分であったり，とくに夏季は発汗のため，脱水を起こしやすい．お茶などの飲みものだけでなく，汁ものやくだもの，野菜類などからも水分補給を心がける

・衛生に配慮する
　抵抗力が弱いため，食中毒を起こさないよう衛生管理に注意する．また，夏季は生ものは避けるなど，献立にも配慮する

・生活リズムを整える
　起床や就寝，食事や間食の時間を決める

・食欲の低下に注意する
　食事摂取量の低下から，低栄養状態を引き起こす．口あたり良くするなど，調理を工夫し，食器や盛りつけ，食事環境などにも配慮する

高齢期

ワンポイント

誤嚥

飲み込んだ食物が食道へ入らず，気管や肺に入ってしまうこと．食物が肺に入ると，微生物の感染などにより，肺炎を起こす場合がある（誤嚥性肺炎）．

ワンポイント

食べやすい献立例
（咀嚼障害の場合）

主菜：魚の野菜あんかけ，魚のおろし煮，煮込みハンバーグ，八宝菜，軟らかいオムレツなど．
副菜：白和え，おひたし，とろろ汁，茶碗蒸しなど．

2　高齢期の疾患と食事の注意点

（1）咀嚼・嚥下障害

　口に入れた食べ物は，歯でかむことで小さくすりつぶされる．その際に，唾液が混ざり，飲み込みやすい形態（食塊）を形成する．この一連の動作を咀嚼という．また，食塊を飲み込むことを嚥下という．

① 咀嚼障害の原因

　加齢に伴い，歯が抜け落ち，残っている歯も消耗し，かみあわせが悪くなる．同時に，あごの筋肉が衰え，食物をかむ力が弱くなる．硬い食物や弾力性のあるものがかみにくくなる．かみあわせが良くなるよう，義歯を入れるなど，口腔ケアに留意し，食べやすいよう食事形態を工夫する．

② 嚥下障害の原因

　嚥下障害の原因はいくつかあげられる．

　加齢：唾液の分泌量が減る，飲み込む力が弱るなどが原因で，ぱさつきのあるものや，硬いもの，弾力性のある食物が食べにくくなる．

　疾病：脳卒中などで脳の嚥下中枢に障害を起こし，嚥下機能が低下する場合．ほかに，認知症，パーキンソン病，悪性新生物による食道狭窄などがあげられる．疾病による嚥下障害は，食物を誤嚥しやすいので，食事形態にはとくに注意する．

　咀嚼・嚥下に障害が起こると，食事量が減り，低栄養や脱水を引き起こす原因となる．また窒息や誤嚥性肺炎など，生命にも影響する場合がある．

③ 咀嚼障害の場合の調理や食事の工夫

　まず，咀嚼の程度を把握する．過度に刻むと口中に散らばり，いっそう飲み込みにくくなる．軟らかくして食べられるよう，調理を工夫する．

　下準備をする：野菜類のうち，ごぼうやれんこんなど，硬い食品は繊維が短くなるように切る．大根やなすなどには隠し包丁を入れる．また，野菜炒めなどでは，硬い野菜をあらかじめ下ゆでしておく．

　調理の工夫：かたまり肉は硬いので，薄切り肉やひき肉を使用する．肉類や魚類は焼くと硬くなるので，煮る，蒸すなどの調理を選ぶ．圧力鍋などを使用し，軟らかく調理する．

　フライやてんぷらなどの揚げものは冷めると硬くなるので，ソースや天つゆなどを準備する．

　こんにゃくやたくあんなどのかみ切りにくい食品は，細かく切って白和えやごはんに混ぜ，食べやすくする．また，ごまなど細かい食品は入れ歯と歯肉の間に入ると痛むので，よくすりつぶすなどの工夫も必要である．

④ 嚥下障害の場合の調理や食事の工夫

　嚥下障害の原因によって，飲み込むことができる食事形態が変わるので（表10.4），病態を把握することが大切である．

表10.4　嚥下しやすい食事形態

1. **性状が均一なもの**：異なった硬さの食品が混ざっていないこと．たとえば軟らかい茶碗蒸しに，かまぼこなどをかたまりで入れない
2. **口中でまとまりやすく，バラバラにならないこと**：お茶や牛乳などの水分は，誤嚥の原因になるので，片栗粉や増粘剤などでトロミをつけたりゼラチンで固める
3. **のどを通過するとき変形し，通過しやすいもの**：ゼリー・プリンなど表面が滑らかなものは飲み込みやすい
4. **口中やのどに付着しにくいもの**：餅やパンなど粘着性のあるものは注意を要する．また，板のり，わかめなども付着しやすい

　表10.5に好ましい調理形態と食品を，表10.6に注意が必要な食品を記した．見た目や彩りに注意し，食欲を高めるよう工夫する．

【食べやすい献立例（1）（嚥下障害・重度の場合）】
魚のテリーヌ，卵豆腐，具なし茶碗蒸し，野菜（いも類やかぼちゃ，にんじんなど）のマッシュ（牛乳で適当な硬さにのばす），ポタージュスープ，とろろいも，牛乳ゼリーなど（図10.5）．

【食べやすい献立例（2）（嚥下障害・軽度の場合）】
主菜：魚の煮こごり，はんぺんの軟らか煮，まぐろのたたき，具なしオムレツ（トマトソースなどをかける），煮豆腐，あんかけ豆腐など（図10.6）．
副菜：ほうれん草（葉先）の軟らか卵とじ（酢みそ和えや白和えでもよい），白菜のクリーム煮，かぼちゃサラダ，焼きなすのあんかけなど．

表10.5　好ましい調理形態と食品

① **プリン状**：プリン，ババロア，ムース
② **ゼリー状**：酸味の少ないジュースのゼリー，ヨーグルト
③ **ポタージュ状**：クリームスープ，かぼちゃのポタージュ
④ **ネクター状**：バナナ，もも，酸味の少ないりんご
⑤ **かゆ状**：かゆをミキサーにかけたもの
⑥ **乳化状**：アイスクリーム，ヨーグルト
⑦ **すり身状**：やまいも，スジのないまぐろ赤身，いか，えび，まぐろすり身の山かけ
⑧ **蒸しもの**：豆腐，茶碗蒸し
⑨ **裏ごし状**：えだまめ，にんじん，かぼちゃ
⑩ **つぶしたもの**：マッシュポテト

ワンポイント

増粘剤

増粘剤は液状の食品に混ぜるだけで，簡単にトロミの調節ができるもので，冷・温どちらにも使用できる．小麦粉や片栗粉などのように，加熱調理する必要がない．増粘剤自体は無味・無臭で，現在，多くの商品が販売されている．原材料は，デンプン，増粘多糖類（キサンタンガムやグアーガムなど），デキストリンなどである．

高齢期

表10.6 摂取する際に注意が必要な食品

① 粘度のないもの：水，お茶
② 酸味が強い：ジュース類
③ 繊維が多く硬い：ごぼう，たけのこ，葉野菜
④ 口腔や咽頭に付着しやすい：わかめ，のり，餅，パン
⑤ 裏ごししていない豆類などの硬い食品：ごま，ピーナッツなど
⑥ バラバラになりやすい食品：さけの塩焼き，ひき肉，かまぼこ，炒り豆腐，パン，カステラ，みじん切りにした食品など

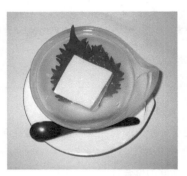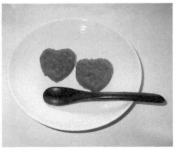

図10.5 食べやすい献立例（1）
卵豆腐（左）とかぼちゃマッシュ（右）.

💡 ワンポイント

ADL
(activity of daily living)
「日常生活動作」と訳され，自立して生活するために行う基本的かつ毎日くり返す身体動作群のことである．食事，排泄，着替え，入浴，車椅子の操作，歩行，階段の昇降など身体運動のみならず，精神活動やコミュニケーション能力も含まれる．第1章も参照．

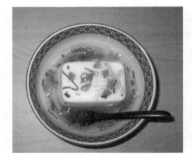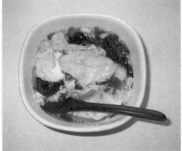

図10.6 食べやすい献立例（2）
あんかけ豆腐（左）とほうれん草の軟らか卵とじ（右）.

💡 ワンポイント

血清アルブミン値
身体の栄養状態を表す指標の1つ．血清総たんぱく質の約50～70％を占める．血清アルブミン値3.5 g/dLを下回ると内臓たんぱく質の減少が引き起こされるといわれており，高齢者のPEMリスク者を判定するためのスクリーニング指標として用いられる．一般に，3.5 g/dL以下から栄養ケアを開始することが多い．

（2）低栄養

　疾患による身体機能の低下，味覚の変化，身体活動量の低下などにより，食事摂取量が減少しやすい．高齢者の低栄養は，感染症などの疾患やADLの低下，さらには寝たきりなどの原因となるので，早い時期に原因を発見し，予防することが必要である．

　高齢期の低栄養で，とくに問題となるのは，エネルギーとたんぱく質の摂取不足による，**たんぱく質・エネルギー低栄養状態**（protein-energy malnutrition，PEM）である．低栄養の判定は，食事摂取量だけではなく，

BMIや体重減少率，血清アルブミン値などによって総合的に評価する（表10.7）．

低栄養を予防するための食事や調理の工夫，日常生活の注意点を示す（表10.8，表10.9）．

表10.7 低栄養状態のリスク

リスク分類			低リスク	中リスク		高リスク	
肥満度	成人BMI（18歳以上）	知的障害	19 ～ 26 未満	やせ	15 ～ 19 未満	やせ	15 未満
				肥満	26 ～ 30 未満	肥満	30 以上
		身体障害	16 ～ 24.5 未満	やせ	11.5 ～ 16 未満	やせ	11.5 未満
				肥満	24.5 ～ 28.5 未満	肥満	28.5 以上
	体重変化率		変化なし（増減：3%未満）	1か月に 3 ～ 5％未満 3か月に 3 ～ 7.5％未満 6か月に 3 ～ 10％未満		1か月に 5％以上 3か月に 7.5％以上 6か月に 10％以上	
	血清アルブミン値（成人のみ）		3.6 g/dL 以上	3.0 ～ 3.5 g/dL		3.0 g/dL 未満	
	食事摂取量		76 ～ 100％	75％以下			
	栄養補給法			経腸栄養 静脈栄養			

栄養マネジメント加算及び経口移行加算等に関する事務処理手順例及び様式例の提示について，障障発第0331002号，平成21年3月31日．

表10.8 低栄養を予防するための食事や調理の工夫

1. 間食の食べ過ぎに注意する
2. 食欲が増すよう，食事の彩りや盛りつけに注意する．また，香辛料や酸味のあるもの，香りのある野菜などを使用する
3. 嗜好を取り入れ，かつ栄養バランスにも留意する
4. 温かいものは温かく，冷たいものは冷たく提供できるよう注意する
5. 食欲のないときは，食べやすいものを用意する．脱水にならないよう，水分補給を心がける

表10.9 低栄養を予防するための日常生活の注意点

1. 身体活動量を増やすこと
　日常生活のなかで，活動量を増やすこと．積極的な活動によって，空腹感が感じられるよう，食欲を高めることが大切．買い物や掃除，洗濯などの家事などを積極的に行い，身体を動かすように努める
2. 生活リズムを整える
　独居や老夫婦の世帯では，生活リズムの乱れが原因となり，食事時間が不規則になりがちである．欠食や食欲不振を招き，必要な栄養量が摂取できなくなる．また，不規則な食生活は生体リズムを乱し，生体の機能低下を招く原因となる
3. 食卓を楽しく
　高齢者にとって食事が楽しみであるような演出をする．行事食や友人，家族との会食も取り入れる．食べることをとおして生活が豊かなものになるよう工夫する

レベルアップへの豆知識

栄養ケア・マネジメント

「栄養ケア・マネジメントは，ヘルスケアサービスの一環として，個々人に最適な栄養ケアを行い，その実務遂行上の機能や方法手順を効率的に行うための体制である」と定義されている（厚生省老人保健事業推進等補助金研究「高齢者の栄養管理サービス」，主任研究者　松田朗，1997）．詳しくは第1章を参照．

高齢期

Q 高齢期の低栄養に関する記述である．正しいのはどれですか．2つ選びなさい．

(1) 低栄養の原因は，胃腸障害や脳血管疾患の後遺症など，慢性疾患によるものが大多数を占める．

(2) 低栄養は，感染症の誘発や日常生活動作の低下などを引き起こし，高齢者にとって大きな問題の1つである．

(3) 血清アルブミン値は，低栄養状態の評価・判定の1つであり，4.0 g/dL以下では低栄養と判定される．

(4) 低栄養を予防するためには，嗜好を取り入れるなど，調理面の工夫だけではなく，楽しい食事環境づくりなどの配慮も必要である．

A (2)，(4)

(1) 低栄養は，慢性疾患だけではなく，偏った食事の摂り方や，味覚変化，身体活動量の低下による食欲減退など，さまざまな原因によって引き起こされる．

(3) 低栄養の判定は，血清アルブミン値だけではなく，体重減少率やBMIなどによって，総合的に判定される．一般に，血清アルブミン値3.5 g/dL以下を栄養ケアの対象とする．

(3) フレイル（虚弱状態）

フレイルとは，高齢者が加齢によって運動機能や認知機能の低下，慢性疾患などの影響で心身が虚弱になる状態である．健康な状態から徐々に介護が必要な状態（要介護状態）へ移行する，中間の段階といわれている（図10.7）．

フレイルの原因としては，「身体的要因（低栄養やサルコペニアなど）」，「精神的要因（うつや認知症など）」，「社会的要因（閉じこもりや孤独など）」があげられ，体重減少や筋力低下などの身体的な変化だけでなく，気力低下などの精神的な変化や，社会参加の低下など社会的なものも含まれる．フレイルは，① 体重減少，② 主観的疲労感，③ 日常生活活動量の減少，④ 身体能力（歩行速度）の減弱，⑤ 筋力（握力）の低下の5項目中，3項目以上該当する場合に診断される（Friedら，フレイルの定義より）．

フレイルは，食生活などの支援により，生活機能の維持と向上が可能であると考えられている．早い発見と，予防や適切な治療をうけることが大切である（図10.8）．

10章

🔆 ワンポイント

サルコペニア

加齢などに伴う筋肉量の減少および筋力の低下を指す．身体機能の低下を伴うことで，転倒や骨折のリスクが高まったり，日常生活動作の低下を引き起こす．

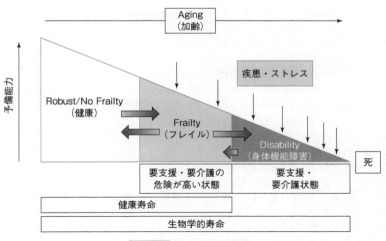

図 10.7　フレイルの概念

葛谷雅文，「老年医学における Sarcopenia&Frailty の重要性」，
日本老年医学会雑誌 46（4）（2009），279-285 より改変.

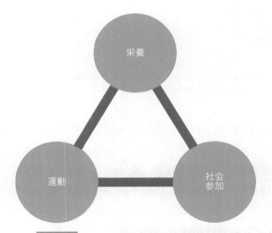

図 10.8　フレイルの予防のための 3 要素

栄養面では，バランスの良い食事を心がける，口腔機能の維持が必要になる.
運動面では，ウォーキングや体操などで体を動かす習慣作りが必要になる.
社会参加では，趣味の活動やボランティアに参加する，近所づきあいをするなど，積極的な
人とのかかわりが大切である.

（4）認知症

　認知症は「脳の後天的な器質障害によりいったん獲得された知能が，持続的かつ比較的短期間のうちに低下し，日常生活に支障をきたすもの」と定義される. すなわち，脳の疾患により，記憶や思考力，理解力などが徐々に衰えていき，自立した日常生活が営めなくなる疾患である. 認知症の原因はさまざまであるが，代表的なものは**アルツハイマー型認知症**と**脳血管性認知症**であり，両者あわせて高齢期にみられる認知症のおよそ 7 割から

表 10.10	認知症の症状

中心となる（必ず見られる）症状
◎記憶障害
・同じことを言ったり聞いたりする
・しまい忘れや置き忘れが目立つ
・直前のことも忘れてしまう．蛇口やガス栓の閉め忘れなど
◎見当識障害
・今がいつなのか，ここはどこなのか，わからなくなる状態
◎判断力の低下
・寒くても薄着のまま外に出る
・真夏でもセーターを着ている
周辺（必ずみられるとは限らない）症状
・妄想
・幻覚
・攻撃的行動
・不安
・依存
・抑うつ状態
・異食，過食
・介護への抵抗
・徘徊
・睡眠障害　など

エーザイ株式会社コーポレートサイト，認知症を知るホームページ
（http://www.e-65.net/index.html）から作成.

ワンポイント

後期高齢者の医療制度の健診

後期高齢者医療健康診査は，75歳以上の高齢者を対象に，健康の保持・増進および生活習慣病の早期発見と介護予防を目的に実施されている．健康診査の中で，2020年度より質問票を用いた問診（質問票）の内容が変更された．新しい質問票は，高齢者の特性を踏まえて健康状態を把握し，フレイルに対する関心を高め，生活改善を促すことが目的とされている．内容は，
①健康状態
②心の健康状態
③食習慣
④口腔機能
⑤体重変化
⑥運動・転倒
⑦認知機能
⑧喫煙
⑨社会参加
⑩ソーシャルサポート
の10類型で構成されている.

8割を占めるといわれている．認知症にみられる症状は，表10.10のようである.

　食事への影響では，過食や異食（食品以外のものを食べる）などの問題行動が伴う場合と，食欲低下や摂取不良など，低栄養につながる場合がある.

① アルツハイマー型認知症

　脳の萎縮および神経細胞の著しい減少を伴う．発症の機序は解明されつつあるが，現在のところ，真の原因は不明である．男性に比べて女性に多い．記憶，理解力，計算力，判断力の障害や人格の変化などを認める．症状が進んでくると，今，食べたものを忘れたり，食事をしたことさえも忘れることがある．また，過食，異食などがみられることもある.

　アルツハイマー型認知症の患者の食生活では，魚類，緑黄色野菜，その他の野菜，きのこ，海藻類などの摂取量が少ないという調査報告がある.

② 脳血管性認知症

　動脈硬化が進行し，脳梗塞や脳出血を起こし，広範囲に脳組織が障害を受けることによって起こる．女性より男性に多くみられる．記憶力障害が高度で，同じことを何度も尋ねたり，日時や場所などがわからなくなることもあるが，判断力や理解力は比較的保たれている．脳血管性認知症を予

防するためには，動脈硬化，高血圧などの生活習慣病を予防，治療することが大切である．

認知症高齢者の食生活上の問題点と，食事への配慮を次にあげる（表10.11，表10.12）．

表 10.11	認知症高齢者の食生活上の問題点

① 食事に対する集中力や持続力がなくなる
② 食事するという行動ができなくなる
③ 他人と自分の食事の区別がつかない
④ 食事したことを忘れる
⑤ 満腹感がわからず，過食する
⑥ 目の前の皿しか目につかず，同じものばかり食べる．また，すべての副食を主食のなかに混ぜてしまうなど，異常な食行動を認める

表 10.12	認知症高齢者への食事の配慮

① 栄養バランスに注意する．寝たきりや徘徊など，身体活動量はさまざまなので個別に対応することが望ましい
② 過食する場合は，少量を盛りつける．また，咀嚼せずに飲み込む場合には，ひと口で食べることができるように食事を切り分ける
③ 調味料や不衛生なものを口にしないよう，食卓を整理する
④ 食品以外のもの（果物の皮や魚の骨など）を皿に盛りつけない

（5）便秘

老化に伴い消化吸収能力の低下，食事量や水分摂取量の低下などにより，便量が減少する．歯の欠損などにより，穀類を中心とした軟らかい食物を好むため，食事内容が偏り食物繊維が不足しがちになる．また，身体活動量が低下するため腸の働きが鈍くなり，排便が困難になり，便秘になりやすい．便秘を予防するための食事について，表10.13に述べる．

表 10.13	便秘を予防するための食事の注意点

・食物繊維を十分摂取する
・食事やお茶，牛乳などから水分を摂る
・軽い体操などで，体を動かす
・生活リズムを整え，食事の時間や排便時間を決める

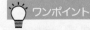 ワンポイント

食物繊維を多く含む食品

ライ麦パン（80g）　…4.5g
玄米・めし（180g）　…2.5g
さつまいも　中1本（180g）
　　　　　　　　　…4.0g
おから・生（50g）　…5.8g
水煮大豆（50g）　…3.4g
ごぼう（50g）　…2.9g
切干大根・乾（10g）　…2.1g
干しひじき　ステンレス釜・乾
（8g）　…4.1g

食物繊維総量，「日本食品標準成分表2020年版（八訂）」．

3　QOL 向上と食事の役割

　高齢者が健康な状態を維持するためには，必要な栄養素を摂取することが大切である．しかし，高齢期は身体活動量などの個人差が大きく，身体的・精神的にさまざまな障害を抱えているケースもある．高齢者が今までの人生で培(つちか)ってきた食習慣を尊重しながら，必要な栄養を摂取できるような配慮をすることも必要である．

　一方，高齢期では，食生活の問題は多様化している．食事だけに留まらず，社会的にも精神的にも，さまざまな要因が関連し，問題を引き起こしている．食生活の背景にある問題点を把握することが重要である（表 10.14）．

表 10.14　**食生活の背景にある問題**

身体的要因	社会的要因	精神的要因
歯の欠損	経済的な困窮	うつ・認知症
咀嚼力の低下	不十分な調理設備	生きがい・興味の喪失
味覚・嗅覚の低下	調理技術の欠落	孤独感
嚥下障害	栄養知識の欠如	食欲不振
便秘		
食欲不振（投薬による場合もある）		

中坊幸弘・木戸康博編，『応用栄養学（第 2 版）』，栄養科学シリーズ NEXT，講談社（2009）．一部改変して作成．

(1) QOL とは

　QOL（quality of life）とは，**生活の質**を意味する．高齢期は，生理的な老化で心身が衰えるだけではなく，経済面での不安，孤独感など，さまざまな要因により，「生きがい」が消失していくことがある．高齢者にとって食事は，単なる「栄養摂取」ではない．食べることは，高齢者には大きな「楽しみ」である．豊かな食生活は，心身の状態を高めるだけではなく，生活の質の向上にも寄与している．

(2) QOL 向上のための食生活

　QOL 向上のための食生活をサポートするためには，さまざまな方面から高齢者の状況を把握し，ケアしていくことが大切である．

　身体の不自由な高齢者が自立した生活を送ることができるよう，支援することが大切である．高齢者の自立を支えるため，食生活のサポートは基本になる．1 人暮らしや老夫婦世帯の高齢者へは，欠食や食事量の低下を招くことのないよう，ホームヘルプサービスや配食サービスなどの社会資

ホームヘルプサービス

日常生活が困難，または介護が必要な要介護高齢者に対する在宅支援サービスの 1 つ．ホームヘルパーが買い物，調理，掃除，洗濯などの「生活援助サービス」，および入浴介助，排泄介助，食事介助などの「身体介護サービス」を提供し，在宅での生活をサポートする．

配食サービス

買い物や食事を調理することが困難な独居または高齢者世帯の自宅へ，配食業者が栄養のバランスのとれた食事を届けるサービス．「食」生活の安定を図り，利用者の在宅生活を支援することを目的としている．同時に，高齢者への安否の確認なども行う．

10 章

源の導入も考慮する.

　また，食事動作が不自由な場合は，自助具（p.144，コラム参照）を選定し，できる限り自分自身で食事が摂取できるような工夫も必要である.「食の自立」は，さまざまな意義をもたらす. 自分の力で食べることにより，自分のペースで好みの食品を選択でき，食べることが楽しむことにつながる.

　また，高齢者自身が積極的に「食事を食べたい」という意識をもつことも大切である. そのための食生活面の工夫を記載する.

・食事の彩りを美しくし，食器なども工夫する. また，分量は多くせず，少量ずつ盛りつける. とくに，歯の悪い高齢者への刻み食やミキサー食などは，彩りが悪くなりやすいので注意する.

・季節の食品を積極的に取り入れる. また，地域の食文化も把握し，郷土食や行事食に反映させる. 高齢者に喜ばれる行事食の例を表10.15に示す.

・温かいものは温かく，冷たいものは冷やして提供する.

・高齢者がこれまで経験してきた食生活を把握し，嗜好や食べなれた食事を取り入れる.

・家族や友人と共食できるよう，環境を整える.

・快適で清潔な食環境を整える. 食堂の温度やにおい，テーブル上や高齢者の衣服などが不潔にならないよう注意する.

表10.15　**高齢者に喜ばれる行事食例**

月	行事	行事食内容
1月	正月 七草	おせち料理，雑煮 七草がゆ
2月	節分	いわし料理，巻き寿司
3月	ひな祭り 彼岸	散らし寿司 ぼた餅
4月	お花見	お花見弁当
5月	こどもの日	かしわ餅，ちまき
7月	七夕	そうめん
8月	お盆	精進料理
9月	敬老の日 彼岸	お祝い膳 おはぎ
10月	十五夜	月見団子
12月	冬至 クリスマス 餅つき 大晦日	かぼちゃ料理 鶏肉料理，クリスマスケーキ ぜんざい 年越しそば

自助具

．．．．．．．．．．．．．．．．．．．．．．．．．．．．．．．．．．

　障害のある人が日常生活上困難な動作でも，できる限り自分自身で行えるように工夫された，自立のための道具のことである．人に頼んでいたことを自分でやろうという意識が高まり，物事に積極的に取り組め，日常生活の幅が広がる．

(a)

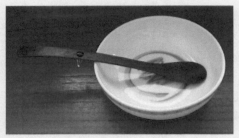

(b)

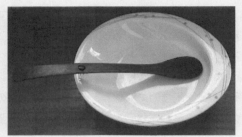

(c)

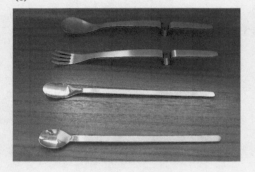

(d)

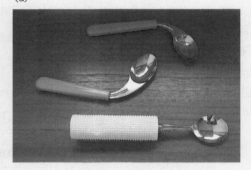

(a)，(b)「すくいやすい皿」：右手に麻痺があるなど両手が使いにくい，握力が弱くスプーンが使いにくい人のための食器．皿の片方の壁が立ち上がっており，スプーンなどですくいやすくなっている．また，食器底には「滑り止め」がついており，片手で使用しても，食器が滑らないようになっている．(a)は陶器製で，家庭の食器に近い．(b)はメラミン樹脂製．スプーンはいずれも，握力の弱い人でももちやすい，木製の軽いスプーン．

(c)「介護用スプーンとフォーク」

上：握力の弱い人のためのスプーンとフォーク．軽量で，口の小さい人や開きにくい人のために，ヘッド部分がひとまわり小さくなっている．また，指が変形していても，柄の曲りを利用し，指をひっかけることができる．

下：握力の弱い人のためのスプーンとフォーク．軽量で，口の小さい人や開きにくい人のために，ヘッド部分がひとまわり小さくなっている．

(d)「介護用スプーン」

上：曲りスプーン（左手用，右手用）

手首の関節が動きにくい人のためのスプーン．スプーンのすくう部分が手前に曲がっており，手首を曲げずに食事ができる．柄は太く，握りやすい．また，すくう部分が大きく深いので，食べものがこぼれにくくなっている．

下：握力の弱い人のためのスプーン．柄にスポンジがつき，太く，握りやすくなっている．

10
章

1　高齢者の身体の変化に関する記述である．正しいのはどれですか．2つ選
　びなさい．
　（1）高齢者は体内の水分量が若年者に比べ少ないので，脱水を起こしに
　　　くい．
　（2）高齢者は歯牙の欠損などにより，咀嚼力が低下し，軟らかい食物を
　　　好むようになる．
　（3）一般に味覚の閾値が上昇し，濃い味つけを好むようになる．
　（4）高齢者は一般に，体重あたりの体脂肪の割合が若年者に比べて少ない．

→ p. 130 〜 131 参照．

2　日本人の食事摂取基準（2020 年版）における高齢期（65 歳以上）の栄養
　に関する記述である．正しいのはどれですか．1つ選びなさい．
　（1）身体活動レベルは成人期と同様，活動量によってⅠ〜Ⅲに分かれて
　　　いる．
　（2）目標とするたんぱく質エネルギー比率は，男女とも 15 〜 20％である．
　（3）脂質代謝異常を予防することを目的に，高齢期では，脂質エネルギー
　　　比率は，20％ 以下が望ましい．
　（4）高齢期は腸管におけるカルシウムの吸収力が低下しているので，カ
　　　ルシウムの推奨量は，男女とも 1 日 800mg である．

→付録小冊子もみてみよう．

3　高齢期の疾病に関する記述である．正しいのはどれですか．2つ選びなさ
　い．
　（1）高齢者は唾液の分泌量や嚥下反射が低下するため，誤嚥による肺炎
　　　を起こすことがある．
　（2）脳血管性認知症は，脳梗塞や脳出血による脳組織障害がおもな原因
　　　であり，食生活の改善は予防につながらないことが多い．
　（3）嚥下障害がある場合，食事量の低下から脱水が起こりやすいが，お
　　　茶や味噌汁など液状のものは飲み込みやすいので，一度に多く与えるほ
　　　うがよい．
　（4）消化管の運動機能の低下は，便秘を引き起こすことが多い．

→ p. 134 〜 141 参照．

4　日本における高齢化に関する記述である．正しいのはどれですか．2つ選
　びなさい．
　（1）寝たきりや認知症など，要介護老人の数は，医療の発達により将来
　　　減少するといわれている．
　（2）高齢者の食事サポートは，今後多様化してくることが予想される．
　（3）高齢化率とは，総人口に占める 70 歳以上人口の割合である．
　（4）高齢者の栄養管理の目的の一つに，QOL の向上があげられる．

高齢期

11章

運動・スポーツ時の変化と栄養

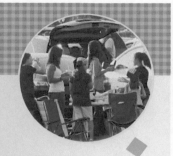

・・・・・・・・ CHAPTER GUIDANCE & KEYWORD ・・・・・・・・

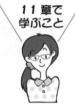

11章で
学ぶこと

　健康の増進，あるいは競技力向上のために，共通して「栄養」，「運動」，「休養」の３つが必要であることは広く知られています．

　この章では，運動・スポーツ時の身体の変化とそのために必要な栄養摂取を学び，健康づくり，あるいは競技力向上に役立てましょう．

11章の
キーワード

- □ ATP　□ ADP　□ ATP-CP系　□ 乳酸系　□ 有酸素系　□ 乳酸
- □ インスリンショック　□ グリコーゲンローディング　□ 超回復
- □ BCAA　□ 浸透圧　□ 電解質　□ 低ナトリウム血症
- □ 運動性貧血　□ 第４次国民健康づくり対策〔健康日本21（第二次）〕
- □ 食事バランスガイド　□ 最大酸素摂取量
- □ LDLコレステロール（悪玉コレステロール）
- □ HDLコレステロール（善玉コレステロール）　□ 活性酸素

1　運動時のエネルギー

　私たちの体内でのエネルギー源は，三大栄養素の糖質，脂質，たんぱく質であるが，これらの栄養素が体内で分解されて，ATP（アデノシン三リン酸）という高エネルギー化合物が生成されることでエネルギーを得られる．運動を継続するためには，体内でこのATPが供給され続けることが必要である．

（1）エネルギーはATPがつくり出す

　糖質，脂質，たんぱく質からつくり出されたATP（アデノシン三リン酸）

は，ADP（アデノシン二リン酸）とリン酸に分解されることで多くのエネルギーを生み出し，筋肉の収縮に使われる（図11.1）．しかし，筋肉細胞中に蓄えられる ATP はわずかなので，筋肉の収縮が続き，運動を継続するためには ATP を合成し続けなければならない．

　この ATP をつくり続けるための反応には

① ATP-CP（クレアチンリン酸）系

② 乳酸系（解糖系）

③ 有酸素系

の3つがある．これら3つのエネルギー供給系はそれぞれが単独で利用されることはなく，どのような運動でも同時に働いている．

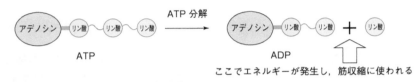

図 11.1　ATP の分解

（2）エネルギー供給系

① ATP-CP（クレアチンリン酸）系

　この供給系は，素早く高パワーのエネルギーをつくり出すことができるが，短時間しか持続できない．筋肉中に蓄えられている CP（クレアチンリン酸）が**クレアチン**と**リン酸**に分解されることにより，ATP が再合成される（図11.2）．しかし，筋肉中に蓄えられているクレアチンリン酸は少ないため，短時間しかエネルギー供給はできない．

② 乳酸系（解糖系）

　瞬発的な力を出しきる運動で多く使われるエネルギー供給系で，酸素を

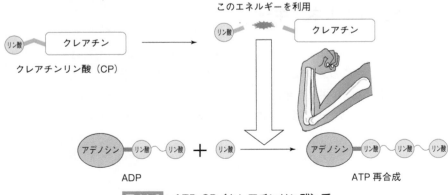

図 11.2　ATP-CP（クレアチンリン酸）系

利用せずにグルコースやグリコーゲンを分解してエネルギーをつくり出す．この供給系では**乳酸**が生じるため，長時間の運動には適さない．

③ 有酸素系

長時間運動を続ける場合のエネルギー供給系である．

このエネルギー供給系は筋肉細胞内の**ミトコンドリア**で行われる反応で，十分な酸素を必要とする．エネルギー源としてグルコース，グリコーゲンだけでなく**脂肪酸**も利用することができるため，エネルギーを供給する速度は遅いが，供給時間は長い（図11.3）．

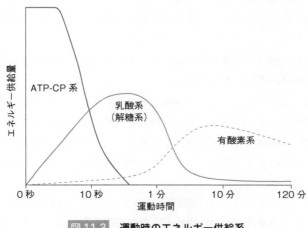

図 11.3　運動時のエネルギー供給系

④ スポーツ選手のエネルギー消費量の推定

スポーツ選手にとって，疲労を回復するためにも集中力を持続するためにも，また筋肉量を維持するためにも1日に必要なエネルギー量を摂取することは重要である．しかし，1日のエネルギー必要量を測定することは難しく，とくに種目や時期，ポジションによっても必要なエネルギー量は異なる．そのため，スポーツ選手の推定エネルギー必要量を，スポーツ選手のための推定値である 28.5 kcal/kg LBM/ 日を用いて，次の式で計算して求めることができる．

スポーツ選手の推定エネルギー必要量(kcal/ 日) ＝ 28.5 × LBM(kg)
× PAL

(3) スタミナの源は糖質

運動時，筋肉ではエネルギー源として糖質が多量に使われる．とくに運動強度が高くなればなるほど，糖質が使われる割合は多くなるため，アスリートにとって体内の糖質の貯蔵量はパフォーマンスに大きな影響を与える．

ワンポイント

LBM，PAL

LBM（lean body mass）：除脂肪体重．体重から体脂肪を除いた筋肉，骨，内臓，水分などの重さ．

PAL（physical activity level）：身体活動レベル．1日のエネルギー消費量を1日あたりの基礎代謝量で割った指数．スポーツ選手については，種目分類別に求められている（表11.1）．

運動・スポーツ時の変化と栄養

表11.1	スポーツ選手の種目分類別 PAL		
種目カテゴリー	オフトレーニング期	通常トレーニング期
持久系	1.75	2.50
瞬発系	1.75	2.00
球技系	1.75	2.00
その他	1.50	1.75

小清水隆子ほか，スポーツ選手の推定エネルギー必要量，トレーニング科学，**17**, 245（2005）.

さらに糖質は，脳・神経系の唯一のエネルギー源でもあるため，血糖値の低下は運動時のエネルギー源の枯渇だけでなく，集中力や判断力の低下にもつながる．

そのため，試合前の食事や，あるいは練習後の疲労回復には，素早く吸収される糖質の摂取が重要である．

しかし，試合直前に大量のグルコースを摂取すると，急激な血糖値の上昇によりインスリンの分泌を促し，**低血糖（インスリンショック）**を引き起こしたり，あるいはインスリンの作用で脂肪の利用が抑えられ，貯蔵グリコーゲンへの依存が増し，かえって疲労困憊を起こしやすくなることが考えられる．

したがって，スポーツ・運動時のエネルギーとして糖質は大切であるが，どのタイミングでどういった種類の糖質を摂取するかはパフォーマンスに大きく影響する．

(4) 運動時の脂質・糖質の代謝

運動時，エネルギー源としてどの栄養素が利用されているかは，運動の強度と時間経過によって異なる．

強度が高い運動では糖質がおもに利用され，また強度の高くない運動でも運動の初期には血中グルコース（血糖）や貯蔵グリコーゲンがおもに利用される．血糖および筋肉・肝臓に貯蔵されているグリコーゲンはそれほど多くはないため，運動時間が長時間にわたると徐々に貯蔵量の多い脂肪の利用割合が増すようになる．

しかし，トレーニングを積んでいくとエネルギー源として脂肪が使われる効率が高くなり，貯蔵グリコーゲンがむだ遣いされることがなくなり，スタミナ温存につながる．ふだんの地道なトレーニングの継続や，競技前に糖質を摂取するなどの食事の工夫により，貯蔵グリコーゲンを十分に利用できる条件にしておくと，疲労回復やパフォーマンス向上に役立つ．

ワンポイント

インスリンショック

急激な血糖値上昇によりインスリンが分泌される．インスリンが分泌されると，脂肪の分解を抑制し，身体の脂肪がエネルギーとして使われなくなる．運動中の選手にとって脂肪からエネルギーが得られなくなると，糖の分解だけに頼らざるを得なくなり疲労を招く．

11
章

2 運動時の体づくり

アスリートの体づくりに欠かせない栄養素は，たんぱく質とカルシウムである．たんぱく質は筋肉肥大や貧血予防のために，そして筋肉を支える骨のためにはカルシウムも大切である．

（1）運動・栄養・休養で筋肉は発達する

筋肉の肥大は，かつては筋線維の太さが増すだけで起こると考えられてきたが，最近では筋線維の数も増える可能性があるともいわれるようになった．

いずれにしても激しいトレーニングをすることで筋肉に細かい傷ができると，体はその傷を修復しようとするが，そのときに以前と同じ負荷のトレーニングでは壊れないような筋肉をつくろうとする．これが**超回復**といわれるもので，ほんのわずかずつだが筋肉は肥大していく（図11.4）．

もちろん，トレーニングだけで筋肉が強くなることはない．筋肉の材料である良質のたんぱく質や鉄，さらにたんぱく質の合成の際に**補酵素**として働く**ビタミン B₆** などの栄養素も必要である．

以前は「体重1 kg あたり3 g 以上のたんぱく質が必要」といわれてきた．現在では，トレーニングの質や強度，あるいは各個人の状況（年齢，性別，体格など）によって異なるが，体重1 kg あたり2 g 以上は必要ではなく，むしろ摂取するタイミングのほうが重要であるといわれている．

筋肉を肥大させるためにたんぱく質の合成が盛んになるのは，成長ホルモンの分泌が多くなる運動後と睡眠時である．適切な休養と睡眠をとるとともに，アミノ酸が体内に十分摂取されていなければならない．そのためには運動直後と夕食での良質のたんぱく質摂取が重要である．もちろん3度の食事や補食でたんぱく質が摂れていれば問題はない．

さらに鉄分の不足による**鉄欠乏性貧血**や，トレーニングによる足底への衝撃で毛細血管内の赤血球が破壊される**溶血性貧血**などから，アスリート

ワンポイント

筋線維
骨格筋を構成している単位で，1つ1つは細く軟らかいが，何本か束となることで強い筋肉をつくる．持続的な筋力を発揮する筋「遅筋（赤筋）」と，瞬発的な筋力を発揮する筋「速筋（白筋）」に分けられる．

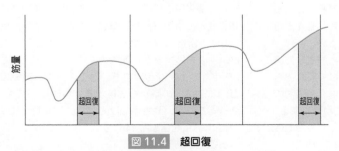

図11.4　超回復

筋肉が回復する時間を適切に設定した場合は図のように，その前より少しずつ筋力は向上する．

は運動性貧血を起こしやすいといわれる．貧血は酸素が不足することから当然エネルギーの供給不足となり，疲れやすく，競技成績が低下する原因となる．貧血予防には，鉄やビタミンC，葉酸，ビタミンB$_{12}$，銅などとたんぱく質を十分に摂取する．

　筋肉増強や貧血予防のためにたんぱく質は十分に摂取しなければならないが，過剰な摂取は体脂肪の増加，腎臓への負担増，カルシウムの要求量の増加などを引き起こすと報告されている．

（2）たんぱく質のサプリメント

　筋肉肥大の目的でたんぱく質のサプリメントを摂取しているアスリートは多いが，本当に必要か考えてみよう．筋肉づくりに必要なたんぱく質量は，前述したように体重 1 kg あたり約 2 g とされる．たんぱく質エネルギー比率が 15％である場合，体重の維持に十分なエネルギー摂取量であれば基本的にはサプリメントは必要ないといえる．

　たんぱく質のサプリメントにはその消化吸収の違いから，たんぱく質，アミノ酸，ペプチドの 3 種類がある．サプリメントは，食事でのたんぱく質が不足している場合やトレーニング後，食事までの時間がある場合には有効と考えられる．また減量時や食欲のないとき，あるいは食事の環境が整いにくい場合などには，吸収時間を考慮して上手に利用するとよい．

　また，BCAA（分岐鎖アミノ酸）など各種アミノ酸が注目されているが，その有効性の結果はさまざまである．まずは食事をきちんと摂ることを優先させよう．

Column

BCAA（分岐鎖アミノ酸）

　アミノ酸のうちその構造に分岐のあるアミノ酸3つ（バリン，ロイシン，イソロイシン）を分岐鎖アミノ酸（BCAA）とよび，アミノ酸に関心が高まるアミノ酸ブームのきっかけとなった．

　BCAA は筋肉のエネルギー源として利用されるだけでなく，筋肉たんぱく質の分解を抑制する可能性がある．

　たんぱく質の働きでは，エネルギー源としてよりも，体づくりが重要である．たんぱく質がおもにエネルギー源として利用されるのは，長時間の運動時などで，体内の糖質が不足したときである．そのときに，筋肉でエネルギー源として利用できる BCAA をあらかじめ摂取していれば，パフォーマンスの向上や筋肉痛の予防に効果があるとされる．

　これをダイエットに生かそうとアミノ酸ブームが起こった．つまり運動前に BCAA を摂っておくと，運動時の筋肉の損傷や筋肉の疲労を軽減することができる（これは基礎代謝維持には欠かせない）．またスタミナ切れになりかけたときに BCAA を摂取すると，筋肉のエネルギー源として「もう，ひと息がんばれる」とエネルギー消費量が増し，体内の脂肪も燃焼する．つまり，BCAA を摂るだけで，やせるわけではない．運動しなければ BCAA を含む飲料のカロリーを余分に摂取することもある．

11 章

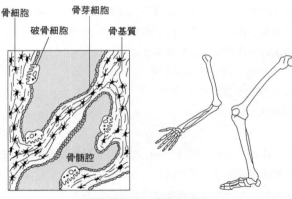

骨細胞　骨芽細胞
破骨細胞　骨基質

骨髄腔

図11.5　骨の吸収と形成

骨は骨の吸収と形成がくり返される，常に代謝している組織である．破骨細胞は，古くなっ
た骨を溶かして吸収する働きがある（骨吸収）．骨芽細胞は破骨細胞によって破壊（吸収）
されたところをもとのかたちに修復し，新しい骨をつくる（骨形成）．骨吸収には約6週間，
骨形成には約4か月かかるとされている．
堺　章，『新訂 目でみるからだのメカニズム』，医学書院（2000），p. 118 の図を参考に作成．

（3）骨格づくり

　適度な運動は骨に刺激を与えて骨密度を上昇させる．しかし，過度のト
レーニングを行ったりカルシウムの摂取が不足すると，骨密度が低下する．
さらに女性アスリートでは，無月経や月経異常を招く女性ホルモン（エス
トロゲン）の減少によって，男性よりも骨密度の低下が起こり，疲労骨折
を起こしやすくなる．

　骨はカルシウムやリン，マグネシウムなどのミネラルに**コラーゲン**とい
うたんぱく質が組みあわさっており，常に骨の吸収と形成をくり返す組織
である（図11.5）．

　カルシウムはとくに吸収されにくいため，不足しやすい．**カルシウム**は，
おもに牛乳・乳製品，小魚類，大豆・大豆製品，緑黄色野菜，海藻類など
に含まれ，**リン**の過剰摂取やほうれん草などに含まれるシュウ酸などに
よって，吸収が妨げられる．また，カルシウムの吸収を高める**ビタミンD**
や**ビタミンK**の摂取も忘れてはならない．

　競技中に起こりやすい疲労骨折を防ぐためには，女性の場合は月経異常
がある場合は治療し，トレーニングの質と量を見直すこと，そしてカルシ
ウムを十分に摂取するために，毎食に乳製品を摂取することが勧められる．

　ワンポイント

疲労骨折
過度の連続した負荷がかかるこ
とにより，骨に小さなひびが生
じた状態（骨折を起こした状態）
のことである．

③　運動と水分補給

　人体に含まれる水分量は約60％を占め，高齢者より乳幼児，女性より

運動・スポーツ時の変化と栄養

も男性のほうが多い．女性より男性の水分含量が多いのは，女性のほうが一般に脂肪組織が多いためで，脂肪組織には水分が少ないからである．

これらの水分の体内でのおもな働きは，

① いろいろな物質を溶かす溶媒作用
② 栄養素や老廃物を運ぶ運搬作用
③ 体温調節作用

などである．

このなかで運動時に最も関係が深いのは，③の**体温調節作用**である．運動するとなぜ体が温まって汗が出るようになるのか，また，暑いときにはなぜ水分を補給しなければならないのか，みてみよう．

さらに，運動・スポーツ時にはどんな種類の飲料をどれくらい摂取するのが効果的なのか考えてみる．

（1）体温調節と水分補給

体温が上昇する原因はいろいろ考えられるが，まず，夏季のように外気温が高いとき，食事を摂取したとき（**食事誘発性熱産生**），さらに運動時に筋肉が活動することで生成したエネルギーのうちの多くが熱に変わってしまうことなどである．これらの熱を体外に放出しなければ，体温は上昇する一方になる．

この熱を体外に放出する方法としては，呼気を温める，皮膚の毛細血管の血流から外気への熱の放出，汗の蒸発などがある．汗が出るだけでは体温の低下は少なく，汗が蒸発するときに水の気化熱で体から熱を奪う．このため湿度の高い環境下（梅雨時や体育館などの室内）では，汗の蒸発が少ない．高温の環境に長時間いたり，激しい労働や運動を行うと，熱が十分に放出されず，熱中症を発症する．体温上昇による熱中症には注意が必要である（表11.2，図11.6）．

体内の水分量が3％失われただけでも，アスリートにはパフォーマンスの低下が起こり，10％失われると健康障害が起きるといわれている．運動が健康の保持・増進のためか，あるいは競技かにかかわらず，発汗によって失われた水分は補給しなければならない．水分補給量が不足したり，補

ワンポイント

食事誘発性熱産生
食事摂取後に体温が上昇する働きをさし，特異動的作用ともよばれる．栄養素のうち最も熱に変わる割合が高いのがたんぱく質で，約30％が熱産生に利用される．これはおもに，消化吸収にかかわるエネルギー消費とされる．

表11.2 　スポーツ活動中の熱中症予防5カ条
1. 暑いとき，無理な運動は事故のもと
2. 急な暑さに要注意
3. 失われる水と塩分を取り戻そう
4. 薄着スタイルでさわやかに
5. 体調不良は事故のもと

「スポーツ活動中の熱中症予防ガイドブック」，日本スポーツ協会（2019）．

WBGT ℃	湿球温 ℃	乾球温 ℃		
31	27	35	運動は原則中止	特別の場合以外は運動は中止する．とくに子どもの場合には中止すべき
▲▼	▲▼	▲▼	厳重警戒（激しい運動は中止）	熱中症の危険性が高いので，激しい運動や持久走など体温が上昇しやすい運動は避ける．10〜20分おきに休憩をとり水分・塩分の補給を行う．暑さに弱い人※は運動中止
28	24	31		
▲▼	▲▼	▲▼	警戒（積極的に休憩）	熱中症の危険が増すので，積極的に休憩をとり，適宜水分・塩分を補給する．激しい運動では，30分おきくらいに休憩をとる
25	21	28		
▲▼	▲▼	▲▼	注意（積極的に水分補給）	熱中症による死亡事故が発生する可能性がある．熱中症の兆候に注意するとともに，運動の合間に積極的に水分・塩分を補給する
21	18	24		
▲▼	▲▼	▲▼	ほぼ安全（適宜水分補給）	通常は熱中症の危険は小さいが，適宜水分・塩分の補給は必要である．市民マラソンなどではこの条件でも熱中症が発生するので注意

図 11.6　熱中症予防のための運動指針

WBGT（湿球黒球温度）
屋外で日射のある場合：WBGT = 0.7 ×湿球温度 + 0.2 ×黒球温度 + 0.1 ×乾球温度
室内で日射のない場合：WBGT = 0.7 ×湿球温度 + 0.3 ×黒球温度
・環境条件の評価は WBGT（暑さ指数ともいわれる）が望ましい．
・乾球温度（気温）を用いる場合には，湿度に注意．湿度が高ければ，1 ランク厳しい環境条件の運動指針を適用する．
・熱中症の発症のリスクは個人差が大きく，運動強度も大きく関係する．運動指針は平均的な目安であり，スポーツ現場では個人差や競技特性に配慮する．
※暑さに弱い人＝体力の低い人，肥満の人や暑さに慣れていない人など．
「スポーツ活動中の熱中症予防ガイドブック」，日本スポーツ協会（2019）．

給方法が誤っていると，脱水を起こし，生命の危険すら招くことになる．

　ではどのような水分を，どれくらい摂ればよいか，そのタイミングなどを考えてみよう．

（2）熱中症予防のための水分補給

　体内での水分の吸収の早さは，飲み物の組成や温度によって異なる．

　水分の吸収は胃では行われずに腸で行われる．そのため，運動時に摂取する水分は胃の通過時間が早く，腸に素早く到達するものがよい．

　水分の吸収に関係するのが浸透圧で，腸で速やかに吸収されるのは体液より浸透圧の低い（ハイポトニック）飲料である．体液より浸透圧の高い（ハイパートニック）飲料や同程度（アイソトニック）の飲料では，体液からの水分で薄まってから吸収されるため，その分水分の吸収速度が遅れる．スポーツドリンクなどを選ぶ際は，飲料に含まれる糖質や電解質などの濃度がバランス良く，浸透圧の低いものを選ぶことが重要である．

運動・スポーツ時の変化と栄養

高温環境下での長時間の運動では，発汗により水分だけでなく塩分も失われる．このときに水分だけを補給すると血液が薄まって，ナトリウム不足による痙攣などを起こしやすくなる．そのため，長時間の運動時は水分だけでなく，同時に塩分補給も心がける．

ワンポイント

**サッカーの試合では
水分補給のみ？**

サッカーの試合は 45 分間の前・後半の長時間の競技であるため，水分の補給だけでなく，糖質やミネラルの補給も望まれるが，これまではほとんどのサッカー競技場では水しか摂取できない規則になっていた．その理由はデリケートな芝の健康のためだそうだ．テレビなどでサッカー選手が飲料を口にしたり，頭から浴びたりしていたのは水だった．しかし近年の気候変動に伴い，夏季の暑熱環境での競技においては水だけでは熱中症予防には不十分であることから，ミネラルや糖質を含んだスポーツドリンクなど水以外の飲料が承認されるようになった．ただし，水以外の飲料を使用するにあたっては摂取可能エリアなど，条件があることが多い．

① 給水のタイミング

運動時の水分補給の目安は，運動の継続時間や強度，気温や湿度などの環境，あるいは個人の身体の状況により異なるが，運動中の体重減少が 2% 以内になるようにする．そのためには，運動前から塩分の含んだ水分を摂取するようにし，競技中も早めの給水を心がける．大量の発汗を伴う場合には，ナトリウムを含む飲料を摂取することで，低ナトリウム血症を防ぐ．

水分の温度は 5 〜 15℃が望ましく，塩分は 0.1 〜 0.2%で飲みやすい味にするが，エネルギー補給を考えるなら糖質の濃度は 4 〜 8%程度にする．

② エネルギー補給か水分補給か

運動時に補給する糖質は，エネルギー源としても利用される．マラソンのような長時間にわたるスポーツでは，水分とともに糖質を補給することがスタミナ切れを防ぐことにもつながるが，多くのエネルギーを補給しようと糖質濃度を高くすると，水分補給が妨げられる．すなわち，糖質濃度が高い場合，胃から腸への移動スピードも遅く，腸では体液で薄められてから吸収されるため，その分時間がかかると考えられている．エネルギー補給あるいは水分補給，どちらを優先するかは，運動時間や競技の環境などによって十分に検討する．まずは水分補給を優先したうえで，低温環境下や長時間に及ぶ競技などでは，無理のない範囲でエネルギー源としての糖質補給を考えるとよい．

また，エネルギー補給として糖質を摂る場合，前に述べたように糖質の種類によってはインスリンショックを引き起こす危険性がある．たとえばフルクトースの摂取では，血糖値の上昇が穏やかなため起こりにくいとされている．したがって，運動直前にエネルギー補給として糖質を摂取する場合は，その糖質の種類にも気を配る．

さまざまな種類のスポーツドリンクが市販されている．発汗によって失われた水分や電解質を補い，熱中症の予防やパフォーマンスの低下を防ぐことを目的として開発されたものである．これらに含まれる成分は多種多様であるため，利用する場合はその成分を確認したうえで選択する．

4 アスリートのための栄養と食事

アスリートにとって食事とは，単に栄養補給だけでなく，トレーニング効果を高めるため，また精神的にも楽しみをもたらすものである．

競技種目やトレーニングの質や量，体格や体調，そして試合前，試合期，試合後などによって必要なエネルギー量や栄養素量は異なる．そのため，適切な栄養素などの量を決定することは難しく，個人個人の体調を見ながら対応していくことが重要である．

例題1

Q 水分補給についての記述である．誤っているのはどれですか．2つ選びなさい．

(1) 運動終了時は，できるだけ多くの水分を補給したほうがよい．
(2) のどが渇いてから水分補給をするのではなく，運動中は定期的に水分補給をすることが望ましい．
(3) 運動中の水分補給は大切だが，運動前の水分補給は重要ではない．
(4) 水分の体内吸収のスピードは温度が低いほうが早い．
(5) 長時間の運動では，水分だけでなく，エネルギーが供給できるよう糖分も補給するとよい．

A （1）（3）

　運動時の水分補給は，こまめに水分補給するほうがよく，また，摂取する水分の糖濃度や電解質の濃度は低いほうが，そして温度は15℃程度の低いほうが早く吸収される．運動前から水分をしっかり補給して，体内に十分満たされた状態であることがよい．

　発汗によって失われた水分を補うために，運動後に水分を多量に摂取すると，消化液が薄まったり，胃が膨らんで食欲低下につながり，その後の食事に影響を与えることもあるので注意が必要である．

　目標となるエネルギー量や栄養素量を摂取するためには，スポーツ選手の推定エネルギー必要量（p.149）を参考に，主食（穀類），主菜（肉類，魚介類，卵類，豆類），副菜（緑黄色野菜，その他の野菜，きのこ類，海藻類）に牛乳・乳製品と果物を過不足なく組み合わせて献立を考えれば，必要な栄養素は摂ることが可能である．

　多くのエネルギー量が必要な場合やトレーニング効果を上げるためには，間食の摂り方も重要である．菓子類や嗜好飲料類に偏らず，間食（図11.7）も食事の1つと考えて，足りない栄養素を補給することを考えるとよい．

　また，アスリートに限らず運動は，体内に多くの酸素を取り入れるため，酸素摂取量に応じて活性酸素が発生することになる．活性酸素は細胞膜やDNAの損傷を引き起こしたり，生活習慣病を招く原因となったり，人体に悪影響を与える．この活性酸素から人体を守るために，抗酸化成分であるビタミンCやE，その他の抗酸化物質を十分に摂るようにする．

（1）試合前の食事

　トレーニング効果を発揮するためには，試合に向けての食事も大切であ

運動・スポーツ時の変化と栄養

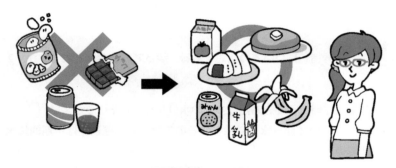

図 11.7　間食の例

ポテトチップスやチョコレート，コーラや甘い飲み物ではなく，おにぎり，サンドイッチ，100％果汁
や野菜ジュース，低脂肪牛乳など．

る．まず，ふだんと同じ食事が摂れるように環境を整えることである．「こ
れを食べれば力が発揮できる」，「これを食べれば勝てる」というような万
能の食べ物はない．

　いつも食べ慣れている食事を摂れるように遠征先などではあらかじめ食
事内容を確認して，希望を伝えたり，また自炊できる環境を準備しておく
こともよい．

　生ものや生水はもちろん，食品を洗浄する水にも注意が必要で，市販の
ミネラルウォーターも場合によっては下痢を起こすことがあるので注意す
る．試合前のストレスから，消化不良を起こすこともあるので，ふだん摂
らない食べ物は口にしないのが賢明である．

(2) グリコーゲンローディング

　運動時の重要なエネルギー源は糖質である．私たちの体内に貯蔵されて
いる糖質は肝臓や筋肉中のグリコーゲンで，運動種目が異なっても糖質が
エネルギー源として重要な働きをすることに変わりはない．

　とくに，運動強度が高くなるに従って糖質が使われる割合は大きくなる．
つまり，ここぞという勝負のときには糖質の貯蔵量が勝負を分ける．

　このグリコーゲンの貯蔵量を増やす方法を**グリコーゲンローディング**と
いい，エネルギーを使い果たす競技，たとえば持久系の競技に実施される
ことが多い．これは，いったん体内のグリコーゲンを枯渇させるような食
事やトレーニングを行ってから，その後運動量を少なくして，高糖質食を
摂ることでグリコーゲン貯蔵量を増やそうとする方法である．

　しかし，人によっては効果に差があったり，体調管理が難しかったりす
る．さまざまな方法も考案されているため，自分にあったやり方をあらか
じめ試してみるとよい．

　なお，瞬発系の競技には「クレアチンローディング」〔クレアチンを一
定期間，1 日に数回摂取することで筋肉中のクレアチンリン酸と除脂肪体

Column 高地トレーニング

標高の高い場所でトレーニングをすることで，血中のヘモグロビン濃度を増加させるとともに心肺機能を強化して酸素供給量を増やそうというトレーニング法である．マラソンの高橋尚子選手がボールダー（アメリカ，コロラド州）で高地トレーニングを行い，シドニーオリンピックで金メダルを獲得したことで脚光を浴びた．

高地でのトレーニングは，平地でトレーニングをする場合と比べて筋肉や関節に無理な負担をかけることなく，心肺機能を高めることができるといわれている．しかし，低酸素の状態では疲労度が大きく，体に負担をかけることも考えられる．また，高地では重力の影響が小さくなることから筋力トレーニングには不利に働くともいわれている．

どちらにしても高地トレーニングを実施する場合は，専門家の指導のもとに行うことが重要である（p.174 参照）．

重（LBM）量を増加させる方法〕が報告されているが，クレアチンの長期摂取については，安全性や効果が十分に検討されているとはいえない．

（3）試合当日の食事

試合当日の食事に求められる条件は，
① 肝臓や筋肉のグリコーゲンを十分に蓄える．
② 消化に時間のかかるものは避け，試合の 3 〜 4 時間前に食べ終える．
③ 腸内にガスのたまるようなものを避ける．
などである．これらを考慮して，消化吸収の早い糖質を中心に摂取して，ごぼうなど繊維質の多いものは避ける．

また試合前には水分補給を心がけるが，急激な血糖値の上昇を招くインスリンショックには注意する．試合直前に糖質を補給したい場合は，市販のエネルギーゼリーなどを利用するとよい．

学生競技など，試合の間に昼食休憩などがある場合の食事についても，消化器系の負担にならず，エネルギー補給ができる糖質中心の食事を心がけるとよい．

（4）試合後の食事

試合後は，試合中に失われた水分を補給すると同時に，筋グリコーゲンの回復を図る．そのためには，試合後できるだけ速やかにブドウ糖（グルコース）などの糖質を補給するが，その後はじっくり糖質補給ができるGI の低いものを組み合わせて，十分な量の糖質を摂取する．また，筋グリコーゲンの回復のためには糖質だけでなく，クエン酸を組み合わせて摂取すると，筋グリコーゲンの回復が早く，疲労回復につながる．

運動・スポーツ時の変化と栄養

例題2

Q 試合前の食事の環境についての記述である．誤っているのはどれですか．2つ選びなさい．

(1) 遠征などで宿泊する場合は，事前に提供される食事の献立を確認し，必要があれば食材や調理法を変更してもらうとよい．
(2) 試合前は，精神的なストレスから消化吸収に時間がかかることもある．
(3) 試合の1時間前には食事を済ませておく．
(4) 試合前の食事は高糖質食にするとよい．
(5) グリコーゲンローディングは瞬発系の競技に実施されることが多い．

A (3)(5)

　試合で実力を発揮するためには，食事も重要で，できるだけふだんと変わらない食事を心がけ，試合の3〜4時間前には食事を済ませるとよい．

　遠征などで宿泊する場合はメニューの確認と食事の希望を伝えておくことも必要である．試合でエネルギーとして利用される糖質を中心に，胃腸への負担も考えて消化の良いものを摂るようにするとよい．また，試合に向けて行うグリコーゲンローディングは，持久系の競技に実施されることが多い．

5 健康増進と運動

　戦後，日本人の食生活は豊かになったといわれるが，国民全員が健康といえる状態ではない．これまでは目立たなかった糖尿病や動脈硬化症，高血圧症などの生活習慣病が増加している．この原因の多くは食事の欧米化や運動不足，喫煙などの生活習慣にあることが指摘されている．

　そこでわが国では，2000年（平成12）に**第3次国民健康づくり対策（健康日本21）**が，続いて2013年（平成25）に**第4次国民健康づくり対策〔健康日本21（第二次）〕**が制定され，ライフステージに応じた健康づくり対策が行われている．

　生活習慣病の大きな要因にあげられるのは，過食と運動不足が原因となる肥満である．したがって，その肥満を予防し，改善することが生活習慣病予防や健康増進に最も効果的で，重要である．

　習慣的にスポーツや運動を行うことで糖質や脂質代謝が改善され，消費エネルギー量も増加し，肥満予防あるいは改善につながる．さらに，運動のみならず，生活活動も含めた「身体活動」全体を見直すことの重要性か

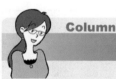
グリセミックインデックス（GI）とは

グリセミックインデックス（GI）は血糖上昇反応指数ともいわれ，基本的には炭水化物を含む食品や食事を摂取したのち，血液中のグルコース濃度（血糖値）が上昇する反応の大きさを表す指数である．食品の消化吸収の速さと，体内での利用率を考慮して決められた値である．つまりGI値の高いものは血糖値が上がりやすく，低いものは血糖値が上がりにくいことを示している．

スポーツで失われたグリコーゲンを素早く回復させたいときには，GI値の高い食品を選ぶとよい．逆にGI値が低い食品は，血糖値を長く持続させたいとき，たとえば，運動後に筋肉が糖質を必要とするとき（睡眠中）や運動中にエネルギーを供給し続けたいときによい．

しかし，GI値が同じ食品でも，精製度や調理方法，他の食品との組合せや食べ方によって血糖値の上昇速度は異なる．

GI値を利用した食品の選択は，試合後の疲労回復に生かせるだけでなく，ダイエットや糖尿病予防にも利用できる．血糖値上昇速度の速い食品はインスリンの分泌も促すため，GI値の低い食品の選択や食べ方，調理方法を工夫することで，肥満や糖尿病予防に役立つと考えられる．

ら，「運動基準」から**身体活動基準**と変更された．日常の身体活動と食事で体脂肪，とくに内臓脂肪を減少させるためには，**健康づくりのための身体活動基準**（厚生労働省，2013年）の内臓脂肪減少のためのエネルギー調整シート（図11.8）を活用すると目標が立てやすくなる．

（1）健康づくりのための身体活動基準2013

生活習慣病対策が重要な課題となっていることから，2013年（平成25）に厚生労働省は「健康づくりのための運動基準2006」を改定し，「健康づくりのための身体活動基準2013」を策定し，ライフステージに応じた健康づくりのための身体活動量と運動量の基準を示した．

身体活動の強さを表す単位として，**メッツ**（身体活動の強さを，安静時の何倍に相当するかで表す単位で，座って安静にしている状態が1メッツ，普通歩行が3メッツに相当する）が用いられる．また身体活動の量については，「**メッツ・時**」〔身体活動の強度（メッツ）×身体活動の実施時間（時）．より強い身体活動ほど，短い時間で1メッツ・時になる〕とよんでいる．

健康づくりのための身体活動・運動量の基準は以下のようである．

① 18～64歳の身体活動量の基準：強度が3メッツ以上の身体活動を23メッツ・時/週行う．具体的には，歩行またはそれと同等以上の強度の身体活動を毎日60分行う．

運動量の基準：強度が3メッツ以上の運動を4メッツ・時/週行う．具体的には，息がはずみ汗をかく程度の運動を毎週60分行う．

② 65歳以上の身体活動（生活活動・運動）の基準：強度を問わず，身体

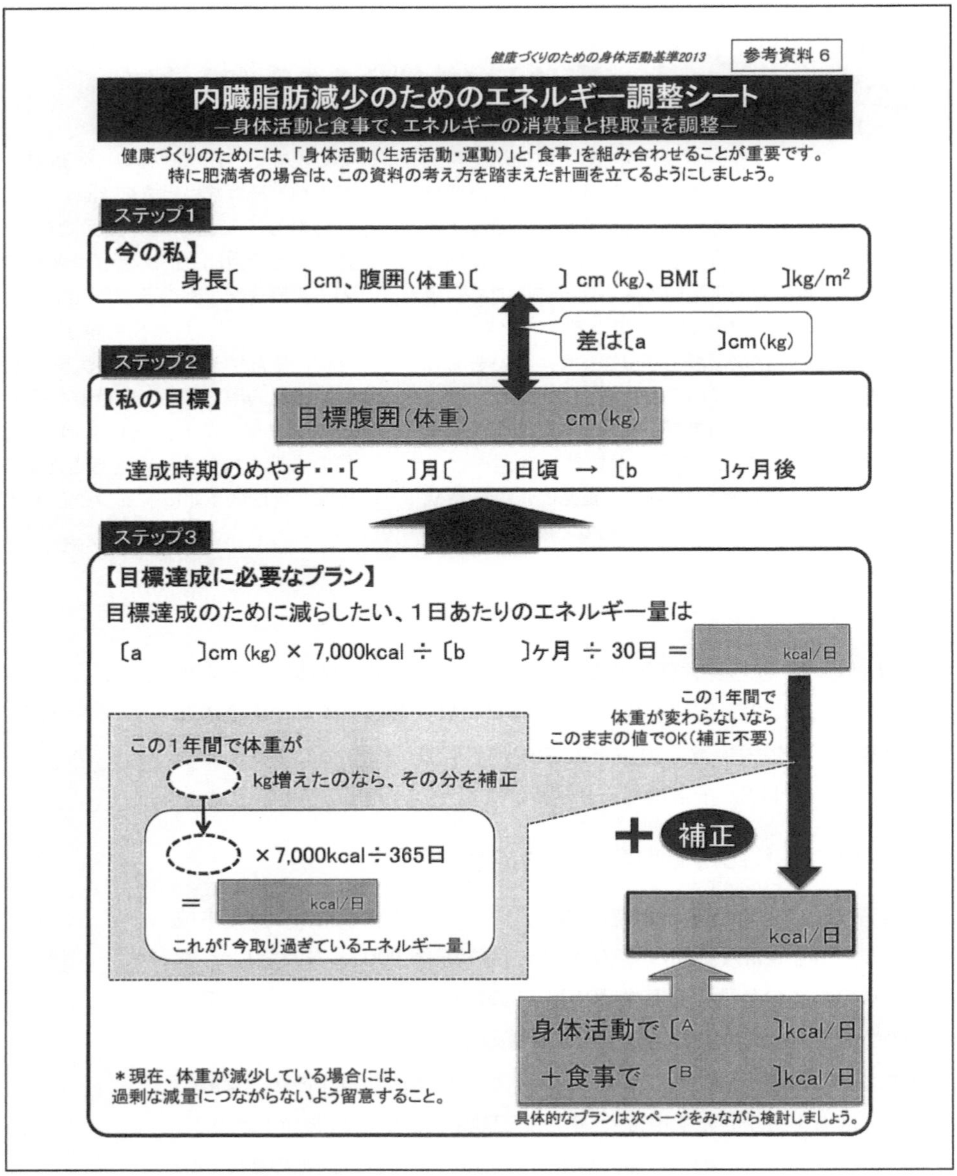
健康づくりのための身体活動基準2013
参考資料6
内臓脂肪減少のためのエネルギー調整シート
—身体活動と食事で、エネルギーの消費量と摂取量を調整—
健康づくりのためには、「身体活動（生活活動・運動）」と「食事」を組み合わせることが重要です。
特に肥満者の場合は、この資料の考え方を踏まえた計画を立てるようにしましょう。
ステップ1
【今の私】
身長〔　　〕cm、腹囲（体重）〔　　〕cm（kg）、BMI〔　　〕kg/m2
差は〔a　　〕cm（kg）
ステップ2
【私の目標】
目標腹囲（体重）　　cm（kg）
達成時期のめやす・・・〔　　〕月〔　　〕日頃 → 〔b　　〕ヶ月後
ステップ3
【目標達成に必要なプラン】
目標達成のために減らしたい、1日あたりのエネルギー量は
〔a　　〕cm（kg）× 7,000kcal ÷〔b　　〕ヶ月 ÷ 30日 ＝　kcal/日
この1年間で
体重が変わらないなら
このままの値でOK（補正不要）
この1年間で体重が
kg増えたのなら、その分を補正
×7,000kcal÷365日
＝　kcal/日
これが「今取り過ぎているエネルギー量」
＋補正
kcal/日
身体活動で〔A　　〕kcal/日
＋食事で〔B　　〕kcal/日
＊現在、体重が減少している場合には、
過剰な減量につながらないよう留意すること。
具体的なプランは次ページをみながら検討しましょう。

図11.8 内臓脂肪減少のためのエネルギー調整シート

「健康づくりのための身体活動基準2013」，厚生労働省健康局がん対策・健康増進課，平成25年3月18日．

活動を10メッツ・時/週行う．具体的には，横になったままや座ったままにならなければどんな動きでもよいので，身体活動を毎日40分行う．

③ すべての世代に共通する方向性：現在の身体活動量を，少しでも増やす．たとえば，今より毎日10分ずつ長く歩くようにする．また，30分以上の運動を週2日以上行うなど，運動習慣をもつようにする．

表 11.3　メッツ値と生活活動・運動の例

メッツ	3メッツ以上の生活活動の例	3メッツ以上の運動の例
3.0	普通歩行（平地，67 m/分，犬を連れて），子どもの世話（立位），台所の手伝い	ボウリング，バレーボール，太極拳
3.5	歩行（平地，75～85 m/分，ほどほどの速さ，散歩など），楽に自転車に乗る（8.9 km/時），階段を下りる，軽い荷物運び，風呂掃除，庭の草むしり，子どもと遊ぶ（歩く/走る，中強度），オートバイの運転	体操（家で，軽・中等度），ゴルフ（手引きカートを使って），カヌー
3.8		全身を使ったテレビゲーム（スポーツ，ダンス）
4.0	自転車に乗る（≒16 km/時未満，通勤），階段を上る（ゆっくり）	卓球，ラジオ体操第1
4.5	耕作，家の修繕	テニス（ダブルス），水中歩行（中等度）
4.8		水泳（ゆっくりとした背泳）
5.0	かなり速歩（平地，速く＝107 m/分）	野球，ソフトボール，サーフィン
5.5	シャベルで土や泥をすくう	バドミントン
6.0		ゆっくりとしたジョギング，ウエイトトレーニング（高強度，パワーリフティング，ボディビル），バスケットボール，水泳（のんびり泳ぐ）
6.5		山を登る（0～4.1 kgの荷物をもって）
7.0		ジョギング，サッカー，スキー，スケート，ハンドボール
7.3		エアロビクス，テニス（シングルス），山を登る（約4.5～9.0 kgの荷物をもって）
8.0	運搬（重い荷物）	サイクリング（約20 km/時）
9.0		ランニング（139 m/分）
10.0		水泳（クロール，速い，69 m/分）
11.0		ランニング（188 m/分），自転車エルゴメーター（161～200 ワット）

「健康づくりのための身体活動基準2013」，厚生労働省健康局がん対策・健康増進課，平成25年3月18日より抜粋.

3メッツ以上に相当する活発な身体活動を表11.3に示す．さらに，生活習慣病患者等において身体活動（生活活動・運動）が不足している場合には，強度が3～6メッツの運動を，週に10メッツ・時程度行うことが望ましいとされている．たとえば，歩行またはそれと同じ程度の強度で，30～60分の運動を週に3回以上行うと，10メッツ・時/週の運動量に相当する．

内臓脂肪1 kgを減少させるためには，約7,000 kcalのエネルギー量を減らすようにしなければならない．運動のみで体重を減少させるのは容易ではなく，食事を見直すことで減量の効果は現れやすくなるので，**食事バランスガイド**などを参考にするとよい．

また「全身持久力」とは，できる限り長時間，一定の強度の身体活動・運動を維持できる能力である．この全身持久力が高いほうが，生活習慣病のリスクが低い可能性がある．

その全身持久力の指標となるのが**最大酸素摂取量**で，これが大きいほど多くのエネルギーを産生することができ，より強度の高い運動をより長く

ワンポイント

食事バランスガイド

http://www.maff.go.jp/j/balance_guide/

ワンポイント

最大酸素摂取量

単位時間あたりの酸素摂取量（L/分あるいはmL/kg体重/分）の最大値．体がどれだけの酸素を取り入れているかを表した量で，この量が大きいと全身持久力が優れているといえる．

運動・スポーツ時の変化と栄養

実施できることを意味する．表 11.4 に性・年代別の全身持久力の基準値を示した．表中に示す強度での運動を約 3 分以上継続できた場合，全身持久力の基準を満たすと評価できる．基準値の 50 ～ 75% の強度の運動を習慣的に（1 回 30 分以上，週 2 日以上）行うことで，安全かつ効果的に基準の全身持久力を達成・維持することができる．

表 11.4 性・年代別の全身持久力の基準

年齢	18 ～ 39 歳	40 ～ 59 歳	60 ～ 69 歳
男性	11.0 メッツ （39 mL/kg/ 分）	10.0 メッツ （35 mL/kg/ 分）	9.0 メッツ （32 mL/kg/ 分）
女性	9.5 メッツ （33 mL/kg/ 分）	8.5 メッツ （30 mL/kg/ 分）	7.5 メッツ （26 mL/kg/ 分）

（注）表中の（ ）内は最大酸素摂取量を示す．
「健康づくりのための身体活動基準 2013」，厚生労働省健康局がん対策・健康増進課，平成 25 年 3 月 18 日．

（2）運動の糖質・脂質代謝への影響

体内に貯蔵されている糖質は，血糖（血中グルコース），筋肉や肝臓に蓄えられているグリコーゲンである．

食後に軽い運動をすると，食物が胃を通過する時間が早められ，脂肪や糖質が早く利用されるようになる．軽い運動を習慣づけることで，**インスリンの感受性**が増し，血液中の糖質や脂肪の代謝が改善し，肥満などの生活習慣病予防につながる．ただし，食前・食後の激しい運動は，交感神経の影響で消化・吸収活動が抑制され胃腸に負担がかかるので避けたほうがよい．

運動を継続すると脂肪組織での脂肪分解が促進され，血中の遊離脂肪酸の濃度も高くなる．そこで強度の低い有酸素運動を行うと脂肪分解が促進され，減量に効果的である．

強度の高い運動を無理に行っても，決して体脂肪減少効果は高くない．脂肪を燃焼させるための運動は，有酸素運動である．ただし，脂肪をためにくい基礎代謝量の高い筋肉質の体づくりには，強度の低い有酸素運動ではなく，筋肉トレーニングが必要になる．つまり，筋肉をつける運動と脂肪を減らす運動とは種類が異なる．脂肪を減らしながら筋肉トレーニングを行うことで，リバウンドしにくい体づくりを目指すことができる．

また，運動はコレステロールの代謝にも影響を与え，LDL コレステロール（悪玉コレステロール）を減少させると同時に，HDL コレステロール（善玉コレステロール）を増加させる作用をもつことが知られている．

これらの脂質代謝の改善に対する運動の効果として，心臓血管系の疾病を予防することが一般に認められている．

ワンポイント

インスリンの感受性
インスリンは血糖値の上昇に刺激されて分泌されるが，筋肉などの組織のインスリン感受性によってもインスリン分泌量は影響される．運動によって筋肉のインスリン感受性が高まるため，少量のインスリンで上昇した血糖値を減らすことができるようになる．

11 章

（3）高齢社会対策と運動

　急速に進む高齢社会においては，ただ長生きするだけではなく，心身ともに健康な状態で暮らすこと，つまり**生活の質**（quality of life，**QOL**）が重視される．

　しかし，加齢とともに身体機能は低下するため，老化を防ぐことが重要になる．そのためには日ごろの運動が大きく貢献する．日ごろ運動を行わない高齢者が持久性の運動を行うと，循環器系の機能が改善され動脈硬化の予防につながる．また，筋力を鍛える運動やバランス運動をすると，日常動作に必要な筋力の低下を防ぐことができ，転倒の予防につながる．高齢者の寝たきりの原因を防ぐことができ，自立を支援できる．

　活動的な生活を送ることは，基礎代謝量の低下や食欲の低下を防ぎ，必要な食事量の確保にも効果的である．とくに筋力を鍛える運動後には，間食として甘い食品を摂るだけでなく，たんぱく質を含んだ食品（サンドイッチや牛乳・乳製品など）を摂ることが運動の効果を高める．運動だけでなく食事面での配慮も工夫したい．

　逆に肥満が気になる高齢者には，活動量を増やすことで肥満予防につながる効果も期待できる．

（4）運動の適応力と免疫

　運動によって，身体・運動機能が向上したり，またストレス解消に役立つのは，生物に適応力があるからである．この能力を利用して，高い強度の運動を行うことで筋肥大を実現でき（超回復，p.151 参照），また適度な運動では免疫能も強化できるため，かぜなどの病気にかかりにくくなる．しかし，激し過ぎる運動は逆に抵抗力を弱めるといわれている．

　いずれにしても，免疫力を高めるためには，運動で消費したエネルギーや栄養素を食事により適切に補うことと，休養を適度にとることも忘れてはならない．

（5）運動のデメリット

　適度な運動は免疫力を高め，さまざまな病気を予防する効果も期待できるが，運動中のけがなどの事故や心臓血管系への負担にも注意する．運動前には身体・運動状況を慎重にチェックし，準備体操やストレッチをおろそかにせず無理のない運動から実施する．また，水分補給にも留意し，熱中症予防を心がけるようにする．

ワンポイント

高齢者に適した運動
高齢者が運動する場合，転倒などの事故を起こさないようにすること，また病気をもっている場合は主治医に相談することを忘れてはならない．そのうえで，どのような運動が効果的かは個々人で異なるが，無理なく，手軽にできる運動が好ましい．ストレッチで筋肉の柔軟性を高め，持久性の運動ではウォーキング，また筋力を鍛えるには，椅子に座って，ゆっくり片足ずつ上げるなど，少しきついと感じる運動を行うとよい．テレビ・ラジオ体操などを活用するのもよい方法である．

運動・スポーツ時の変化と栄養

Column

身体活動の単位に「カロリー」を用いないのは？

一般にエネルギー消費量として用いられている単位「カロリー（kcal）」を用いた場合には，個人の体重によって差が生じる．たとえば体重が40 kgの人と80 kgの人とでは，同じ内容の身体活動を行った場合でも消費するエネルギーに2倍の差が生じる．

したがって，生活習慣病予防に必要な身体活動量を個人の体重に関係なく示すために，「健康づくりのための身体活動基準2013」では「メッツ」という単位を用いた．

◆ 練 習 問 題 ◆

11章全体をしっかり←
復習しよう.

運動・スポーツ時の変化と栄養についての記述である．正しいものには○，誤っているものには×をつけなさい．

① 運動時のおもなエネルギー源は糖質と脂質である．

② 運動強度が高まるにつれて，エネルギー源として脂質が多く利用される．

③ 食事前後の激しい運動は，胃腸に負担がかかるため，避けたほうがよい．

④ 運動時には糖質がエネルギーとして利用されるため，ビタミンB群も十分に必要である．

⑤ 分岐鎖アミノ酸とは，リジン，ロイシン，イソロイシンである．

⑥ 運動後のグリコーゲンの再補充のためには，運動後できるだけ早く糖質を摂取したほうがよい．

⑦ 試合開始前の過剰な糖質摂取は，インスリンショックを引き起こすことがある．

⑧ 無月経の選手は正常な月経の選手に比べて，骨密度が低い傾向にある．

⑨ 運動はLDLコレステロールを増加させ，HDLコレステロールを低下させる．

⑩ スポーツ選手に多く見られる貧血は，鉄欠乏性貧血である．

⑪ グリコーゲンローディングとは，運動によって筋グリコーゲンを枯渇させたのち，高たんぱく質食を摂取することによって，筋グリコーゲンの貯蔵量を高める方法である．

⑫ 市販のミネラルウォーターであれば，飲んでも問題はない．

11
章

12章

環境と栄養

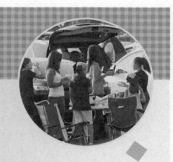

━━━━━━━━━ CHAPTER GUIDANCE & KEYWORD ━━━━━━━━━

12章で学ぶこと

　人間を取りまく気温や湿度，気圧，紫外線，重力などの自然環境と，私たちの健康とのかかわりは深いものです．こういった自然の力だけでなく，大気汚染や騒音，振動などの機械的・化学的な環境と健康とのかかわり，さらには精神的・社会的な影響と健康とのかかわりも大きいものです．

　この章では，ますます複雑になっていく環境と私たちの健康とのかかわりを学びます．

12章のキーワード

☐ ストレス　☐ ストレッサー　☐ 自律神経　☐ 交感神経　☐ 副交感神経
☐ 副腎皮質ホルモン　☐ 副腎皮質刺激ホルモン　☐ ホメオスタシス
☐ ホメオスタシスの三角形　☐ 汎適応症候群　☐ グルココルチコイド
☐ レム睡眠，ノンレム睡眠　☐ メラトニン　☐ 核心温度　☐ 高所順化
☐ 高山病　☐ 減圧症（ケイソン病）　☐ ムーンフェイス

1　ストレス対策と栄養

（1）ストレスとストレッサー

　ストレスという言葉を初めて使ったのは，1935年カナダのハンス・セリエ博士である．彼はストレスを「何らかの刺激が体に加えられたときに，体が示す反応」とし，原因となる刺激のことを**ストレッサー**とよんだ．ストレスは図12.1に示されるように，ボールを指で押した状態で表現される．

●ストレスのない状態

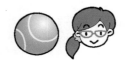

●ストレスのかかった状態

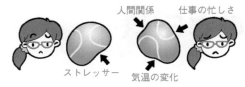

人間関係　　仕事の忙しさ

ストレッサー　　気温の変化

図 12.1　ストレスとは

（2）ストレス反応と生体の適応性

　私たちは精神的，肉体的にも，さまざまなストレスを受けている．私たちがストレスを受けたとき，生体は身を守るために何らかの防御反応を働かせる．この何らかの反応を**適応反応**とよび，神経や副腎皮質ホルモンの分泌など，内分泌系の働きが活発になる．

　環境の変化や刺激（ストレス）に対して，常に安定した状態を保つ機能を**ホメオスタシス**（恒常性維持）といい，生体の内部や外部の変化の環境因子にかかわらず，常に内部環境を一定に保とうとする働きをさす．

　強いストレスを受け，体の負担が大きすぎて，自分のなかでは処理しきれなくなると自律神経系や内分泌系，免疫系のバランスが崩れて，体にさまざまな症状が現れてくる．このように，ストレスから体を守るために神経系，内分泌系，免疫系の 3 つが互いに密接に関係していることを，**ホメオスタシスの三角形**とよぶ．

　ストレッサーの種類にかかわらず，生体が共通の反応を示すことを**汎適応 症 候群**とよぶ．

　ストレス刺激を受けると，脳の視床下部を経て自律神経系が亢進される．さらに副腎髄質からは**アドレナリン**（エピネフリン）と**ノルアドレナリン**（ノルエピネフリン）の分泌が促進されることにより，血管の収縮，瞳孔の散大，血圧の上昇，心拍数の増加などが起こり，ストレスから生体を守る態勢をとる．

　また脳の視床下部に伝わったストレッサーによる刺激は，副腎皮質ホルモン系ではさらに副腎皮質刺激ホルモン放出ホルモン（CRH）を放出させる．さらに，CRH は脳の下垂体から副腎皮質刺激ホルモン（ACTH）を放出させる．ACTH は副腎皮質でのグルココルチコイドの合成・分泌を促

自律神経

自律神経┬交感神経
　　　　└副交感神経

意思とは関係なく，自動的に体内の環境に反応して働く．

副腎

腎臓の上にある三角形の小さな器官で，副腎皮質と副腎髄質から異なるホルモンを分泌する．髄質からはアドレナリンやノルアドレナリンが分泌される．

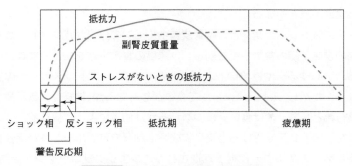

図 12.2 **ストレスに対する生体の適応**

http://www.pref.kyoto.jp/health/health/health09_b.html を参考に作成.

す．グルココルチコイドは，体たんぱく質の分解を促して糖新生を亢進させる．糖新生により生成したグルコースを脳へ供給することで，ストレスを和らげている．

ストレッサーを受けたあとの心身の適応反応は，時間の経過とともに大きく変化する．ストレスによる生体の抵抗力の変化と，副腎皮質重量を図12.2に表す．

警告反応期は，ストレッサーが加わった直後の状態で，ショック相と反ショック相に分けられる．

ショック相とはまだ副腎皮質ホルモンの分泌が開始される前で，体温や血圧の低下や低血糖などの症状が現れ，ストレスによりショックを受けている状態で，受身的な反応が現れる時期である．

ストレスを受け続けたために**反ショック相**になると，生体は生命を守るための態勢を整え，副腎皮質ホルモンが分泌される．これにより，呼吸数，心拍数が増加し，血圧，体温も上昇する．

さらにストレスを受け続けると生体は戦い続け，**抵抗期**に移行する．反ショック相の抵抗力を維持し，体は常に緊張状態にある．そのため休息とのバランスが崩れやすくなる．

この状態がさらに続くと，**疲憊期**に移行する．疲憊期になると，抵抗力は使い果たされてしまい，心身ともに機能が衰え，全身症状が悪化する．副腎の肥大やリンパ球の機能低下などが起こり，免疫力が低下し，感染症にかかりやすくなったり，がんの罹患率が上がるなど，ついには死に至ることもある．

（3）ストレスと栄養

ストレスに対してホメオスタシスの機能が働くと，生体成分の代謝は大きく変わる．その変化に対応するために栄養や休息は欠かせない．

ストレスを受けた状態では交感神経系が優位となるため，胃壁を守る粘液と胃液の分泌のバランスが崩れ，胃・十二指腸の潰瘍形成にもつながる．

リンパ球
白血球の一種で，免疫を担当する．

また食欲不振ともなる.

さらにストレスが続くと，副腎皮質ホルモンの分泌が亢進され，これが大脳の視床下部の食欲中枢を刺激し，過度の食欲増進をもたらすことにもなる．いわゆる「やけ食い」といわれるもので，「ストレス太り」の原因となる．ただし，ストレスによって食欲がなくなるか（神経性食欲不振症），代償行為として「やけ食い」につながるかは個人によって異なる．

また，ストレスを受けると交感神経系や副腎皮質ホルモン系が活性化されるため，エネルギー代謝が亢進される．つまりグリコーゲン，脂肪酸，さらには体たんぱく質の分解による血糖値を上昇させ，ストレスに対抗し

例題 1

ストレスに関する記述である．誤っているのはどれですか．2つ選びなさい．

(1) ストレスを引き起こす刺激をストレッサーという.
(2) ストレスを受けると自律神経系が働き，その刺激で副腎皮質ホルモンが分泌される.
(3) ストレスによりたんぱく質代謝の同化（合成）が促進される.
(4) ビタミンCはストレス時の栄養補給として有効である.
(5) サーカディアンリズムとは，ストレスなどに対して常に人体が安定した状態を保つ機能をいう.

 (3) (5)

ストレスを受けると，体内では副腎皮質ホルモンの作用によりたんぱく質の異化が促進される．ホメオスタシスとは，ストレスなどに対して常に人体が安定した状態を保つ機能をいう．
サーカディアンリズムとは1日周期の生体リズムである．

Column

活性酸素とストレス

呼吸で取り入れた酸素が，体内で一部が反応性の高い活性酸素に変化する．この活性酸素は，もともとは細菌などの外敵から体を守る役目をしているが，ストレスや紫外線，排気ガス，たばこなどさまざまな要因によって必要以上に生成されると，自分自身の体を攻撃するようになる．老化や生活習慣病の多くが活性酸素と関係しているといわれている．もちろん，生体には活性酸素を無毒化する酵素（カタラーゼ，SODなど）が存在する．また食品の成分にも抗酸化力をもつポリフェノールなどがあり，ほかにも，さまざまな食品の機能性が研究されている．

ようとする.

　したがって，ストレスを受けているときは，とくに糖質，脂質，そしてたんぱく質のバランスの取れた食事を心がけることが必要であるが，食事が逆にストレスにならないように，好みのものを取り入れたりして，楽しめるような工夫も大切である.

　前述したように，副腎皮質刺激ホルモンが分泌され，副腎皮質のグルココルチコイドの合成・分泌が促進されることにより，体たんぱく質の異化が起こり，糖新生が亢進される．脳へのエネルギー供給を高めることでストレスに対抗するわけである．また，やけど，手術，骨折などのストレス状態でも体たんぱく質の異化が亢進する．このため良質のたんぱく質の摂取が望まれる.

　さらにストレスによりエネルギー代謝が亢進すると，これに必要なビタミン B_1，B_2，B_6，ナイアシン，パントテン酸などのビタミンも十分に摂取する必要がある.

　また，ストレス時に生じる活性酸素の除去にはビタミンCやA，Eが必要である．ビタミンCは副腎皮質ホルモンやアドレナリンの作用にも必要なことから，ストレスに対抗するビタミンともよばれている.

　ミネラルについては，カルシウムとマグネシウムがストレスに対抗しようとして尿中の排泄量が高まる．これは，ストレス環境下では，筋肉や神経の興奮状態が高まり，これを鎮めようとしてカルシウムとマグネシウムが必要となるためである．また，亜鉛は免疫に関係することから，十分に摂りたいミネラルである.

2　生体リズムと栄養

　生体リズムとは，生物の活動にみられる一定の周期の変動のことである．これには，短時間周期でくり返されるレム睡眠，ノンレム睡眠や心拍，呼吸，そして1日周期でくり返される睡眠・覚醒，体温，ホルモン分泌，酵素活性，さらに長い周期でくり返される基礎代謝，月経などがある.

　生体にみられるさまざまな生体リズムには，外部の環境（光や温度など）にあわせて変動するリズム（外因性のリズム）と体内でつくられるリズム（内因性のリズム）がある．このなかで昼夜交代の明暗サイクルと同調した1日周期の生体リズムを，アメリカのハルバーグ（時間生物学の父，1919～2013年）は**サーカディアンリズム**（**概日リズム**）と名づけた．また，ドイツのアショフ（生理学者，1913～1998年）が，温度・湿度・照明などを一定条件にした地下壕で行った実験で，ヒトは約25時間の周期の体内リズム（**体内時計**）をもっていることを調べた.

 ワンポイント

レム睡眠，ノンレム睡眠
生体リズムと同様に，睡眠はおよそ90分の周期で浅くなったり深くなったりする．浅い睡眠，すなわち体は眠っているが，脳は起きている状態をレム睡眠，深い睡眠をノンレム睡眠とよぶ．夢はレム睡眠のときにみるといわれている.

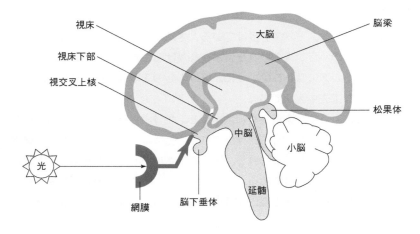

図 12.3　視交叉上核の位置

メラトニン

脳の視床の後ろにある松果体から分泌されるホルモンで，眠気はこのホルモンによって誘発される．起床してからメラトニンが分泌され始め，それがある程度の濃度になると体温や血圧が下がり，眠気が訪れる．

ヒトの体内時計が約 25 時間であるにもかかわらず，24 時間のサーカディアンリズムで生活しているのは，目の網膜から入った光の刺激が脳の視床下部にある**視交叉上核**（図 12.3）に伝わり，そこから神経系を経て松果体に作用し，メラトニンの分泌に影響を与え，24 時間のリズムをつくるためである．

このように本来もっているヒトの 25 時間のサーカディアンリズムを 24 時間にリセットするためには，朝の太陽光を浴びることが大切である．また，昼間に活動的な生活を送ると体温が上がり，夜間には体温が下がって睡眠がとりやすくなる．このようにして生体の機能は調節されている．同様に，消化液の分泌も昼高く，夜は低いという変動があるため，生体のリ

例題2

Q　生体リズムに関する記述である．誤っているのはどれですか．2 つ選びなさい．

(1) ヒトのサーカディアンリズムは約 20 時間である．
(2) 体温は一般に昼間に低く，夜高い．
(3) サーカディアンリズムは，明暗の刺激により変化する．
(4) 消化吸収能力は昼高く，夜間は低い．
(5) 生体リズムには，レム・ノンレム睡眠や心拍など短時間の周期でくり返されるものもある．

　(1)(2)

ヒトのサーカディアンリズムは約 25 時間である．また，体温には一般に昼間に高く，夜低いリズムがある．

12 章

ワンポイント

ズムにあわせた規則正しい食生活を送ることが，健康を維持するためにも
大切であるといえる．

3　高温・低温環境と栄養

　ヒトなど恒温動物の体温は，約 37℃ 前後に維持・調節されている．恒
温動物でも体の部位によって体温は異なり，身体内部のほうが体表面より
も温度は高い．

　環境温度などの影響を受けることの少ない身体内部の体温を，**核心温度**
とよぶ．この体温を維持調節する機能の中枢は間脳の視床下部に存在し，
おもに化学的調節である熱産生と物理的調節である熱放散によって行われ
ている．

　高温環境下では，皮膚温が上昇して視床下部に伝えられた情報により，
皮膚血流の亢進，発汗などが起こり，熱が放散される（p.154 参照）．

　逆に低温環境下で皮膚温が低下すると，その情報が視床下部に伝えられ，
アドレナリンの分泌が増加する．すると皮膚の血管が収縮し，血圧や血糖
値が上昇し，骨格筋が収縮する**ふるえ**によって熱産生が起こる．同時に，
鳥肌が立つ（**立毛筋収縮**）ことによって熱放散が抑制される．低温環境が
さらに継続すると寒冷順化が起こり，脂肪の分解が亢進され，基礎代謝も
増加する．直腸温が 35℃ 以下になる状態を**低体温**とよび，健康障害が起
こる．

　暑熱環境では，おもに発汗により体温調節が行われる．したがって，発
汗によって失われた水分と電解質の補給が大切である．また，良質のたん
ぱく質やビタミン B_1，B_2，副腎皮質ホルモンの合成にかかわり，ストレス
緩和の役割をもつビタミン C などの摂取についても，日ごろから心がけて
おくとよい．

　寒冷環境では脂肪のエネルギー比率を高めると同時に，エネルギー量の
確保とビタミン B 群（とくに B_1，B_2，ナイアシン）の摂取も増やす．暑
熱時と同様，ビタミン C の摂取も心がける．

4　高圧・低圧環境と栄養

（1）高圧環境と栄養

　潜水など水中での作業時，水深 10 m ごとに 1 気圧に相当する水圧が人
体に加わる．高圧環境下で心臓，血管，筋肉などは変形しないが，肺，気

道，鼻腔などは外圧によって変形し，換気量を低下させる．低温環境条件にもなるため，体温維持にも注意が必要になる．

また潜水状態から海面へ急浮上すると，血中に溶解していた窒素が減圧により気泡化し，**ガス塞栓**（**減圧症，ケイソン病**ともよぶ）を起こす．急速に浮上することは避けなければならない．

高圧環境下では，酸素や活性酸素による影響を考え，抗酸化作用のあるビタミンCやE，さらにエネルギー量の確保，ビタミンB_1，B_2などの摂取を心がける．

（2）低圧環境と栄養

低圧環境下（高地）では，気圧の低下に伴い酸素分圧（全体の気圧のなかで酸素が占める圧力）が低下し，動脈血中の酸素飽和度が減少し，組織への酸素供給が不足する．酸素供給の不足により，エネルギー代謝が抑制される．これに対抗するために，生体は血液中の酸素の運搬能力や換気量を増大させる．そして血中のヘモグロビン濃度が増加し，ヘモグロビンから組織への酸素の供給が行われやすくなる（**高所順化**）．

しかし，急激に気圧が低下すると，順化ができず重い頭痛，倦怠，嘔吐，食欲不振，悪心などの症状が現れることが多い（**高山病**）．このような低圧環境下では，食欲低下や水分量の低下，換気量の増加などが起こるため，十分な水分補給や糖質を中心としたエネルギー補給に心がける．

5 無重力環境（宇宙空間）と栄養

無重力環境下では，体重を維持したり物をもち上げたりするなどの筋活動はほとんど必要ない．また血液は，頭部から下肢までほぼ均等に分布し，下肢に流れる血流が減少するため下肢は細くなり，逆に上半身は体液量が増加するため顔面の浮腫（**ムーンフェイス**）などが生じる．また筋活動が極端に減少するため骨格筋が萎縮し，骨量も減少する（**脱灰現象**，骨からカルシウムやリンが失われる）．この影響を減らすため，宇宙飛行士には宇宙船内での運動プログラムが課されている．

無重力環境下での栄養については，まだまだ解明されていない部分が多いが，筋肉の萎縮や骨量減少に対して良質のたんぱく質やカルシウム，ビタミン類を十分に摂取することであろう．

宇宙食もかつては食べやすさから，チューブに入ったものやペースト状のものが用いられていたが，宇宙飛行士に評判が悪かった．宇宙でも問題なく食べられることがわかってから，種類も豊富になり，地球上の食事に近いものになった．

ストレスと環境についての記述である．正しいものには○，間違っている
ものには×をつけなさい．

① ストレス時の一連の生体反応のうちストレッサーに対する適応反応は，
　警告反応期，抵抗期，疲憊期という．

② ビタミンDは副腎皮質機能を高め，ストレスに対する適応能を高める．

③ やけど，手術などのストレス状態では，体たんぱく質の異化が亢進する．

④ 低温環境下では，基礎代謝が増加する．また体温維持のためにふるえ
　などの熱産生が起こる．

⑤ 体温は一般に早朝に最も高くなる．

⑥ 低圧環境下では，空気中の酸素濃度や血中酸素濃度が減少するので，
　食欲が低下する．

→ 12章全体をしっかり
復習しよう．

環境と栄養

参 考 書

【書籍】

安田和人 監，『図解　栄養の基本がよくわかる事典』，西東社（2006）.

寺田和子ほか，『応用栄養学　改訂7版』，南山堂（2010）.

戸谷誠之ほか編，『応用栄養学　改訂第4版』，〈健康・栄養科学シリーズ〉，南江堂（2012）.

藤田美明，『ライフステージ栄養学　改訂』，〈管理栄養士講座〉，建帛社（2011）.

江澤郁子ほか，『四訂　応用栄養学』，〈Nブックス〉，建帛社（2014）.

森　基子ほか，『応用栄養学：ライフステージからみた人間栄養学　第9版』，医歯薬出版（2010）.

中坊幸弘・木戸康博 編，『応用栄養学　第3版』，〈栄養科学シリーズNEXT〉，講談社サイエンティフィク（2012）.

灘本知憲 編，『応用栄養学　第4版』，〈新 食品・栄養科学シリーズ〉，化学同人（2015）.

岩瀬善彦ほか編，『やさしい生理学　改訂第4版』，南江堂（2000）.

「スポーツ活動中の熱中症予防ガイドブック」，日本スポーツ協会（2019）.

堺　章，『新版　目でみるからだのメカニズム』，医学書院（2000）.

メタボリックシンドローム診断基準検討委員会，メタボリックシンドローム定義と診断基準，日本内科学会雑誌，**94**, 4, 794（2005）.

葛谷雅文，老年医学における Sarcopenia & Frailty の重要性，日本老年医学会雑誌 46（4），279-285（2009）.

今井孝成ら，アレルギー，**65**, 942（2016）.

小清水隆子ほか，スポーツ選手の推定エネルギー必要量，トレーニング科学，**17**, 245（2005）.

山本逸雄，*Osteoporosis Jpn*, 7, 10（1999）.

【ガイドライン等】

「授乳・離乳のための支援ガイド」，「授乳・離乳の支援ガイド」改定に関する委員会（2019）.

「食物アレルギーの診療の手引き2017」，国立研究開発法人日本医療研究開発機構.

「食物アレルギーの栄養指導の手引き2017」，厚生労働科学研究班.

厚生労働省，平成29年国民健康・栄養調査（2018）.

「日本人の食事摂取基準（2020年版）策定検討会」報告書，厚生労働省健康局がん対策・健康増進課栄養指導室，令和2年1月21日.

「健康づくりのための身体活動基準2013」，「健康づくりのための身体活動指針（アクティブガイド）」，健康局がん対策・健康増進課，平成25年3月18日.

文部科学省科学技術・学術審議会資源調査分科会，「日本食品標準成分表〔2015年版（七訂）追補2018〕.

厚生労働省，平成28年歯科疾患実態調査結果（2017）.

厚生労働省，「栄養マネジメント加算及び経口移行加算等に関する事務処理手順例及び様式例の提示について」，日障障発第0331002号2009年.

日本産婦人科学会，「妊娠中毒症の生活指導および栄養指導」，92（1998）.

「平成22年　乳幼児身体発育調査報告書」，厚生労働省雇用均等・児童家庭局（2011）.

文部科学省，「学校保健統計調査」（2019）.

文部科学省，「学校給食実施基準の一部改正について」，文科初第643号，2018年.

参考書

用 語 解 説

運動性貧血
アスリートに起こりやすい貧血．鉄分の不足による鉄欠乏性貧血や，トレーニングによる足底への衝撃で毛細血管の赤血球が破壊される溶血性貧血などがある．

栄養サポートチーム　NST
栄養管理を医師・看護師・管理栄養士・薬剤師・臨床検査技師などの多職種で実施・支援するチーム医療．アメリカで中心静脈栄養が普及し，それに伴い広がった．

エストロゲン
卵胞から分泌される．子宮内膜の増殖を促し，乳腺を発達させる作用がある．

ADL　activity of daily living　日常生活動作
自立して生活するために行う基本的，かつ毎日くり返す身体動作群のこと．

アデノシン三リン酸　ATP
糖質，脂質，たんぱく質を摂取することにより体内でつくられる高エネルギー化合物．ADPとリン酸に分解され，多くのエネルギーが生み出される．

ATP‐CP（クレアチンリン酸）系
筋肉中に蓄えられているクレアチンリン酸が，クレアチンとリン酸に分解されることにより，ATPが再合成される．素早くエネルギーをつくり出す供給系．

エネルギー産生栄養素バランス
エネルギーを産生する各栄養素のエネルギー量が，食品および食事全体のエネルギー量の何％にあたるかを示す．栄養素は，それぞれ体内で1gあたり，たんぱく質4kcal，脂質9kcal，炭水化物4kcal（アルコール7kcal）のエネルギーに変わる．

黄体形成ホルモン　LH
下垂体から分泌される．排卵を促進し，黄体形成とプロラクチン産生を促進する．

オキシトシン
授乳の刺激により，下垂体後葉から分泌される子宮収縮ホルモン．

介護支援専門員（ケアマネジャー）
根拠法は介護保険法．介護保険の根幹である，ケアマネジメントを担う．主な業務として，ケアプラン（介護サービス計画）の作成・立案，関係機関との連絡調整があげられる．

介護予防
要介護状態になることをできる限り防ぐ（遅らせる）こと，そして要介護状態であっても，状態がそれ以上に悪化しないようにする（維持・改善を図る）こと．

カウプ指数
乳幼児期の肥満の判定に用いられる．〔体重（g）÷身長（cm）^{2}〕×10で算出する．

核心温度
身体内部の体温．間脳の視床下部により維持調節されている．

QOL　quality of life
生活の質を意味する．

起立性調節障害（起立性低血圧）
自律神経機能失調の一種．めまい，立ちくらみ，動悸，息切れなどで，思春期の女子に起こりやすい．

グリコーゲンローディング
いったん体内のグリコーゲンが枯渇するような食事やトレーニングを行い，その後に高糖質食をとることによりグリコーゲン貯蔵量を増やす方法．

減圧症（ケイソン病）
潜水状態から海面へ急浮上すると，血中に溶解していた窒素が減圧により気泡化し，ガス塞栓を起こすこと．

高山病
急激に気圧が低下すると順化できず，重い頭痛や倦怠，嘔吐といった食欲不振などの症状が現れること．

高所順化
高地などの低圧環境では酸素の供給不足により，エネルギー代謝が抑制される．これに対抗するために，生体は血液中の酸素運搬能力や換気量を高め，各組織への酸素の供給が行われやすくなる．

更年期障害
閉経（女性の卵巣機能が低下し，月経が停止する）前後合わせて約10年間の期間を更年期といい，エストロゲン分泌量の低下によりさまざまな心身の症状や障害を引き起こす．更年期に現れる，さまざまな症状を更年期障害という．

誤嚥
飲み込んだ食物が食道に入らず，気管や肺に入ってしまうこと．微生物の感染により，誤嚥性肺炎の原因となる場合がある．

産褥期
妊娠，分娩により変化した母体が妊娠前の状態に回復するまでの期間．

死亡率
死亡者が，人口に占める一定期間の割合．死亡率は年齢によって異なる．国際比較や年次推移を観察する場合には，人口の年齢構成の差異を取り除くために，年齢調整死亡率を使用する．

授乳・離乳の支援ガイド
授乳・離乳の支援が多くの場で展開されるために，平成19年3月厚生労働省から発表された.

初乳
分娩後3〜4日ごろまでに分泌される母乳. 感染防御因子を多く含む.

神経性食欲不振症，神経性過食症
思春期に現れやすい摂食障害.

スキャモンの成長曲線
出生後から20歳ごろまでの各器官の成長を4つの型（リンパ系型，神経系型，一般型，生殖器系型）に分類したもの.

ストレス
何らかの刺激が体に加えられたときに，体が示す反応. 原因となる刺激をストレッサーという.

成熟乳
分娩後10日以上経過した母乳. 初乳と比べると，感染防御因子は少ない.

静的栄養アセスメントの指標
静的栄養アセスメントでは，大きく変動せず，測定した時期までの平均的な栄養状態を反映する. 短期間の栄養状態の変化は反映が難しい. 生化学的指標（アルブミン，コレステロール，尿中クレアチニン，末梢血リンパ球数など）やBMI, 上腕筋囲, 体脂肪率などの指標を利用する.

生理的黄疸
分娩後，新生児の体内で赤血球がこわされビリルビンが増える. 新生児では肝臓の処理能力が未熟なため，血中にビリルビンが増加し，皮膚が黄色くなる. 1〜2週間で消失する.

咀嚼・嚥下障害
加齢により，食物を摂取した際の噛みあわせや飲み込む力が弱くなること. 硬かったり，ぱさつく食品が食べにくくなり，食事量が減ったりしやすい.

第二次性徴
ホルモンの作用により，思春期の身体に発現するさまざまな形質.

胎盤
母体の組織と絨毛から成る組織. 妊娠継続のためのホルモンをつくり出す.

胎便
出生後，初めて胎児から出る便.

たんぱく質・エネルギー低栄養状態　PEM
エネルギーとたんぱく質の摂取不足により起こる. 食事摂取量以外に，BMIや体重減少率，血清アルブミン値により総合的に評価・判定する.

地産地消
地域でつくられたものを，その地域（地元）で消費する

こと.

超回復
激しいトレーニングを行うと，体は同じ負荷のトレーニングではこわれないような筋肉をつくろうとする. この働きにより，少しずつ筋力が向上すること.

動的栄養アセスメントの指標
動的栄養アセスメントでは，短期的，リアルタイムの代謝，栄養状態を評価できる. RTP, たんぱく代謝動態，アミノ酸動態などの指標を利用する.

特定健診・特定保健指導
40〜74歳の医療保険加入者を対象に，2008年（平成20）4月から始められた制度. メタボリックシンドロームの早期発見のための健康診査と，メタボリックシンドロームあるいはその予備軍に対しては保健指導を実施し，生活習慣を改善することを目的とする.

乳酸系
グルコースやグリコーゲンを利用してエネルギーをつくり出す. 長時間の運動には適さない.

乳児ビタミンK欠乏症
母乳栄養児は人工栄養児に比べて，ビタミンKが欠乏しやすい. 新生児メレナや頭蓋内出血がみられることがある.

妊娠悪阻
重症になったつわり.

妊娠高血圧症候群
妊娠20週以降，分娩12週まで高血圧がみられるか，または高血圧にたんぱく尿を伴う場合のいずれかで，かつこれらの症状が妊娠に偶発したが合併症によるものではないもの.

妊娠糖尿病
妊娠により高血糖になった状態. 糖尿病患者が妊娠した場合は，糖尿病合併妊娠という.

妊娠貧血
妊娠中は胎児の造血に母体の血液の鉄分が利用されるため，血中ヘモグロビン濃度が低下しやすく貧血になりやすい.

認知症
脳の後天的な器質障害によりいったん獲得された知能が，持続的かつ比較的短期間のうちに低下し，日常生活に支障をきたすもの. 多くは高齢期にみられる. アルツハイマー型と脳血管性がある.

汎適応症候群
ストレッサーの種類にかかわらず，生体が共通の反応を示すこと.

浮腫
組織間液と循環体液間の毛細血管での水分の移動や，体液量調節バランス（腎臓の水・ナトリウム排泄など）の

異常，体液量の調節にかかわる要因によって発生する.

プロラクチン

下垂体前葉から分泌される乳汁分泌促進ホルモン.

分岐鎖アミノ酸　BCAA

バリン，ロイシン，イソロイシンの3つのアミノ酸のこと.筋肉のエネルギー源だけでなく，筋肉たんぱく質の分解を抑制するといわれる.

ホメオスタシスの三角形

ストレスから体を守るために，神経系，内分泌系，免疫系の3つが互いに密接に関係していること.

ムーンフェイス

浮腫が生じた顔面.無重力の環境では，下肢に流れる血流が減少し下肢は細くなり，逆に上半身は体液量が増加するため，ムーンフェイスが生じる.

メタボリックシンドローム

内臓脂肪型肥満を基盤にしたインスリン抵抗性，および糖代謝異常，脂質代謝異常，高血圧を複数合併し，動脈硬化性疾患になりやすい病態.2005年（平成17）に診断基準が発表された.

メッツ

身体活動の強さを，安静時と比べて何倍に相当するかで表す単位.座って安静にしている状態が1メッツである.

メラトニン

脳の視床の後ろにある松果体から分泌されるホルモン.起床後にメラトニンが分泌され始め，ある程度の濃度になると，体温や血圧が下がり，眠気が訪れる.

有酸素系

筋肉細胞内のミトコンドリアで行われる反応.エネルギーを供給する速度は遅いが，長時間エネルギーを供給できる.

卵胞刺激ホルモン　FSH

下垂体から分泌される.卵胞を発育させ，エストロゲンを分泌させる.

レム睡眠とノンレム睡眠

体は眠っているが脳が起きている睡眠をレム睡眠，深い睡眠をノンレム睡眠という.睡眠はおよそ90分ごとに深くなったり浅くなったりしており，夢はレム睡眠のときに見るといわれる.

ローレル指数

学童期の肥満の判定に用いられる.体重（kg）÷〔身長（cm）〕^{3} × 10^7 で算出する.

索　引

索引

181

索引

著者紹介

山下　絵美（やました　えみ）
羽衣国際大学人間生活学部 教授
担当箇所　1章, 2章

奥田　あかり（おくだ　あかり）
前 愛知大学短期大学部 非常勤講師
担当箇所　3章, 4章, 5章, 6章, 7章, 8章

上山　恵子（うえやま　けいこ）
千里金蘭大学生活科学部 准教授
担当箇所　9章, 10章, 編集

尾関　清子（おぜき　きよこ）
大阪リゾート＆スポーツ専門学校 非常勤講師
大阪国際大学短期大学部 非常勤講師
担当箇所　11章, 12章

執筆順

〈はじめて学ぶ〉健康・栄養系教科書シリーズ❻　　応用栄養学　第3版
適切な食生活を実践するための基礎

第1版	第1刷	2011 年 8 月 25 日
第2版	第1刷	2015 年 3 月 30 日
第3版	第1刷	2020 年 3 月 31 日
	第4刷	2023 年 2 月 20 日

著　　者　山下　絵美
　　　　　奥田　あかり
　　　　　上山　恵子
　　　　　尾関　清子
発 行 者　曽根　良介
発 行 所　㈱化学同人

〒600-8074　京都市下京区仏光寺通柳馬場西入ル
編集部　TEL 075-352-3711　FAX 075-352-0371
営業部　TEL 075-352-3373　FAX 075-351-8301
振　替　01010-7-5702
e-mail　webmaster@kagakudojin.co.jp
URL　https://www.kagakudojin.co.jp

印刷・製本　㈱ウイル・コーポレーション

検印廃止

はじめて学ぶ

健康・栄養系教科書シリーズ

● 〈はじめて学ぶ〉健康・栄養系教科書シリーズとは ●

この分野にはどのような教科書がもっとも必要とされているのだろうか，編集部で
熟考を重ね，本当に役に立つ内容を厳選して構成した教科書シリーズです．
学生が自分で読んで理解できるように，懇切丁寧に記述されていますので，
本シリーズは，大学で学ぶ楽しさが味わえる手だてとなることと考えています．

各巻B5判・172～248ページ・2色刷・本体2000～2700円

シリーズラインナップ （●は既刊）

① **解剖生理学**

鈴木一永・堀江 登・蓮田健太郎・藤岡由夫　著

❷ **生化学** ヒトのからだの構成と働きを学ぶために

小野廣紀・千 裕美・吉澤みな子・日々野久美子　著

❸ **食べ物と健康 I** 食品成分を理解するための基礎

水野裕士・喜多野宜子・近藤民恵　著 　第2版

❹ **食べ物と健康 II** 知っておきたい食品素材と加工の基礎

喜多野宜子・上山昭子・久木久美子　著 　第2版

❺ **基礎栄養学** 食生活と健康について考えるための基礎

杉山英子・小長谷紀子・里井恵子　著 　第3版

❻ **応用栄養学** 適切な食生活を実践するための基礎

山下絵美・奥田あかり・上山恵子・尾関清子　著 　第3版

❼ **臨床栄養学概論** 病態生理と臨床栄養管理を理解するために

位田忍・市橋きくみ・伊藤美紀子・鞍田三貴・鈴木一永・
本田まり・松元紀子・森田純仁・蓮田健太郎　著 　第2版

❽ **栄養教育論** 健康と食を支えるために

今中美栄・上田由香里・河嶋伸久・木下ゆり・
坂本裕子・高木尚紘・西田江里　著 　第2版

❾ **給食計画論** 大量調理施設で役立つ基礎

島田淳子・田村孝志・佐合井治美・田中浩子・内田眞理子　著

⑩ **調理学** おいしく安全に調理を行うための科学の基礎

久木久美子・喜多野宜子・新田陽子　著

⑪ **食品衛生学** 食の安全性を理解するために

西瀬 弘・檜垣俊介・和島孝浩　著

⑫ **公衆栄養学** 人びとの健康維持・増進のために

黒川通典・森 久栄・今中美栄・山下絵美　著

詳細情報は，化学同人ホームページをご覧ください． https://www.kagakudojin.co.jp

KAGAKU **好評の既刊書** DOJIN

栄養士・管理栄養士をめざす人の **基礎トレーニングドリル**
小野廣紀・日比野久美子・吉澤みな子 著　B5判・168頁・2色刷・本体1800円
専門科目を学ぶ前に必要な化学，生物，数学（計算）の基礎を丁寧に記述．
入学前の課題学習や初年次の導入教育に役立つ．

栄養士・管理栄養士をめざす人の **調理・献立作成の基礎**
坂本裕子・森 美奈子 編　B5判・112頁・2色刷・本体1500円
実習科目を学ぶ前の基礎づくりと，専門科目への橋渡しをコンセプトに構成．入学後の1年生が身につけるべき内容を，わかりやすく解説．

図解　栄養士・管理栄養士をめざす人の **文章術ハンドブック**
──ノート，レポート，手紙・メールから，履歴書・エントリーシート，卒論まで
西川真理子 著　A5判・192頁・2色刷・本体1800円
大学で直面する様々な文章．その目的から，形式，実際の書き方まで，初歩から丁寧に解説．見開き1テーマで，図を使いポイントを示す．

大学で学ぶ **食生活と健康のきほん**
吉澤みな子・武智多与理・百木 和 著　B5判・160頁・2色刷・本体2200円
さまざまな栄養素と食品，健康の維持・増進のために必要な食生活の基礎知識について，わかりやすく解説した半期用のテキスト．

栄養士・管理栄養士をめざす人の **実験プライマリーガイド**
倉沢新一・中島 滋・丸井正樹 著　A5判・136頁・2色刷・本体1500円
栄養士・管理栄養士養成課程におけるあらゆる実験に必要な知識が詰まった，また困ったときにすぐ役立つ一冊．

わかる統計学──健康・栄養を学ぶために
松村康弘・浅川雅美 著　B5判・176頁・2色刷・本体2200円
健康・栄養分野のデータを例にとり，学生の数学の基礎知識も配慮して解説．例題や練習問題を解くことで実践的な力が身につく．

日本人の食事摂取基準(抜粋)
2020 年版

【2020 年版でのおもな改定のポイント】

◎活力ある健康長寿社会の実現に向けて

○きめ細かな栄養施策を推進する観点から，50 歳以上について，より細かな年齢区分による摂取基準を設定.

○高齢者のフレイル予防の観点から，総エネルギー量に占めるべきたんぱく質由来エネルギー量の割合（%エネルギー）について，65 歳以上の目標量の下限を 13%エネルギーから 15%エネルギーに引き上げ.

○若いうちからの生活習慣病予防を推進するため，以下の対応を実施.

・飽和脂肪酸，カリウムについて，小児の目標量を新たに設定.

・ナトリウム（食塩相当量）について，成人の目標量を 0.5 g/日引き下げるとともに，高血圧および慢性腎臓病（CKD）の重症化予防を目的とした量として，新たに 6 g/日未満と設定.

・コレステロールについて，脂質異常症の重症化予防を目的とした量として，新たに 200 mg/日未満に留めることが望ましいことを記載.

◎EBPM（Evidence Based Policy Making：根拠に基づく政策立案）のさらなる推進に向けて

○食事摂取基準を利用する専門職等の理解の一助となるよう，目標量のエビデンスレベルを対象栄養素ごとに新たに設定.

参考：https://www.mhlw.go.jp/stf/newpage_08415.html

（株）化学同人

〒600-8074　京都市下京区仏光寺通柳馬場西入ル

TEL 075-352-3373　FAX 075-351-8301

E-mail　webmaster@kagakudojin.co.jp

URL　https://www.kagakudojin.co.jp

1 策定方針

　日本人の食事摂取基準は，健康な個人および集団を対象として，国民の健康の保持・増進，生活習慣病の予防のために参照するエネルギーおよび栄養素の摂取量の基準を示すものである．

　日本人の食事摂取基準（2020年版）策定の方向性を図1に示した．平成25年度に開始した健康日本21（第二次）では，高齢化の進展や糖尿病等有病者数の増加等を踏まえ，主要な生活習慣病の発症予防と重症化予防の徹底を図るとともに，社会生活を営むために必要な機能の維持および向上を図ること等が基本的方向として掲げられている．こうしたことから，2020年版については，栄養に関連した身体・代謝機能の低下の回避の観点から，健康の保持・増進，生活習慣病の発症予防および重症化予防に加え，高齢者の低栄養予防やフレイル予防も視野に入れて策定を行うこととした．このため，関連する各種疾患ガイドラインとも調和を図っていくこととした．なお，フレイル（frailty）の用語については，2015年版では「フレイルティ」を用いたが，平成26年5月の日本老年医学会の提唱を踏まえ，2020年版においては「フレイル」を用いることとした．

　また，科学的根拠に基づく策定を行うことを基本とし，現時点で根拠は十分ではないが重要な課題については，今後，実践や研究を推進していくことで根拠の集積を図る必要があることから，研究課題の整理も行うこととした．

　さらに，本文読後の理解を助けるものとして，総論および各論（エネルギー・栄養素）については，分野ごとに概要を示した．

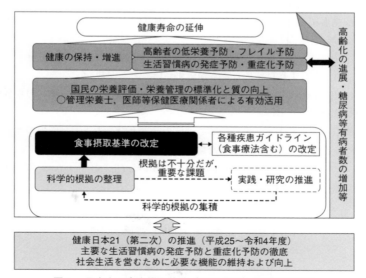

図1　日本人の食事摂取基準（2020年版）策定の方向性

1-1　対象とする個人および集団の範囲

　食事摂取基準の対象は，健康な個人および健康な者を中心として構成されている集団とし，生活習慣病等に関する危険因子を有していたり，また，高齢者においてはフレイルに関する危険因子を有していたりしても，おおむね自立した日常生活を営んでいる者およびこのような者を中心として構成されている集団は含むものとする．具体的には，歩行や家事などの身体活動を行っている者であり，体格〔body mass index：BMI，体重（kg）÷身長（m)^2〕が標準より著しく外れていない者とする．なお，フレイルについては，現在のところ世界的に統一された概念は存在せず，フレイルを健常状態と要介護状態の中間的な段階に位置づける考え方と，ハイリスク状態から重度障害状態までをも含める考え方があるが，食事摂取基準においては，食事摂取基準の対象範囲を踏まえ，前者の考え方を採用する．

　また，疾患を有していたり，疾患に関する高いリスクを有していたりする個人および集団に対して治療を目的とする場合は，食事摂取基準におけるエネルギーおよび栄養素の摂取に関する基本的な考え方を必ず理解した上で，その疾患に関連する治療ガイドライン等の栄養管理指針を用いることになる．

1-2　策定するエネルギーおよび栄養素

　食事摂取基準は，健康増進法に基づき，厚生労働大臣が定めるものとされている**表1**に示したエネルギー（熱量）および栄養素について，その摂取量の基準を策定するものである．

　併せて，国民の健康の保持・増進を図る上で重要な栄養素であり，かつ十分な科学的根拠に基づき，望ましい摂取量の基準を策定できるものがあるかについて，諸外国の食事摂取基準も参考に検討する．

1-3　指標の目的と種類

●エネルギーの指標

　エネルギーについては，エネルギー摂取の過不足の回避を目的とする指標を設定する．

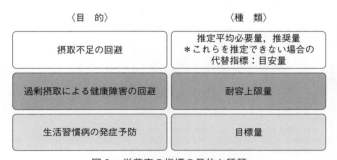

図2　栄養素の指標の目的と種類

＊十分な科学的根拠がある栄養素については，上記の指標とは別に，生活習慣病の
　重症化予防およびフレイル予防を目的とした量を設定．

●栄養素の指標

　栄養素の指標は，三つの目的からなる五つの指標で構成する．具体的には，摂取不足の回避を目的とする3種類の指標，過剰摂取による健康障害の回避を目的とする指標および生活習慣病の発症予防を目的とする指標から構成する（図2，表1）．なお，食事摂取基準

表1　基準を策定した栄養素と指標[1]（1歳以上）

栄養素			推定平均必要量 （EAR）	推奨量 （RDA）	目安量 （AI）	耐容上限量 （UL）	目標量 （DG）
たんぱく質[2]			○b	○b	—	—	○[3]
脂質		脂質	—	—	—	—	○[3]
		飽和脂肪酸[4]	—	—	—	—	○[3]
		n-6系脂肪酸	—	—	○	—	—
		n-3系脂肪酸	—	—	○	—	—
		コレステロール[5]	—	—	—	—	—
炭水化物		炭水化物	—	—	—	—	○[3]
		食物繊維	—	—	—	—	○
		糖類	—	—	—	—	—
主要栄養素バランス[2]			—	—	—	—	○[3]
ビタミン	脂溶性	ビタミンA	○a	○a	—	○	—
		ビタミンD[2]	—	—	○	○	—
		ビタミンE	—	—	○	○	—
		ビタミンK	—	—	○	—	—
	水溶性	ビタミンB₁	○c	○c	—	—	—
		ビタミンB₂	○c	○c	—	—	—
		ナイアシン	○a	○a	—	○	—
		ビタミンB₆	○b	○b	—	○	—
		ビタミンB₁₂	○a	○a	—	—	—
		葉酸	○a	○a	—	○[7]	—
		パントテン酸	—	—	○	—	—
		ビオチン	—	—	○	—	—
		ビタミンC	○x	○x	—	—	—
ミネラル	多量	ナトリウム[6]	○a	—	—	—	○
		カリウム	—	—	○	—	○
		カルシウム	○b	○b	—	○	—
		マグネシウム	○b	○b	—	○[7]	—
		リン	—	—	○	○	—
	微量	鉄	○x	○x	—	○	—
		亜鉛	○b	○b	—	○	—
		銅	○b	○b	—	○	—
		マンガン	—	—	○	○	—
		ヨウ素	○a	○a	—	○	—
		セレン	○a	○a	—	○	—
		クロム	—	—	○	○	—
		モリブデン	○b	○b	—	○	—

1　一部の年齢区分についてだけ設定した場合も含む．
2　フレイル予防を図る上での留意事項を表の脚注として記載．
3　総エネルギー摂取量に占めるべき割合（％エネルギー）．
4　脂質異常症の重症化予防を目的としたコレステロールの量と，トランス脂肪酸の摂取に関する参考情報を表の脚注として記載．
5　脂質異常症の重症化予防を目的とした量を飽和脂肪酸の表の脚注に記載．
6　高血圧及び慢性腎臓病（CKD）の重症化予防を目的とした量を表の脚注として記載．
7　通常の食品以外の食品からの摂取について定めた．
a　集団内の半数の者に不足又は欠乏の症状が現れ得る摂取量をもって推定平均必要量とした栄養素．
b　集団内の半数の者で体内量が維持される摂取量をもって推定平均必要量とした栄養素．
c　集団内の半数の者で体内量が飽和している摂取量をもって推定平均必要量とした栄養素．
x　上記以外の方法で推定平均必要量が定められた栄養素．

で扱う生活習慣病は，高血圧，脂質異常症，糖尿病および慢性腎臓病（chronic kidney disease：CKD）を基本とするが，わが国において大きな健康課題であり，栄養素との関連が明らかであるとともに栄養疫学的に十分な科学的根拠が存在する場合には，その他の疾患も適宜含める．また，脳血管疾患および虚血性心疾患は，生活習慣病の重症化に伴って生じると考え，重症化予防の観点から扱うこととする．

摂取不足の回避を目的として，「推定平均必要量」（estimated average requirement：EAR）を設定する．推定平均必要量は，半数の者が必要量を満たす量である．推定平均必要量を補助する目的で「推奨量」（recommended dietary allowance：RDA）を設定する．推奨量は，ほとんどの者が充足している量である．

十分な科学的根拠が得られず，推定平均必要量と推奨量が設定できない場合は，「目安量」（adequate intake：AI）を設定する．一定の栄養状態を維持するのに十分な量であり，目安量以上を摂取している場合は不足のリスクはほとんどない．

過剰摂取による健康障害の回避を目的として，「耐容上限量」（tolerable upper intake level：UL）を設定する．十分な科学的根拠が得られない栄養素については設定しない．

一方，生活習慣病の発症予防を目的として食事摂取基準を設定する必要のある栄養素が存在する．しかしながら，そのための研究の数および質はまだ十分ではない．そこで，これらの栄養素に関して，「生活習慣病の発症予防のために現在の日本人が当面の目標とすべき摂取量」として「目標量」（tentative dietary goal for preventing life-style related diseases：DG）を設定する．なお，生活習慣病の重症化予防およびフレイル予防を目的として摂取量の基準を設定できる栄養素については，発症予防を目的とした量（目標量）とは区別して示す．

2 参照体位

参照体位（参照身長，参照体重）[1]

性　別	男　性		女　性[2]	
年齢等	参照身長（cm）	参照体重（kg）	参照身長（cm）	参照体重（kg）
0〜5 （月）	61.5	6.3	60.1	5.9
6〜11 （月）	71.6	8.8	70.2	8.1
6〜8 （月）	69.8	8.4	68.3	7.8
9〜11 （月）	73.2	9.1	71.9	8.4
1〜2 （歳）	85.8	11.5	84.6	11.0
3〜5 （歳）	103.6	16.5	103.2	16.1
6〜7 （歳）	119.5	22.2	118.3	21.9
8〜9 （歳）	130.4	28.0	130.4	27.4
10〜11 （歳）	142.0	35.6	144.0	36.3
12〜14 （歳）	160.5	49.0	155.1	47.5
15〜17 （歳）	170.1	59.7	157.7	51.9
18〜29 （歳）	171.0	64.5	158.0	50.3
30〜49 （歳）	171.0	68.1	158.0	53.0
50〜64 （歳）	169.0	68.0	155.8	53.8
65〜74 （歳）	165.2	65.0	152.0	52.1
75 以上 （歳）	160.8	59.6	148.0	48.8

1　0〜17歳は，日本小児内分泌学会・日本成長学会合同標準値委員会による小児の体格評価に用いる身長，体重の標準値を基に，年齢区分に応じて，当該月齢および年齢区分の中央時点における中央値を引用した．ただし，公表数値が年齢区分と合致しない場合は，同様の方法で算出した値を用いた．18歳以上は，平成28年国民健康・栄養調査における当該の性および年齢区分における身長・体重の中央値を用いた．
2　妊婦，授乳婦を除く．

参考　食事摂取基準の各指標を理解するための概念

　推定平均必要量や耐容上限量などの指標を理解するための概念図を下記に示す．この図は，習慣的な摂取量と摂取不足または過剰摂取に由来する健康障害のリスク，すなわち，健康障害が生じる確率との関係を概念的に示している．この概念を集団に当てはめると，摂取不足を生じる人の割合または過剰摂取によって健康障害を生じる人の割合を示す図として理解することもできる．

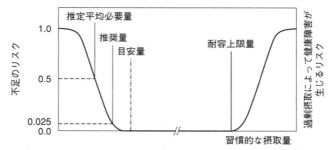

食事摂取基準の各指標（推定平均必要量，推奨量，目安量，耐容上限量）を理解するための概念図

　縦軸は，個人の場合は不足または過剰によって健康障害が生じる確率を，集団の場合は不足状態にある人または過剰摂取によって健康障害を生じる人の割合を示す．

　不足の確率が推定平均必要量では 0.5（50％）あり，推奨量では 0.02〜0.03（中間値として 0.025）（2〜3％または 2.5％）あることを示す．耐容上限量以上の量を摂取した場合には，過剰摂取による健康障害が生じる潜在的なリスクが存在することを示す．そして，推奨量と耐容上限量との間の摂取量では，不足のリスク，過剰摂取による健康障害が生じるリスクともに 0（ゼロ）に近いことを示す．

　目安量については，推定平均必要量および推奨量と一定の関係をもたない．しかし，推奨量と目安量を同時に算定することが可能であれば，目安量は推奨量よりも大きい（図では右方）と考えられるため，参考として付記した．

　目標量は，ここに示す概念や方法とは異なる性質のものであることから，ここには図示できない．

3 活用の基本的考え方

　健康な個人または集団を対象として，健康の保持・増進，生活習慣病の発症予防および重症化予防のための食事改善に，食事摂取基準を活用する場合は，PDCA サイクルに基づく活用を基本とする．その概要を下図に示す．まず，食事摂取状況のアセスメントにより，エネルギー・栄養素の摂取量が適切かどうかを評価する．食事評価に基づき，食事改善計画の立案，食事改善を実施し，それらの検証を行う．検証を行う際には，食事評価を行う．検証結果を踏まえ，計画や実施の内容を改善する．

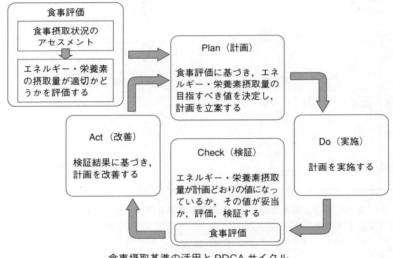

食事摂取基準の活用と PDCA サイクル

4 目的に応じた活用上の留意点

個人の食事改善を目的として食事摂取基準を活用する場合の基本的事項

目 的	用いる指標	食事摂取状況のアセスメント	食事改善の計画と実施
エネルギーの摂取の過不足の評価	体重変化量 BMI	○体重変化量を測定 ○測定された BMI が，目標とする BMI の範囲を下回っていれば「不足」，上回っていれば「過剰」の恐れがないか，他の要因も含め，総合的に判断	○BMI が目標とする範囲内に留まること，またはその方向に体重が改善することを目的として立案 ○おおむね 4 週間ごとに体重を計測記録し，16 週間以上フォローを行う
栄養素の摂取不足の評価	推定平均必要量 推奨量 目安量	○測定された摂取量と推定平均必要量および推奨量から不足の可能性とその確率を推定 ○目安量を用いる場合は，測定された摂取量と目安量を比較し，不足していないことを確認	○推奨量よりも摂取量が少ない場合は，推奨量を目指す計画を立案 ○摂取量が目安量付近かそれ以上であれば，その量を維持する計画を立案 〈留意点〉測定された摂取量が目安量を下回っている場合は，不足の有無やその程度を判断できない
栄養素の過剰摂取の評価	耐容上限量	○測定された摂取量と耐容上限量から過剰摂取の可能性の有無を推定	○耐容上限量を超えて摂取している場合は耐容上限量未満になるための計画を立案 〈留意点〉耐容上限量を超えた摂取は避けるべきであり，それを超えて摂取していることが明らかになった場合は，問題を解決するために速やかに計画を修正，実施
生活習慣病の発症予防を目的とした評価	目標量	○測定された摂取量と目標量を比較．ただし，発症予防を目的としている生活習慣病が関連する他の栄養関連因子および非栄養性の関連因子の存在とその程度も測定し，これらを総合的に考慮した上で評価	○摂取量が目標量の範囲に入ることを目的とした計画を立案 〈留意点〉発症予防を目的としている生活習慣病が関連する他の栄養関連因子および非栄養性の関連因子の存在と程度を明らかにし，これらを総合的に考慮した上で，対象とする栄養素の摂取量の改善の程度を判断．また，生活習慣病の特徴から考えて，長い年月にわたって実施可能な改善計画の立案と実施が望ましい

集団の食事改善を目的として食事摂取基準を活用する場合の基本的事項

目 的	用いる指標	食事摂取状況のアセスメント	食事改善の計画と実施
エネルギーの摂取の過不足の評価	体重変化量 BMI	○体重変化量を測定 ○測定された BMI の分布から，BMI が目標とする BMI の範囲を下回っている，あるいは上回っている者の割合を算出	○BMI が目標とする範囲内に留まっている者の割合を増やすことを目的として計画を立案 〈留意点〉一定期間をおいて 2 回以上の評価を行い，その結果に基づいて計画を変更し，実施
栄養素の摂取不足の評価	推定平均必要量 目安量	○測定された摂取量の分布と推定平均必要量から，推定平均必要量を下回る者の割合を算出 ○目安量を用いる場合は，摂取量の中央値と目安量を比較し，不足していないことを確認	○推定平均必要量では，推定平均必要量を下回って摂取している者の集団内における割合をできるだけ少なくするための計画を立案 ○目安量では，摂取量の中央値が目安量付近かそれ以上であれば，その量を維持するための計画を立案 〈留意点〉摂取量の中央値が目安量を下回っている場合，不足状態にあるかどうかは判断できない
栄養素の過剰摂取の評価	耐容上限量	○測定された摂取量の分布と耐容上限量から，過剰摂取の可能性を有する者の割合を算出	○集団全員の摂取量が耐容上限量未満になるための計画を立案 〈留意点〉耐容上限量を超えた摂取は避けるべきであり，超えて摂取している者がいることが明らかになった場合は，問題を解決するために速やかに計画を修正，実施
生活習慣病の発症予防を目的とした評価	目標量	○測定された摂取量の分布と目標量から，目標量の範囲を逸脱する者の割合を算出する．ただし，発症予防を目的としている生活習慣病が関連する他の栄養関連因子および非栄養性の関連因子の存在と程度も測定し，これらを総合的に考慮した上で評価	○摂取量が目標量の範囲に入る者または近づく者の割合を増やすことを目的とした計画を立案 〈留意点〉発症予防を目的としている生活習慣病が関連する他の栄養関連因子および非栄養性の関連因子の存在とその程度を明らかにし，これらを総合的に考慮した上で，対象とする栄養素の摂取量の改善の程度を判断．また，生活習慣病の特徴から考え，長い年月にわたって実施可能な改善計画の立案と実施が望ましい

5　エネルギー，栄養素

●エネルギー

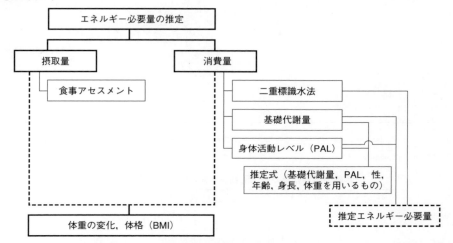

エネルギー必要量を推定するための測定法と体重変化，体格(BMI)，推定エネルギー必要量との関連

目標とする BMI の範囲（18 歳以上）[1,2]

年齢（歳）	目標とする BMI（kg/m²）
18〜49	18.5〜24.9
50〜64	20.0〜24.9
65〜74[3]	21.5〜24.9
75 以上[3]	21.5〜24.9

1　男女共通．あくまでも参考として使用すべきである．
2　観察疫学研究において報告された総死亡率が最も低かった BMI を基に，疾患別の発症率と BMI の関連，死因と BMI との関連，喫煙や疾患の合併による BMI や死亡リスクへの影響，日本人の BMI の実態に配慮し，総合的に判断し目標とする範囲を設定．
3　高齢者では，フレイルの予防および生活習慣病の発症予防の両者に配慮する必要があることも踏まえ，当面目標とする BMI の範囲を 21.5〜24.9 kg/m² とした．

参照体重における基礎代謝量

性 別	男 性			女 性		
年齢（歳）	基礎代謝基準値 (kcal/kg 体重/日)	参照体重 (kg)	基礎代謝量 (kcal/日)	基礎代謝基準値 (kcal/kg 体重/日)	参照体重 (kg)	基礎代謝量 (kcal/日)
1 〜 2	61.0	11.5	700	59.7	11.0	660
3 〜 5	54.8	16.5	900	52.2	16.1	840
6 〜 7	44.3	22.2	980	41.9	21.9	920
8 〜 9	40.8	28.0	1,140	38.3	27.4	1,050
10〜11	37.4	35.6	1,330	34.8	36.3	1,260
12〜14	31.0	49.0	1,520	29.6	47.5	1,410
15〜17	27.0	59.7	1,610	25.3	51.9	1,310
18〜29	23.7	64.5	1,530	22.1	50.3	1,110
30〜49	22.5	68.1	1,530	21.9	53.0	1,160
50〜64	21.8	68.0	1,480	20.7	53.8	1,110
65〜74	21.6	65.0	1,400	20.7	52.1	1,080
75 以上	21.5	59.6	1,280	20.7	48.8	1,010

身体活動レベル別にみた活動内容と活動時間の代表例

身体活動レベル[1]	低い（Ⅰ） 1.50（1.40〜1.60）	ふつう（Ⅱ） 1.75（1.60〜1.90）	高い（Ⅲ） 2.00（1.90〜2.20）
日常生活の内容[2]	生活の大部分が座位で，静的な活動が中心の場合	座位中心の仕事だが，職場内での移動や立位での作業・接客等，通勤・買い物での歩行，家事，軽いスポーツ，のいずれかを含む場合	移動や立位の多い仕事への従事者，あるいは，スポーツ等余暇における活発な運動習慣を持っている場合
中程度の強度（3.0〜5.9メッツ）の身体活動の1日当たりの合計時間（時間/日）[3]	1.65	2.06	2.53
仕事での1日当たりの合計歩行時間（時間/日）[3]	0.25	0.54	1.00

1 代表値．（ ）内はおよその範囲．
2 Black, et al., Ishikawa-Takata, et al. を参考に，身体活動レベル（PAL）に及ぼす仕事時間中の労作の影響が大きいことを考慮して作成．
3 Ishikawa-Takata, et al. による．

年齢階級別にみた身体活動レベルの群分け（男女共通）

身体活動レベル	Ⅰ（低い）	Ⅱ（ふつう）	Ⅲ（高い）
1〜2 （歳）	—	1.35	—
3〜5 （歳）	—	1.45	—
6〜7 （歳）	1.35	1.55	1.75
8〜9 （歳）	1.40	1.60	1.80
10〜11 （歳）	1.45	1.65	1.85
12〜14 （歳）	1.50	1.70	1.90
15〜17 （歳）	1.55	1.75	1.95
18〜29 （歳）	1.50	1.75	2.00
30〜49 （歳）	1.50	1.75	2.00
50〜64 （歳）	1.50	1.75	2.00
65〜74 （歳）	1.45	1.70	1.95
75以上 （歳）	1.40	1.65	—

〈参考　推定エネルギー必要量（kcal/日）〉

性別	男性			女性		
身体活動レベル[1]	Ⅰ	Ⅱ	Ⅲ	Ⅰ	Ⅱ	Ⅲ
0〜5 （月）	—	550	—	—	500	—
6〜8 （月）	—	650	—	—	600	—
9〜11 （月）	—	700	—	—	650	—
1〜2 （歳）	—	950	—	—	900	—
3〜5 （歳）	—	1,300	—	—	1,250	—
6〜7 （歳）	1,350	1,550	1,750	1,250	1,450	1,650
8〜9 （歳）	1,600	1,850	2,100	1,500	1,700	1,900
10〜11 （歳）	1,950	2,250	2,500	1,850	2,100	2,350
12〜14 （歳）	2,300	2,600	2,900	2,150	2,400	2,700
15〜17 （歳）	2,500	2,800	3,150	2,050	2,300	2,550
18〜29 （歳）	2,300	2,650	3,050	1,700	2,000	2,300
30〜49 （歳）	2,300	2,700	3,050	1,750	2,050	2,350
50〜64 （歳）	2,200	2,600	2,950	1,650	1,950	2,250
65〜74 （歳）	2,050	2,400	2,750	1,550	1,850	2,100
75以上 （歳）[2]	1,800	2,100	—	1,400	1,650	—
妊婦（付加量）[3] 初期				+50	+50	+50
中期				+250	+250	+250
後期				+450	+450	+450
授乳婦（付加量）				+350	+350	+350

1 身体活動レベルは，低い，ふつう，高いの三つのレベルとして，それぞれⅠ，Ⅱ，Ⅲで示した．
2 レベルⅡは自立している者，レベルⅠは自宅にいてほとんど外出しない者に相当する．レベルⅠは高齢者施設で自立に近い状態で過ごしている者にも適用できる値である．
3 妊婦個々の体格や妊娠中の体重増加量および胎児の発育状況の評価を行うことが必要である．
注1：活用に当たっては，食事摂取状況のアセスメント，体重およびBMIの把握を行い，エネルギーの過不足は，体重の変化またはBMIを用いて評価すること．
注2：身体活動レベルⅠの場合，少ないエネルギー消費量に見合った少ないエネルギー摂取量を維持することになるため，健康の保持・増進の観点からは，身体活動量を増加させる必要がある．

●たんぱく質（推定平均必要量，推奨量，目安量：g/日，目標量：%エネルギー）

性 別	男 性				女 性			
年齢等	推定平均必要量	推奨量	目安量	目標量[1]	推定平均必要量	推奨量	目安量	目標量[1]
0～5 （月）	—	—	10	—	—	—	10	—
6～8 （月）	—	—	15	—	—	—	15	—
9～11 （月）	—	—	25	—	—	—	25	—
1～2 （歳）	15	20	—	13～20	15	20	—	13～20
3～5 （歳）	20	25	—	13～20	20	25	—	13～20
6～7 （歳）	25	30	—	13～20	25	30	—	13～20
8～9 （歳）	30	40	—	13～20	30	40	—	13～20
10～11 （歳）	40	45	—	13～20	40	50	—	13～20
12～14 （歳）	50	60	—	13～20	45	55	—	13～20
15～17 （歳）	50	65	—	13～20	45	55	—	13～20
18～29 （歳）	50	65	—	13～20	40	50	—	13～20
30～49 （歳）	50	65	—	13～20	40	50	—	13～20
50～64 （歳）	50	65	—	14～20	40	50	—	14～20
65～74 （歳）[2]	50	60	—	15～20	40	50	—	15～20
75 以上 （歳）[2]	50	60	—	15～20	40	50	—	15～20
妊婦（付加量）初期					+0	+0	—	—[3]
中期					+5	+5	—	—[3]
後期					+20	+25	—	—[4]
授乳掃（付加量）					+15	+20	—	—[4]

1 範囲に関しては，おおむねの値を示したものであり，弾力的に運用すること．
2 65歳以上の高齢者について，フレイル予防を目的とした量を定めることは難しいが，身長・体重が参照体位に比べて小さい者や，特に75歳以上であって加齢に伴い身体活動量が大きく低下した者など，必要エネルギー摂取量が低い者では，下限が推奨量を下回る場合があり得る．この場合でも，下限は推奨量以上とすることが望ましい．
3 妊婦（初期・中期）の目標量は，13～20％エネルギーとした．
4 妊婦（後期）および授乳婦の目標量は，15～20％エネルギーとした．

●脂質

脂質（％エネルギー）

性 別	男 性		女 性	
年齢等	目安量	目標量[1]	目安量	目標量[1]
0～5 （月）	50	—	50	—
6～11 （月）	40	—	40	—
1～2 （歳）	—	20～30	—	20～30
3～5 （歳）	—	20～30	—	20～30
6～7 （歳）	—	20～30	—	20～30
8～9 （歳）	—	20～30	—	20～30
10～11 （歳）	—	20～30	—	20～30
12～14 （歳）	—	20～30	—	20～30
15～17 （歳）	—	20～30	—	20～30
18～29 （歳）	—	20～30	—	20～30
30～49 （歳）	—	20～30	—	20～30
50～64 （歳）	—	20～30	—	20～30
65～74 （歳）	—	20～30	—	20～30
75 以上 （歳）	—	20～30	—	20～30
妊 婦			—	20～30
授乳婦			—	20～30

1 範囲に関しては，おおむねの値を示したものである．

	n-6 系脂肪酸（g/日）		n-3 系脂肪酸（g/日）		飽和脂肪酸(%エネルギー)[1,2]	
性　別	男　性	女　性	男　性	女　性	男　性	女　性
年齢等	目安量	目安量	目安量	目安量	目標量	目標量
0 〜 5　（月）	4	4	0.9	0.9	—	—
6 〜11　（月）	4	4	0.8	0.8	—	—
1 〜 2　（歳）	4	4	0.7	0.8	—	—
3 〜 5　（歳）	6	6	1.1	1.0	10 以下	10 以下
6 〜 7　（歳）	8	7	1.5	1.3	10 以下	10 以下
8 〜 9　（歳）	8	7	1.5	1.3	10 以下	10 以下
10〜11　（歳）	10	8	1.6	1.6	10 以下	10 以下
12〜14　（歳）	11	9	1.9	1.6	10 以下	10 以下
15〜17　（歳）	13	9	2.1	1.6	8 以下	8 以下
18〜29　（歳）	11	8	2.0	1.6	7 以下	7 以下
30〜49　（歳）	10	8	2.0	1.6	7 以下	7 以下
50〜64　（歳）	10	8	2.2	1.9	7 以下	7 以下
65〜74　（歳）	9	8	2.2	2.0	7 以下	7 以下
75 以上 （歳）	8	7	2.1	1.8	7 以下	7 以下
妊　婦		9		1.6		7 以下
授乳婦		10		1.8		7 以下

1 飽和脂肪酸と同じく，脂質異常症および循環器疾患に関与する栄養素としてコレステロールがある．コレステロールに目標量は設定しないが，これは許容される摂取量に上限が存在しないことを保証するものではない．また，脂質異常症の重症化予防の目的からは，200 mg/日未満に留めることが望ましい．

2 飽和脂肪酸と同じく，冠動脈疾患に関与する栄養素としてトランス脂肪酸がある．日本人の大多数は，トランス脂肪酸に関する世界保健機関（WHO）の目標（1 ％エネルギー未満）を下回っており，トランス脂肪酸の摂取による健康への影響は，飽和脂肪酸の摂取によるものと比べて小さいと考えられる．ただし，脂質に偏った食事をしている者では，留意する必要がある．トランス脂肪酸は人体にとって不可欠な栄養素ではなく，健康の保持・増進を図る上で積極的な摂取は勧められないことから，その摂取量は 1 ％エネルギー未満に留めることが望ましく，1 ％エネルギー未満でもできるだけ低く留めることが望ましい．

●炭水化物

	炭水化物（%エネルギー）		食物繊維（g/日）	
性　別	男　性	女　性	男　性	女　性
年齢等	目標量[1,2]	目標量[1,2]	目標量	目標量
0 〜 5　（月）	—	—	—	—
6 〜11　（月）	—	—	—	—
1 〜 2　（歳）	50〜65	50〜65	—	—
3 〜 5　（歳）	50〜65	50〜65	8 以上	8 以上
6 〜 7　（歳）	50〜65	50〜65	10 以上	10 以上
8 〜 9　（歳）	50〜65	50〜65	11 以上	11 以上
10〜11　（歳）	50〜65	50〜65	13 以上	13 以上
12〜14　（歳）	50〜65	50〜65	17 以上	17 以上
15〜17　（歳）	50〜65	50〜65	19 以上	18 以上
18〜29　（歳）	50〜65	50〜65	21 以上	18 以上
30〜49　（歳）	50〜65	50〜65	21 以上	18 以上
50〜64　（歳）	50〜65	50〜65	21 以上	18 以上
65〜74　（歳）	50〜65	50〜65	20 以上	17 以上
75 以上 （歳）	50〜65	50〜65	20 以上	17 以上
妊　婦		50〜65		18 以上
授乳婦		50〜65		18 以上

1 範囲に関しては，おおむねの値を示したものである．
2 アルコールを含む．ただし，アルコールの摂取を勧めるものではない．

●エネルギー産生栄養素バランス（％エネルギー）

性別	男性				女性			
	目標量[1,2]				目標量[1,2]			
年齢等	たんぱく質[3]	脂　質[4]		炭水化物[5,6]	たんぱく質[3]	脂　質[4]		炭水化物[5,6]
		脂質	飽和脂肪酸			脂質	飽和脂肪酸	
0～11　（月）	—	—	—	—	—	—	—	—
1 ～ 2　（歳）	13～20	20～30	—	50～65	13～20	20～30	—	50～65
3 ～14　（歳）	13～20	20～30	10 以下	50～65	13～20	20～30	10 以下	50～65
15～17　（歳）	13～20	20～30	8 以下	50～65	13～20	20～30	8 以下	50～65
18～49　（歳）	13～20	20～30	7 以下	50～65	13～20	20～30	7 以下	50～65
50～64　（歳）	14～20	20～30	7 以下	50～65	14～20	20～30	7 以下	50～65
65～74　（歳）	15～20	20～30	7 以下	50～65	15～20	20～30	7 以下	50～65
75以上　（歳）	15～20	20～30	7 以下	50～65	15～20	20～30	7 以下	50～65
妊婦　初期					13～20			
中期					13～20	20～30	7 以下	50～65
後期					15～20			
授乳婦					15～20			

1　必要なエネルギー量を確保した上でのバランスとすること．
2　範囲に関しては，おおむねの値を示したものであり，弾力的に運用すること．
3　65 歳以上の高齢者について，フレイル予防を目的とした量を定めることは難しいが，身長・体重が参照体位に比べて小さい者や，特に 75 歳以上であって加齢に伴い身体活動量が大きく低下した者など，必要エネルギー摂取量が低い者では，下限が推奨量を下回る場合があり得る．この場合でも，下限は推奨量以上とすることが望ましい．
4　脂質については，その構成成分である飽和脂肪酸など，質への配慮を十分に行う必要がある．
5　アルコールを含む．ただし，アルコールの摂取を勧めるものではない．
6　食物繊維の目標量を十分に注意すること．

●脂溶性ビタミン

ビタミン A （μgRAE/日）[1]

性　別	男　性				女　性			
年齢等	推定平均必要量[2]	推奨量[2]	目安量[3]	耐容上限量[3]	推定平均必要量[2]	推奨量[2]	目安量[3]	耐容上限量[3]
0 ～ 5　（月）	—	—	300	600	—	—	300	600
6 ～11　（月）	—	—	400	600	—	—	400	600
1 ～ 2　（歳）	300	400	—	600	250	350	—	600
3 ～ 5　（歳）	350	450	—	700	350	500	—	850
6 ～ 7　（歳）	300	400	—	950	300	400	—	1,200
8 ～ 9　（歳）	350	500	—	1,200	350	500	—	1,500
10～11　（歳）	450	600	—	1,500	400	600	—	1,900
12～14　（歳）	550	800	—	2,100	500	700	—	2,500
15～17　（歳）	650	900	—	2,500	500	650	—	2,800
18～29　（歳）	600	850	—	2,700	450	650	—	2,700
30～49　（歳）	650	900	—	2,700	500	700	—	2,700
50～64　（歳）	650	900	—	2,700	500	700	—	2,700
65～74　（歳）	600	850	—	2,700	500	700	—	2,700
75以上　（歳）	550	800	—	2,700	450	650	—	2,700
妊婦（付加量）初期					+0	+0	—	—
中期					+0	+0	—	—
後期					+60	+80	—	—
授乳婦（付加量）					+300	+450	—	—

1　レチノール活性当量（μgRAE）
　＝レチノール（μg）＋β-カロテン（μg）×1/12＋α-カロテン（μg）×1/24＋β-クリプトキサンチン（μg）×1/24＋ その他のプロビタミン A カロテノイド（μg）×1/24
2　プロビタミン A カロテノイドを含む．
3　プロビタミン A カロテノイドを含まない．

ビタミンD（μg/日）[1]

性別	男性		女性	
年齢等	目安量	耐容上限量	目安量	耐容上限量
0〜5 （月）	5.0	25	5.0	25
6〜11 （月）	5.0	25	5.0	25
1〜2 （歳）	3.0	20	3.5	20
3〜5 （歳）	3.5	30	4.0	30
6〜7 （歳）	4.5	30	5.0	30
8〜9 （歳）	5.0	40	6.0	40
10〜11 （歳）	6.5	60	8.0	60
12〜14 （歳）	8.0	80	9.5	80
15〜17 （歳）	9.0	90	8.5	90
18〜29 （歳）	8.5	100	8.5	100
30〜49 （歳）	8.5	100	8.5	100
50〜64 （歳）	8.5	100	8.5	100
65〜74 （歳）	8.5	100	8.5	100
75 以上 （歳）	8.5	100	8.5	100
妊　婦			8.5	—
授乳婦			8.5	—

1　日照により皮膚でビタミンDが産生されることを踏まえ，フレイル予防を図る者はもとより，全年齢区分を通じて，日常生活において可能な範囲内での適度な日光浴を心掛けるとともに，ビタミンDの摂取については，日照時間を考慮に入れることが重要である．

ビタミンE（mg/日）[1]　　　　　　　　　　ビタミンK（μg/日）

性別	男性		女性		男性	女性
年齢等	目安量	耐容上限量	目安量	耐容上限量	目安量	目安量
0〜5 （月）	3.0	—	3.0	—	4	4
6〜11 （月）	4.0	—	4.0	—	7	7
1〜2 （歳）	3.0	150	3.0	150	50	60
3〜5 （歳）	4.0	200	4.0	200	60	70
6〜7 （歳）	5.0	300	5.0	300	80	90
8〜9 （歳）	5.0	350	5.0	350	90	110
10〜11 （歳）	5.5	450	5.5	450	110	140
12〜14 （歳）	6.5	650	6.0	600	140	170
15〜17 （歳）	7.0	750	5.5	650	160	150
18〜29 （歳）	6.0	850	5.0	650	150	150
30〜49 （歳）	6.0	900	5.5	700	150	150
50〜64 （歳）	7.0	850	6.0	700	150	150
65〜74 （歳）	7.0	850	6.5	650	150	150
75 以上 （歳）	6.5	750	6.5	650	150	150
妊　婦			6.5	—		150
授乳婦			7.0	—		150

1　α-トコフェロールについて算定した．α-トコフェロール以外のビタミンEは含んでいない．

●水溶性ビタミン

ビタミン B₁ (mg/日)[1,2]

性　別	男　性			女　性		
年齢等	推定平均必要量	推奨量	目安量	推定平均必要量	推奨量	目安量
0〜5　（月）	—	—	0.1	—	—	0.1
6〜11（月）	—	—	0.2	—	—	0.2
1〜2　（歳）	0.4	0.5	—	0.4	0.5	—
3〜5　（歳）	0.6	0.7	—	0.6	0.7	—
6〜7　（歳）	0.7	0.8	—	0.7	0.8	—
8〜9　（歳）	0.8	1.0	—	0.8	0.9	—
10〜11（歳）	1.0	1.2	—	0.9	1.1	—
12〜14（歳）	1.2	1.4	—	1.1	1.3	—
15〜17（歳）	1.3	1.5	—	1.0	1.2	—
18〜29（歳）	1.2	1.4	—	0.9	1.1	—
30〜49（歳）	1.2	1.4	—	0.9	1.1	—
50〜64（歳）	1.1	1.3	—	0.9	1.1	—
65〜74（歳）	1.1	1.3	—	0.9	1.1	—
75 以上（歳）	1.0	1.2	—	0.8	0.9	—
妊　婦（付加量）				+0.2	+0.2	—
授乳婦（付加量）				+0.2	+0.2	—

1　チアミン塩化物塩酸塩（分子量＝337.3）の重量として示した.
2　身体活動レベルⅡの推定エネルギー必要量を用いて算定した.
特記事項：推定平均必要量は，ビタミン B₁ の欠乏症である脚気を予防するに足る最小必要量からではなく，尿中にビタミン B₁ の排泄量が増大し始める摂取量（体内飽和量）から算定.

ビタミン B₂ (mg/日)[1]

性　別	男　性			女　性		
年齢等	推定平均必要量	推奨量	目安量	推定平均必要量	推奨量	目安量
0〜5　（月）	—	—	0.3	—	—	0.3
6〜11（月）	—	—	0.4	—	—	0.4
1〜2　（歳）	0.5	0.6	—	0.5	0.5	—
3〜5　（歳）	0.7	0.8	—	0.6	0.8	—
6〜7　（歳）	0.8	0.9	—	0.7	0.9	—
8〜9　（歳）	0.9	1.1	—	0.9	1.0	—
10〜11（歳）	1.1	1.4	—	1.0	1.3	—
12〜14（歳）	1.3	1.6	—	1.2	1.4	—
15〜17（歳）	1.4	1.7	—	1.2	1.4	—
18〜29（歳）	1.3	1.6	—	1.0	1.2	—
30〜49（歳）	1.3	1.6	—	1.0	1.2	—
50〜64（歳）	1.2	1.5	—	1.0	1.2	—
65〜74（歳）	1.2	1.5	—	1.0	1.2	—
75 以上（歳）	1.1	1.3	—	0.9	1.0	—
妊　婦（付加量）				+0.2	+0.3	—
授乳婦（付加量）				+0.5	+0.6	—

1　身体活動レベルⅡの推定エネルギー必要量を用いて算定した.
特記事項：推定平均必要量は，ビタミン B₂ の欠乏症である口唇炎，口角炎，舌炎などの皮膚炎を予防するに足る最小摂取量からではなく，尿中にビタミン B₂ の排泄量が増大し始める摂取量（体内飽和量）から算定.

ナイアシン（mgNE/日）[1,2]

性別	男性				女性			
年齢等	推定平均必要量	推奨量	目安量	耐容上限量[3]	推定平均必要量	推奨量	目安量	耐容上限量[3]
0～5（月）[4]	—	—	2	—	—	—	2	—
6～11（月）	—	—	3	—	—	—	3	—
1～2（歳）	5	6	—	60（15）	4	5	—	60（15）
3～5（歳）	6	8	—	80（20）	6	7	—	80（20）
6～7（歳）	7	9	—	100（30）	7	8	—	100（30）
8～9（歳）	9	11	—	150（35）	8	10	—	150（35）
10～11（歳）	11	13	—	200（45）	10	10	—	150（45）
12～14（歳）	12	15	—	250（60）	12	14	—	250（60）
15～17（歳）	14	17	—	300（70）	11	13	—	250（65）
18～29（歳）	13	15	—	300（80）	9	11	—	250（65）
30～49（歳）	13	15	—	350（85）	10	12	—	250（65）
50～64（歳）	12	14	—	350（85）	9	11	—	250（65）
65～74（歳）	12	14	—	300（80）	9	11	—	250（65）
75以上（歳）	11	13	—	300（75）	9	10	—	250（60）
妊　婦（付加量）					+0	+0	—	—
授乳婦（付加量）					+3	+3	—	—

1　ナイアシン当量（NE）＝ナイアシン＋1/60トリプトファンで示した．
2　身体活動レベルⅡの推定エネルギー必要量を用いて算定した．
3　ニコチンアミドの重量（mg/日），（　）内はニコチン酸の重量（mg/日）．
4　単位はmg/日．

ビタミンB₆（mg/日）[1]

性別	男性				女性			
年齢等	推定平均必要量	推奨量	目安量	耐容上限量[2]	推定平均必要量	推奨量	目安量	耐容上限量[2]
0～5（月）	—	—	0.2	—	—	—	0.2	—
6～11（月）	—	—	0.3	—	—	—	0.3	—
1～2（歳）	0.4	0.5	—	10	0.4	0.5	—	10
3～5（歳）	0.5	0.6	—	15	0.5	0.6	—	15
6～7（歳）	0.7	0.8	—	20	0.6	0.7	—	20
8～9（歳）	0.8	0.9	—	25	0.8	0.9	—	25
10～11（歳）	1.0	1.1	—	30	1.0	1.1	—	30
12～14（歳）	1.2	1.4	—	40	1.0	1.3	—	40
15～17（歳）	1.2	1.5	—	50	1.0	1.3	—	45
18～29（歳）	1.1	1.4	—	55	1.0	1.1	—	45
30～49（歳）	1.1	1.4	—	60	1.0	1.1	—	45
50～64（歳）	1.1	1.4	—	55	1.0	1.1	—	45
65～74（歳）	1.1	1.4	—	50	1.0	1.1	—	40
75以上（歳）	1.1	1.4	—	50	1.0	1.1	—	40
妊　婦（付加量）					+0.2	+0.2	—	—
授乳婦（付加量）					+0.3	+0.3	—	—

1　たんぱく質の推奨量を用いて算定した（妊婦・授乳婦の付加量は除く）．
2　ピリドキシン（分子量＝169.2）の重量として示した．

ビタミン B₁₂ (µg/日)¹

性 別	男 性			女 性		
年齢等	推定平均必要量	推奨量	目安量	推定平均必要量	推奨量	目安量
0 〜 5 (月)	—	—	0.4	—	—	0.4
6 〜11 (月)	—	—	0.5	—	—	0.5
1 〜 2 (歳)	0.8	0.9	—	0.8	0.9	—
3 〜 5 (歳)	0.9	1.1	—	0.9	1.1	—
6 〜 7 (歳)	1.1	1.3	—	1.1	1.3	—
8 〜 9 (歳)	1.3	1.6	—	1.3	1.6	—
10〜11 (歳)	1.6	1.9	—	1.6	1.9	—
12〜14 (歳)	2.0	2.4	—	2.0	2.4	—
15〜17 (歳)	2.0	2.4	—	2.0	2.4	—
18〜29 (歳)	2.0	2.4	—	2.0	2.4	—
30〜49 (歳)	2.0	2.4	—	2.0	2.4	—
50〜64 (歳)	2.0	2.4	—	2.0	2.4	—
65〜74 (歳)	2.0	2.4	—	2.0	2.4	—
75 以上 (歳)	2.0	2.4	—	2.0	2.4	—
妊 婦(付加量)				+0.3	+0.4	
授乳婦(付加量)				+0.7	+0.8	

1　シアノコバラミン (分子量＝1,355.37) の重量として示した.

葉酸 (µg/日)¹

性 別	男 性				女 性			
年齢等	推定平均必要量	推奨量	目安量	耐容上限量²	推定平均必要量	推奨量	目安量	耐容上限量²
0 〜 5 (月)	—	—	40	—	—	—	40	—
6 〜11 (月)	—	—	60	—	—	—	60	—
1 〜 2 (歳)	80	90	—	200	90	90	—	200
3 〜 5 (歳)	90	110	—	300	90	110	—	300
6 〜 7 (歳)	110	140	—	400	110	140	—	400
8 〜 9 (歳)	130	160	—	500	130	160	—	500
10〜11 (歳)	160	190	—	700	160	190	—	700
12〜14 (歳)	200	240	—	900	200	240	—	900
15〜17 (歳)	220	240	—	900	200	240	—	900
18〜29 (歳)	200	240	—	900	200	240	—	900
30〜49 (歳)	200	240	—	1,000	200	240	—	1,000
50〜64 (歳)	200	240	—	1,000	200	240	—	1,000
65〜74 (歳)	200	240	—	900	200	240	—	900
75 以上 (歳)	200	240	—	900	200	240	—	900
妊 婦(付加量)³,⁴					+200	+240	—	—
授乳婦(付加量)					+80	+100	—	—

1　プテロイルモノグルタミン酸 (分子量＝441.40) の重量として示した.
2　通常の食品以外の食品に含まれる葉酸 (狭義の葉酸) に適用する.
3　妊娠を計画している女性, 妊娠の可能性がある女性および妊娠初期の妊婦は, 胎児の神経管閉鎖障害のリスク低減
　　のために, 通常の食品以外の食品に含まれる葉酸 (狭義の葉酸) を 400 µg/日摂取することが望まれる.
4　付加量は, 中期および後期にのみ設定した.

パントテン酸（mg/日）　　　ビオチン（μg/日）

性　別	男　性	女　性	男　性	女　性
年齢等	目安量	目安量	目安量	目安量
0～5　（月）	4	4	4	4
6～11（月）	5	5	5	5
1～2　（歳）	3	4	20	20
3～5　（歳）	4	4	20	20
6～7　（歳）	5	5	30	30
8～9　（歳）	6	5	30	30
10～11（歳）	6	6	40	40
12～14（歳）	7	6	50	50
15～17（歳）	7	6	50	50
18～29（歳）	5	5	50	50
30～49（歳）	5	5	50	50
50～64（歳）	6	5	50	50
65～74（歳）	6	5	50	50
75 以上（歳）	6	5	50	50
妊　婦		5		50
授乳婦		6		50

ビタミンC（mg/日）[1]

性　別	男　性			女　性		
年齢等	推定平均必要量	推奨量	目安量	推定平均必要量	推奨量	目安量
0～5　（月）	—	—	40	—	—	40
6～11（月）	—	—	40	—	—	40
1～2　（歳）	35	40	—	35	40	—
3～5　（歳）	40	50	—	40	50	—
6～7　（歳）	50	60	—	50	60	—
8～9　（歳）	60	70	—	60	70	—
10～11（歳）	70	85	—	70	85	—
12～14（歳）	85	100	—	85	100	—
15～17（歳）	85	100	—	85	100	—
18～29（歳）	85	100	—	85	100	—
30～49（歳）	85	100	—	85	100	—
50～64（歳）	85	100	—	85	100	—
65～74（歳）	80	100	—	80	100	—
75 以上（歳）	80	100	—	80	100	—
妊　婦（付加量）				+10	+10	—
授乳婦（付加量）				+40	+45	—

1　L-アスコルビン酸（分子量＝176.12）の重量で示した.
特記事項：推定平均必要量は，ビタミンCの欠乏症である壊血病を予防するに足る最小量からではなく，心臓血管系の疾病予防効果および抗酸化作用の観点から算定.

●多量ミネラル

ナトリウム〔mg/日，（ ）は食塩相当量（g/日）〕[1]

性別	男性			女性		
年齢等	推定平均必要量	目安量	目標量	推定平均必要量	目安量	目標量
0～5（月）	—	100（0.3）	—	—	100（0.3）	—
6～11（月）	—	600（1.5）	—	—	600（1.5）	—
1～2（歳）	—	—	（3.0 未満）	—	—	（3.0 未満）
3～5（歳）	—	—	（3.5 未満）	—	—	（3.5 未満）
6～7（歳）	—	—	（4.5 未満）	—	—	（4.5 未満）
8～9（歳）	—	—	（5.0 未満）	—	—	（5.0 未満）
10～11（歳）	—	—	（6.0 未満）	—	—	（6.0 未満）
12～14（歳）	—	—	（7.0 未満）	—	—	（6.5 未満）
15～17（歳）	—	—	（7.5 未満）	—	—	（6.5 未満）
18～29（歳）	600（1.5）	—	（7.5 未満）	600（1.5）	—	（6.5 未満）
30～49（歳）	600（1.5）	—	（7.5 未満）	600（1.5）	—	（6.5 未満）
50～64（歳）	600（1.5）	—	（7.5 未満）	600（1.5）	—	（6.5 未満）
65～74（歳）	600（1.5）	—	（7.5 未満）	600（1.5）	—	（6.5 未満）
75 以上（歳）	600（1.5）	—	（7.5 未満）	600（1.5）	—	（6.5 未満）
妊婦				600（1.5）	—	（6.5 未満）
授乳婦				600（1.5）	—	（6.5 未満）

1 高血圧および慢性腎臓病（CKD）の重症化予防のための食塩相当量の量は，男女とも 6.0 g/日未満とした．

カリウム（mg/日）

性別	男性		女性	
年齢等	目安量	目標量	目安量	目標量
0～5（月）	400	—	400	—
6～11（月）	700	—	700	—
1～2（歳）	900	—	900	—
3～5（歳）	1,000	1,400 以上	1,000	1,400 以上
6～7（歳）	1,300	1,800 以上	1,200	1,800 以上
8～9（歳）	1,500	2,000 以上	1,500	2,000 以上
10～11（歳）	1,800	2,200 以上	1,800	2,000 以上
12～14（歳）	2,300	2,400 以上	1,900	2,400 以上
15～17（歳）	2,700	3,000 以上	2,000	2,600 以上
18～29（歳）	2,500	3,000 以上	2,000	2,600 以上
30～49（歳）	2,500	3,000 以上	2,000	2,600 以上
50～64（歳）	2,500	3,000 以上	2,000	2,600 以上
65～74（歳）	2,500	3,000 以上	2,000	2,600 以上
75 以上（歳）	2,500	3,000 以上	2,000	2,600 以上
妊婦			2,000	2,600 以上
授乳婦			2,200	2,600 以上

カルシウム（mg/日）

性別	男性				女性			
年齢等	推定平均必要量	推奨量	目安量	耐容上限量	推定平均必要量	推奨量	目安量	耐容上限量
0～5（月）	—	—	200	—	—	—	200	—
6～11（月）	—	—	250	—	—	—	250	—
1～2（歳）	350	450	—	—	350	400	—	—
3～5（歳）	500	600	—	—	450	550	—	—
6～7（歳）	500	600	—	—	450	550	—	—
8～9（歳）	550	650	—	—	600	750	—	—
10～11（歳）	600	700	—	—	600	750	—	—
12～14（歳）	850	1,000	—	—	700	800	—	—
15～17（歳）	650	800	—	—	550	650	—	—
18～29（歳）	650	800	—	2,500	550	650	—	2,500
30～49（歳）	600	750	—	2,500	550	650	—	2,500
50～64（歳）	600	750	—	2,500	550	650	—	2,500
65～74（歳）	600	750	—	2,500	550	650	—	2,500
75 以上（歳）	600	700	—	2,500	500	600	—	2,500
妊婦（付加量）					+0	+0	—	—
授乳婦（付加量）					+0	+0	—	—

マグネシウム（mg/日）

性別	男性				女性			
年齢等	推定平均必要量	推奨量	目安量	耐容上限量[1]	推定平均必要量	推奨量	目安量	耐容上限量[1]
0～5（月）	—	—	20	—	—	—	20	—
6～11（月）	—	—	60	—	—	—	60	—
1～2（歳）	60	70	—	—	60	70	—	—
3～5（歳）	80	100	—	—	80	100	—	—
6～7（歳）	110	130	—	—	110	130	—	—
8～9（歳）	140	170	—	—	140	160	—	—
10～11（歳）	180	210	—	—	180	220	—	—
12～14（歳）	250	290	—	—	240	290	—	—
15～17（歳）	300	360	—	—	260	310	—	—
18～29（歳）	280	340	—	—	230	270	—	—
30～49（歳）	310	370	—	—	240	290	—	—
50～64（歳）	310	370	—	—	240	290	—	—
65～74（歳）	290	350	—	—	230	280	—	—
75以上（歳）	270	320	—	—	220	260	—	—
妊婦（付加量）					+30	+40	—	—
授乳婦（付加量）					+0	+0	—	—

1　通常の食品以外からの摂取量の耐容上限量は、成人の場合 350 mg/日、小児では 5 mg/kg 体重/日とした。それ以外の通常の食品からの摂取の場合、耐容上限量は設定しない。

リン（mg/日）

性別	男性		女性	
年齢等	目安量	耐容上限量	目安量	耐容上限量
0～5（月）	120	—	120	—
6～11（月）	260	—	260	—
1～2（歳）	500	—	500	—
3～5（歳）	700	—	700	—
6～7（歳）	900	—	800	—
8～9（歳）	1,000	—	1,000	—
10～11（歳）	1,100	—	1,000	—
12～14（歳）	1,200	—	1,000	—
15～17（歳）	1,200	—	900	—
18～29（歳）	1,000	3,000	800	3,000
30～49（歳）	1,000	3,000	800	3,000
50～64（歳）	1,000	3,000	800	3,000
65～74（歳）	1,000	3,000	800	3,000
75以上（歳）	1,000	3,000	800	3,000
妊婦			800	—
授乳婦			800	—

●微量ミネラル

鉄（mg/日）

| 性別 | 男性 | | | | 女性 | | | | | |
年齢等	推定平均必要量	推奨量	目安量	耐容上限量	月経なし 推定平均必要量	月経なし 推奨量	月経あり 推定平均必要量	月経あり 推奨量	目安量	耐容上限量
0～5（月）	—	—	0.5	—	—	—	—	—	0.5	—
6～11（月）	3.5	5.0	—	—	3.5	4.5	—	—	—	—
1～2（歳）	3.0	4.5	—	25	3.0	4.5	—	—	—	20
3～5（歳）	4.0	5.5	—	25	4.0	5.5	—	—	—	25
6～7（歳）	5.0	5.5	—	30	4.5	5.5	—	—	—	30
8～9（歳）	6.0	7.0	—	35	6.0	7.5	—	—	—	35
10～11（歳）	7.0	8.5	—	35	7.0	8.5	10.0	12.0	—	35
12～14（歳）	8.0	10.0	—	40	7.0	8.5	10.0	12.0	—	40
15～17（歳）	8.0	10.0	—	50	5.5	7.0	8.5	10.5	—	40
18～29（歳）	6.5	7.5	—	50	5.5	6.5	8.5	10.5	—	40
30～49（歳）	6.5	7.5	—	50	5.5	6.5	9.0	10.5	—	40
50～64（歳）	6.5	7.5	—	50	5.5	6.5	9.0	11.0	—	40
65～74（歳）	6.0	7.5	—	50	5.0	6.0	—	—	—	40
75以上（歳）	6.0	7.0	—	50	5.0	6.0	—	—	—	40
妊婦（付加量）初期					+2.0	+2.5	—	—	—	—
中期・後期					+8.0	+9.5	—	—	—	—
授乳婦（付加量）					+2.0	+2.5	—	—	—	—

亜鉛（mg/日）

| 性別 | 男性 | | | | 女性 | | | |
年齢等	推定平均必要量	推奨量	目安量	耐容上限量	推定平均必要量	推奨量	目安量	耐容上限量
0～5（月）	—	—	2	—	—	—	2	—
6～11（月）	—	—	3	—	—	—	3	—
1～2（歳）	3	3	—	—	2	3	—	—
3～5（歳）	3	4	—	—	3	3	—	—
6～7（歳）	4	5	—	—	3	4	—	—
8～9（歳）	5	6	—	—	4	5	—	—
10～11（歳）	6	7	—	—	5	6	—	—
12～14（歳）	9	10	—	—	7	8	—	—
15～17（歳）	10	12	—	—	7	8	—	—
18～29（歳）	9	11	—	40	7	8	—	35
30～49（歳）	9	11	—	45	7	8	—	35
50～64（歳）	9	11	—	45	7	8	—	35
65～74（歳）	9	11	—	40	7	8	—	35
75以上（歳）	9	10	—	40	6	8	—	30
妊婦（付加量）					+1	+2	—	—
授乳婦（付加量）					+3	+4	—	—

銅（mg/日）

性　別	男　性				女　性			
年齢等	推定平均必要量	推奨量	目安量	耐容上限量	推定平均必要量	推奨量	目安量	耐容上限量
0〜5　（月）	—	—	0.3	—	—	—	0.3	—
6〜11（月）	—	—	0.3	—	—	—	0.3	—
1〜2　（歳）	0.3	0.3	—	—	0.2	0.3	—	—
3〜5　（歳）	0.3	0.4	—	—	0.3	0.3	—	—
6〜7　（歳）	0.4	0.4	—	—	0.4	0.4	—	—
8〜9　（歳）	0.4	0.5	—	—	0.4	0.5	—	—
10〜11（歳）	0.5	0.6	—	—	0.5	0.6	—	—
12〜14（歳）	0.7	0.8	—	—	0.6	0.8	—	—
15〜17（歳）	0.8	0.9	—	—	0.6	0.7	—	—
18〜29（歳）	0.7	0.9	—	7	0.6	0.7	—	7
30〜49（歳）	0.7	0.9	—	7	0.6	0.7	—	7
50〜64（歳）	0.7	0.9	—	7	0.6	0.7	—	7
65〜74（歳）	0.7	0.9	—	7	0.6	0.7	—	7
75 以上（歳）	0.7	0.8	—	7	0.6	0.7	—	7
妊　婦（付加量）					+0.1	+0.1	—	—
授乳婦（付加量）					+0.5	+0.6	—	—

マンガン（mg/日）

性　別	男　性		女　性	
年齢等	目安量	耐容上限量	目安量	耐容上限量
0〜5　（月）	0.01	—	0.01	—
6〜11（月）	0.5	—	0.5	—
1〜2　（歳）	1.5	—	1.5	—
3〜5　（歳）	1.5	—	1.5	—
6〜7　（歳）	2.0	—	2.0	—
8〜9　（歳）	2.5	—	2.5	—
10〜11（歳）	3.0	—	3.0	—
12〜14（歳）	4.0	—	4.0	—
15〜17（歳）	4.5	—	3.5	—
18〜29（歳）	4.0	11	3.5	11
30〜49（歳）	4.0	11	3.5	11
50〜64（歳）	4.0	11	3.5	11
65〜74（歳）	4.0	11	3.5	11
75 以上（歳）	4.0	11	3.5	11
妊　婦			3.5	—
授乳婦			3.5	—

ヨウ素（μg/日）

性　別	男　性				女　性			
年齢等	推定平均必要量	推奨量	目安量	耐容上限量	推定平均必要量	推奨量	目安量	耐容上限量
0〜5　（月）	—	—	100	250	—	—	100	250
6〜11（月）	—	—	130	250	—	—	130	250
1〜2　（歳）	35	50	—	300	35	50	—	300
3〜5　（歳）	45	60	—	400	45	60	—	400
6〜7　（歳）	55	75	—	550	55	75	—	550
8〜9　（歳）	65	90	—	700	65	90	—	700
10〜11（歳）	80	110	—	900	80	110	—	900
12〜14（歳）	95	140	—	2,000	95	140	—	2,000
15〜17（歳）	100	140	—	3,000	100	140	—	3,000
18〜29（歳）	95	130	—	3,000	95	130	—	3,000
30〜49（歳）	95	130	—	3,000	95	130	—	3,000
50〜64（歳）	95	130	—	3,000	95	130	—	3,000
65〜74（歳）	95	130	—	3,000	95	130	—	3,000
75 以上（歳）	95	130	—	3,000	95	130	—	3,000
妊　婦（付加量）					＋75	＋110	—	—[1]
授乳婦（付加量）					＋100	＋140	—	—[1]

1　妊婦および授乳婦の耐容上限量は，2,000 μg/日とした．

セレン（μg/日）

性　別	男　性				女　性			
年齢等	推定平均必要量	推奨量	目安量	耐容上限量	推定平均必要量	推奨量	目安量	耐容上限量
0〜5　（月）	—	—	15	—	—	—	15	—
6〜11（月）	—	—	15	—	—	—	15	—
1〜2　（歳）	10	10	—	100	10	10	—	100
3〜5　（歳）	10	15	—	100	10	10	—	100
6〜7　（歳）	15	15	—	150	15	15	—	150
8〜9　（歳）	15	20	—	200	15	20	—	200
10〜11（歳）	20	25	—	250	20	25	—	250
12〜14（歳）	25	30	—	350	25	30	—	300
15〜17（歳）	30	35	—	400	20	25	—	350
18〜29（歳）	25	30	—	450	20	25	—	350
30〜49（歳）	25	30	—	450	20	25	—	350
50〜64（歳）	25	30	—	450	20	25	—	350
65〜74（歳）	25	30	—	450	20	25	—	350
75 以上（歳）	25	30	—	400	20	25	—	350
妊　婦（付加量）					＋5	＋5	—	—
授乳婦（付加量）					＋15	＋20	—	—

クロムの食事摂取基準（μg/日）

性　別	男　性		女　性	
年齢等	目安量	耐容上限量	目安量	耐容上限量
0〜5　（月）	0.8	—	0.8	—
6〜11（月）	1.0	—	1.0	—
1〜2　（歳）	—	—	—	—
3〜5　（歳）	—	—	—	—
6〜7　（歳）	—	—	—	—
8〜9　（歳）	—	—	—	—
10〜11（歳）	—	—	—	—
12〜14（歳）	—	—	—	—
15〜17（歳）	—	—	—	—
18〜29（歳）	10	500	10	500
30〜49（歳）	10	500	10	500
50〜64（歳）	10	500	10	500
65〜74（歳）	10	500	10	500
75 以上（歳）	10	500	10	500
妊　婦			10	—
授乳婦			10	—

モリブデン（μg/日）

性　別	男　性				女　性			
年齢等	推定平均必要量	推奨量	目安量	耐容上限量	推定平均必要量	推奨量	目安量	耐容上限量
0〜5　（月）	—	—	2	—	—	—	2	—
6〜11（月）	—	—	5	—	—	—	5	—
1〜2　（歳）	10	10	—	—	10	10	—	—
3〜5　（歳）	10	10	—	—	10	10	—	—
6〜7　（歳）	10	15	—	—	10	15	—	—
8〜9　（歳）	15	20	—	—	15	15	—	—
10〜11（歳）	15	20	—	—	15	20	—	—
12〜14（歳）	20	25	—	—	20	25	—	—
15〜17（歳）	25	30	—	—	20	25	—	—
18〜29（歳）	20	30	—	600	20	25	—	500
30〜49（歳）	25	30	—	600	20	25	—	500
50〜64（歳）	25	30	—	600	20	25	—	500
65〜74（歳）	20	30	—	600	20	25	—	500
75 以上（歳）	20	25	—	600	20	25	—	500
妊　婦（付加量）					+0	+0	—	—
授乳婦（付加量）					+3	+3	—	—

メモ

メモ

「日本人の食事摂取基準（2020 年版）」策定検討会報告書，「日本人の食事摂取基準」策定
検討会，最終更新：令和 2 年 1 月 21 日．
https://www.mhlw.go.jp/content/10904750/000586553.pdf より作成．